主编 | 王新颖 李丙生

结直肠癌

JIEZHICHANG'AI

筛查与早诊早治
SHAICHA YU ZAOZHEN ZAOZHI

U0396371

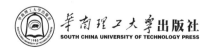
华南理工大学出版社
SOUTH CHINA UNIVERSITY OF TECHNOLOGY PRESS

·广州·

图书在版编目（CIP）数据

结直肠癌筛查与早诊早治 / 王新颖，李丙生主编 . —广州：华南理工大学出版社，2021.9
ISBN 978-7-5623-6486-3

Ⅰ . ①结… Ⅱ . ①王… ②李… Ⅲ . ①结肠癌 – 诊疗 ②直肠癌 – 诊疗 Ⅳ . ① R735.3

中国版本图书馆 CIP 数据核字（2020）第 179881 号

结直肠癌筛查与早诊早治

王新颖　李丙生　主编

出 版 人：卢家明

出版发行：华南理工大学出版社

　　　　　（广州五山华南理工大学 17 号楼，邮编 510640）

　　　　　http://hg.cb.scut.edu.cn　E-mail: scutc13@scut.edu.cn

　　　　　营销部电话：020-87113487　87111048（传真）

责任编辑：陈苑雯　唐燕池

责任校对：袁桂香

印 刷 者：广州市友盛彩印有限公司

开　　本：787mm×1092mm　1/16　印张：12　总字数：290 千

版　　次：2021 年 9 月第 1 版　2021 年 9 月第 1 次印刷

定　　价：68.00 元

编委会

主　编　王新颖　李丙生
副主编　唐　文　黄思霖　叶火旺　张晓慧
主　审　许岸高
参　编　于长辉　毛　华　孙美玲　余中贵　林世永　陈　满　陈　昭
　　　　　卓静薇　钟伟琴　钟选芳　胡慧琴　黄文峰　谢　玥　靳丹丹

编者单位

王新颖　南方医科大学珠江医院
李丙生　惠州市第一人民医院
唐　文　苏州大学附属第二医院
黄思霖　深圳大学附属华南医院
叶火旺　南方医科大学珠江医院
张晓慧　惠州市第一人民医院
许岸高　惠州市医学研究所
于长辉　南方医科大学珠江医院
毛　华　南方医科大学珠江医院
孙美玲　南方医科大学珠江医院
余中贵　惠州市第一人民医院
林世永　中山大学肿瘤医院
陈　满　惠州市第一人民医院
陈　昭　南方医科大学珠江医院
卓静薇　广州医科大学附属第四医院
钟伟琴　惠州市第一人民医院
钟选芳　惠州市第一人民医院
胡慧琴　惠州市第一人民医院
黄文峰　惠州市第一人民医院
谢　玥　南方医科大学珠江医院
靳丹丹　南方医科大学珠江医院

前　言

　　结直肠癌（colorectal cancer）也称大肠癌，是我国常见的恶性肿瘤之一。据 GLOBOCAN 2018 数据估算，我国结直肠癌年龄标化（世界标准人口）发病率已达 23.7/100,000。结直肠癌包括结肠癌和直肠癌，在世界范围内，结直肠癌的发病率仅次于肺癌和乳腺癌，位于第三位。近二三十年来全球结直肠癌发病率和死亡率上升速度加快，发病率从年均增加约 2% 上升至 6.4%，死亡率年均增加 3.3%。目前我国结直肠癌发病率低于西方发达国家，但近年来，随着饮食等生活方式的改变，我国结直肠癌的发病率和死亡率均逐年上升，结直肠癌的发病模式也在逐渐向西方模式转变，导致社会癌症负担持续增加。结直肠癌对国人生命健康的危害已不容忽视。

　　结直肠癌预后与早期诊断密切相关，结直肠癌晚期患者即使经过手术、放化疗、靶向治疗等综合治疗，其 5 年生存率仍不到 40%，但是早期结直肠癌治疗后 5 年生存率可以超过 95%，甚至经过内镜治疗就可以完全治愈。《中国癌症预防与控制规划纲要（2004—2010 年）》亦指出：癌症的早期发现、早期诊断及早期治疗是降低死亡率及提高生存率的主要策略之一。因此，提高结直肠癌的早期检出率，做到早发现、早治疗，是提高结直肠癌生存率、改善预后的关键。由于结直肠癌大多具有明确的癌前病变期（如结直肠腺瘤），通常在 5～15 年后才发展为结直肠癌，且癌变后病情进展分期明确，这为结直肠癌筛查和早诊早治提供了可能。

　　目前的医疗模式正在将治疗重心向"提前预防"转移。循证医学的研究已经证实，通过对人群进行筛查可以发现结直肠癌的癌前疾病、癌前病变和早期癌，可以达到早诊早治的目的，从而降低结直肠癌的发病率和死亡率。对高危人群进行追踪、筛查和干预是结直肠癌一级预防和二级预防的有效形式。在美国，自 20 世纪 80 年代起，结直肠癌的死亡率开始下降，90 年代后下降更加明显。与此同时，随着参与结直肠癌筛查的 50 岁及以上人群的明显增加，提示减少危险因素的暴露、积极进行早期病变筛查和癌前病变干预治疗的重要性。但是，筛查需要成本，筛查目标人群的选择、筛查的方式方法和管理都影响着筛查的效益。实践证明，结直肠癌的流行病学和筛查研究有助于相关医疗部门制定恰当的诊断、治疗和预防策略。

　　与此同时，随着内镜设备与器材的不断更新、内镜技术的飞速发展，内镜下早癌诊疗技术也取得了长足的进步，无数患者从中获益。但目前国内结直肠癌早诊早治，尤其是筛查工作与国外相比仍存在较大差距，缺少系统完善的资料和可供参考的书籍。

　　提高结直肠癌的筛查和早诊早治水平，是本书编写团队多年来的追求。在 2011 年，本团队出版了本书的第一版，反响热烈。近年来，尽管笔者工作发生了变动，但团队仍在相关领域坚持不懈，开展了大量的工作。基于早癌筛查、内镜下早诊早治技术的飞速发展和本团队积累的经验体会，本团队对本书进行了再版，同时进行了大量的更新。全书紧密围绕结直肠癌早诊早治的重要相关问题，系统阐述了结直肠癌的流行病学特征、病因、发病机制以及筛查策略，重点阐述了早期结直肠癌的内镜下诊疗问题。本书图文并茂、言简意赅，尤其适合初学者、规培医师以及青年医师学习参考。由于我们的学识和经验所限，疏漏之处在所难免，恳请各位批评指正，以共同提高我国结直肠癌的早诊早治水平。

王新颖　李丙生

2021 年 8 月 19 日

目 录

第一章

结直肠癌的流行病学研究

第一节 结直肠癌的发病率和死亡率

◆ 世界范围内，结直肠癌(colorectal cancer，CRC)的发病率仅次于肺癌和乳腺癌，居第3位。死亡率仅次于肺癌，居第2位。2018年全球癌症统计报告显示，全球CRC发病率最高的是欧洲部分地区（如匈牙利、斯洛文尼亚、斯洛伐克、荷兰和挪威），其中男性发病率最高的国家是匈牙利，女性发病率最高的国家是挪威；死亡率最高的国家均是匈牙利。

◆ 但最近十年，美国、日本和法国CRC发病率和死亡率均下降，加拿大、英国、丹麦和新加坡CRC发病率虽上升，但死亡率却下降。

◆ 2015年，我国CRC发病率男性为31.96/100,000，女性为24.25/100,000，总体为28.20/100,000。

一、全球结直肠癌发病率和死亡率

CRC原称大肠癌（在本书中部分引用原文者仍采用"大肠癌"的称呼），包括结肠癌与直肠癌。一般认为，欧美人的CRC发病率和死亡率高，东方人低。相关研究发现，CRC与种族的关系远不如与饮食习惯等环境因素的关系密切。日本和中国移居西方国家的移民在一定时间后CRC的发病率和死亡率上升至本地居民的水平。但值得注意的是，CRC的发病率和病死率在西方国家呈下降趋势；而在亚洲国家中，CRC 的发病率和病死率呈上升趋势，我国尤为明显。我国内地的CRC的发病率虽低于西方发达国家，但随着生活方式的改变，高蛋白、高脂肪、低纤维素的饮食结构使我国CRC发病率逐年增加，CRC在肿瘤死因中的顺位前移。掌握恶性肿瘤的分布规律和流行趋势，对研究其发病原因、制订防治策略、评价防治效果都极为重要。

据GLOBOCAN 2018数据估算，就全球而言，2018年结直肠癌的发病率和死亡率在所有恶性肿瘤中分别排第3位和第2位。2018年结肠癌新发病例达1,096,601人，死亡人数达551,269人，直肠癌新发病例达704,376人，死亡人数达310,394人。

（一）地区分布

在地理位置上，以欧洲、澳大利亚、新西兰、北美洲、东亚等地区发病率较高，非洲大部分地区较低。在经济发展水平上则呈现与工业化进程和经济发达水平相一致的阶梯分布：欧洲、北美、澳大利亚及新西兰等发达国家CRC发病率最高，南亚和非洲大多数不发达国家的发病率最低（见图1-1-1—图1-1-7）。

2018年全球CRC男性发病率和死亡率最高的国家是匈牙利，分别达70.6/100,000、

表1-1-1 2018年全球前30国家/地区结直肠癌发病率和死亡率(/100,000)

排名	国家	男性发病率	国家	女性发病率	国家	男性死亡率	国家	女性死亡率	国家	合计发病率	国家	合计死亡率
1	匈牙利	70.6	挪威	39.3	匈牙利	31.2	匈牙利	14.8	匈牙利	51.2	匈牙利	21.5
2	斯洛伐克	60.7	匈牙利	36.8	斯洛伐克	29.5	新加坡	14.6	韩国	44.5	斯洛伐克	20.4
3	韩国	59.5	丹麦	36.6	克罗地亚	27.4	斯洛伐克	14.4	斯洛伐克	43.8	克罗地亚	18.9
4	斯洛文尼亚	58.9	新加坡	34.0	摩尔多瓦	26.9	摩尔多瓦	13.2	挪威	42.9	摩尔多瓦	18.7
5	葡萄牙	54.0	澳大利亚	32.4	塞尔维亚	23.3	白俄罗斯	12.8	斯洛文尼亚	41.1	新加坡	17.3
6	巴巴多斯	50.3	韩国	31.3	波兰	22.6	克罗地亚	12.7	丹麦	41.0	塞尔维亚	16.8
7	日本	49.1	斯洛伐克	31.2	巴巴多斯	21.4	牙买加	12.4	葡萄牙	40.0	巴巴多斯	16.6
8	塞尔维亚	49.0	荷兰	31.1	保加利亚	21.3	巴巴多斯	12.4	日本	38.9	波兰	16.1
9	摩尔多瓦	47.3	新西兰	30.8	乌克兰	20.3	俄罗斯	12.3	巴巴多斯	38.9	白俄罗斯	15.1
10	挪威	46.9	日本	29.6	新加坡	20.2	亚美尼亚	12.1	荷兰	37.8	乌克兰	15.1
11	克罗地亚	45.9	巴巴多斯	28.8	立陶宛	19.6	乌克兰	12.1	澳大利亚	36.9	乌拉圭	15.0
12	丹麦	45.9	葡萄牙	28.7	乌拉圭	19.3	乌拉圭	11.9	新加坡	36.8	保加利亚	14.9
13	荷兰	45.3	乌拉圭	28.3	罗马尼亚	19.2	塞尔维亚	11.6	塞尔维亚	36.7	俄罗斯	14.7
14	西班牙	45.2	牙买加	28.2	白俄罗斯	19.2	荷兰	11.5	比利时	35.3	文莱	13.9
15	乌拉圭	43.8	比利时	28.0	俄罗斯	18.9	波兰	11.4	新西兰	35.3	荷兰	13.8

续上表

排名	国家	男性发病率	国家	女性发病率	国家	男性死亡率	国家	女性死亡率	国家	合计发病率	国家	合计死亡率
16	比利时	43.8	加拿大	28.0	葡萄牙	18.7	挪威	11.3	乌拉圭	35.0	罗马尼亚	13.7
17	文莱	43.4	拉脱维亚	27.7	文莱	18.5	古巴	11.1	文莱	35.0	葡萄牙	13.5
18	拉脱维亚	42.6	文莱	27.4	波黑	18.2	马其顿	11.1	摩尔多瓦	34.2	波黑	13.3
19	捷克	42.5	英国	27.0	爱沙尼亚	17.8	新西兰	10.9	克罗地亚	34.1	挪威	13.2
20	爱尔兰	42.4	爱尔兰	26.4	捷克	17.4	加沙	10.7	爱尔兰	34.0	立陶宛	12.8
21	澳大利亚	41.9	塞尔维亚	26.4	拉脱维亚	17.3	丹麦	10.5	西班牙	33.4	拉脱维亚	12.8
22	白俄罗斯	41.6	马其顿	26.3	斯洛文尼亚	17.1	拉脱维亚	10.4	拉脱维亚	33.0	捷克	12.7
23	波兰	41.1	白俄罗斯	26.0	西班牙	16.8	黎巴嫩	10.3	捷克	32.7	阿根廷	12.6
24	新西兰	40.2	爱沙尼亚	25.9	阿根廷	16.6	保加利亚	10.0	英国	32.1	爱沙尼亚	12.5
25	斯洛文尼亚	38.9	斯洛文尼亚	25.5	荷兰	16.5	约旦	10.0	白俄罗斯	31.8	斯洛文尼亚	12.5
26	保加利亚	38.3	卢森堡	25.3	挪威	15.3	卢旺达	10.0	加拿大	31.5	马其顿	12.5
27	英国	37.8	摩尔多瓦	25.2	日本	15.2	马来西亚	9.9	法国	30.4	亚美尼亚	12.4
28	法国	36.9	克罗地亚	24.9	爱尔兰	15.2	阿根廷	9.8	波兰	30.3	爱尔兰	12.2
29	罗马尼亚	36.3	捷克	24.9	塞浦路斯	14.6	文莱	9.8	意大利	29.9	新西兰	12.1
30	马其他	36.0	意大利	24.8	马其顿	14.2	爱尔兰	9.7	爱沙尼亚	29.2	丹麦	12.0

数据来源：来源于世界卫生组织国际癌症研究机构 http://www-dep.iarc.fr/

31.2/100,000；女性发病率最高的是挪威，达 39.3/100,000，死亡率最高的国家是匈牙利，为 14.8/100,000；总发病率最高的是匈牙利，达 51.2/100,000，总死亡率最高的也是匈牙利，为 21.5/100,000（见表 1-1-1）。

（二）人群分布

1. 性别与年龄

结直肠癌年龄别发病率和死亡率均随着年龄的增长而逐渐增长，不同性别的增长趋势相似，男性发病率高于女性。如 2015 年，我国结直肠癌各个年龄组的男性发病率均高于女性，在 25 岁以下各年龄组均低于 1/100,000，之后逐渐上升，在 50 岁之后上升速度明显增快，在 80～84 岁组达到高峰；就死亡率而言，各个年龄组的男性死亡率也高于女性，在 30 岁以下各年龄组死亡率均低于 1/100,000，之后快速升高，在 85 岁以上组达到高峰（见图 1-1-8）。

2. 种族因素

美国是一个多种族国家，据 2020 年最新的肿瘤统计数据显示，美国不同种族的 CRC 发病率和死亡率从高到低均依次为非西班牙裔黑人、美洲印第安人和阿拉斯加土著、非西班牙裔白人、西班牙裔人种、亚洲及太平洋岛国民。美洲印第安人的 CRC 发病率及死亡率分别为 80.9/100,000 及 39.6/100,000，均是非西班牙裔男性的 2 倍以上。足见种族因素在 CRC 中起着重要作用（见图 1-1-9）。

3. 其他相关因素

有研究表明，CRC 的发病率与经济收入和受教育程度呈正相关。肉食者结直肠癌发病率较素食者高。据美国加利福尼亚州和哥伦比亚市统计，在各年龄组中高社会阶层的人群患 CRC 的危险性是低社会阶层的 4 倍。研究表明，静态工作者和平时体育锻炼少者，发生 CRC 的可能性比活动性较强的工作者和常参加体育锻炼者要高 4 倍。

（三）发病趋势

CRC 流行病学资料显示，全球 CRC 发病率每年约以 2% 的速度上升。总的来说，CRC 的发病率排在第 3 位，死亡率排在第 2 位。但近二三十年来，CRC 的发病率上升速度明显加快，在许多地区有超过肺癌之势。

CRC 的发病率和死亡率随时间的推移而发生变化。1980 年全球 CRC 新发病例 57.2 万，1985 年 67.8 万，1990 年 78.3 万，2000 年 94.5 万，2008 年达 123 万，比 1980 年增加了 115.0%，年均增长 6.4%。死亡病例数也逐年上升，1990 年 43.7 万，2000 年 49.2 万，2008 年 69.4 万，18 年间死亡病例增加了 58.8%，年均增加 3.3%。

近 10 年来，全球 CRC 发病率和死亡率总体呈上升趋势，但存在明显的地区差异。少数发达国家如美国、日本和法国等，近年 CRC 发病率和死亡率均有下降趋势，而俄罗斯、中国和巴西等国家 CRC 发病率和死亡率都有所增加。从最近 10 年情况来看，除了印裔美国人和阿拉斯加本地女性人群外，美国不同种族和人种中新诊断的 CRC 病例都有明显下降，65 岁以上人群发病率下降更快，而 50 岁以下人群 CRC 发病率仍有较快增长。总体上，近

10年来美国CRC发病率男性年均下降约1.5%，女性约1.3%。从1984年开始，美国CRC的男女死亡率都在一直下降，至21世纪初CRC死亡率下降速度更快，死亡率男性年均下降约2.1%，女性平均下降约1.9%。

美国研究人员发现，导致CRC发病率下降的原因主要有两方面，一是人们对CRC危险因素的暴露度降低，二是CRC筛查的人数增多。研究数据显示，1975—2000年CRC死亡率下降26%，其中有14%是由于筛查的实施，9%源于危险因素暴露度的变化，另外3%来自治疗手段的改进。研究还发现，如果停止实施减少危险因素暴露度、CRC筛查和治疗改进等干预措施，美国在2000—2020年间CRC死亡率仍能下降17%。但如果这些干预措施持续推进，美国的CRC死亡率将会有36%的下降。

不同的国家或地区，CRC的发病率和死亡率相差很大（表1-1-1）。结肠癌发病率最高的地区包括欧洲部分地区（如匈牙利、斯洛文尼亚、斯洛伐克、荷兰和挪威），澳大利亚/新西兰，北美和东亚［日本和韩国，新加坡（女性）］。匈牙利和挪威的结肠癌发病率在男性和女性排名分别占第1位（图1-1-1a）。直肠癌的发病率与结肠癌存在类似的一个地区分布趋势，男性发病率最高的国家是韩国，女性发病率最高的国家是马其顿（图1-1-1b）。在非洲大部分地区和南亚地区，结肠癌和直肠癌的发病率往往较低。

CRC的发病率及死亡率差别很大，与发展水平有关。三种不同的全球时间模式：①最近10年发病率和死亡率均增加的国家有波罗的海、俄罗斯、中国和巴西；②发病率增加但死亡率降低的国家有加拿大、英国、丹麦和新加坡；③发病率和死亡率均降低的国家有美国、日本和法国。

二、中国结直肠癌发病率和死亡率

2015年，我国结直肠癌新发388,000例，死亡110,486例，在恶性肿瘤中的发病率居第3位、死亡率居第5位。CRC发病率男性为31.96/100,000，女性为24.25/100,000，总体为28.20/100,000；CRC死亡率男性为15.56/100,000，女性为11.58/100,000，总体为13.61/100,000。近年每年新发病人数约40万人，发病总人数已超过美国。随着人们生活方式和饮食结构的改变，CRC的发病率还将进一步升高。预计到2030年CRC病例数将比现在多近一倍。

既往数据显示，我国CRC患者发病的中位年龄为45岁，较欧美国家报道的55岁提前了10岁。同时，我国CRC青年患者的比例为3.5%～22.7%，而国外一般为1%～4%，CRC青年患者比例高曾被认为是我国CRC的又一特点。然而，近年来国内外的研究均显示，我国CRC的发病年龄逐渐上升，CRC老年患者的比例不断增加。与广东20世纪60年代、70年代和80年代的既往报道资料比较，中位年龄明显上升。国内有学者认为，近年我国青年CRC发病率有下降的趋势。但有资料显示，1990—2004年间青年（以≤30岁为界）CRC患者所占比例从7.1%（49/689）下降到3.5%（81/2324），而老年（>60岁）CRC患者从30.6%（211/689）上升到51.5%（1196/2324），提示在这15年间青年CRC患者病例数并未减少，只是占总CRC患者的比例下降，其原因是中老年CRC患者病例数增加。

我国 CRC 发病率存在一定的地域差异。就发病率而言，东部地区高于西部地区，中部地区最低。2015 年，东部地区、西部地区、中部地区男性 CRC 发病率分别为 23.83/100,000、19.82/100,000、19.14/100,000，女性 CRC 发病率在上述三个地区分别为 16.15/100,000、13.54/100,000、13.35/100,000。

相关研究资料表明，CRC 发病率城市明显高于农村，2013 年城市新发病例数约为 226,100 例，农村约为 121,900 例，城市发病率为 30.92/100,000，农村为 19.35/100,000，分别位于城市和农村恶性肿瘤发病率的第 2 位和第 5 位。城市 CRC 中国人口标准化（简称中标）发病率为农村的 1.47 倍，其中城市男性中标发病率为农村男性的 1.49 倍，城市女性中标发病率为农村女性的 1.45 倍。2013 年我国城市 CRC 死亡率 14.41/100,000，其中男性 16.07/100,000，女性 12.68/100,000；农村 CRC 死亡率 9.45/100,000，其中男性 10.53/100,000，女性 8.30/100,000。可见我国 CRC 死亡率也是城市高于农村。

就流行趋势而言，我国结直肠癌的发病率和死亡率在早期阶段呈上升趋势，但近年来似乎有下降的趋势。我国能获得长期连续发病数据的人群非常有限，而上海肿瘤登记处的结直肠癌发病数据是时间跨度较长的连续资料，可在一定程度上代表我国结直肠癌发病情况。2015 年，张玥等人通过对比 1973—2007 年间上海市结直肠癌发病情况，发现与 1973—1977 年相比，2003—2007 年男性结肠癌和直肠肛门癌的发病率分别增加 138.8% 和 31.1%，而女性则分别增加 146.7% 和 49.1%。同时，基于全国三次死因回顾调查数据汇总分析发现，我国结直肠癌死亡率从 1973—1975 年至 2004—2005 年的 30 多年间呈增长趋势，死亡率（中标）上升了 12.2%，其中男性上升了 23.4%，女性上升了 0.3%。2020 年，王红等人通过《中国肿瘤登记年报》的数据分析发现，2009—2015 年，我国结直肠癌发病率和死亡率均呈现下降趋势，分别下降了 10.2% 和 9.5%，但这数据反映的是近年来的短期趋势，虽提示有所下降，有可能属于短期的正常波动，我国结直肠癌发病率及死亡率的长期变化趋势仍待后续更多数据来进一步验证。

参考文献

[1] FREDDIE B B, JACQUES F M, ISABELLE S M, et al. Global cancer statistics 2018: GLOBOCAN estimates of incidence and mortality worldwide for 36 cancers in 185 countries[J].CA CANCER J CLIN, 2018, 68(6): 394-424.

[2] 郑荣寿, 孙可欣, 张思维, 等 .2015 年中国恶性肿瘤流行情况分析 [J]. 中华肿瘤杂志 ,2019,41(1):19-28.

[3] TORRE L A, BRAY F, SIGEL R L, et al. Global cancer statistics 2012[J].CA Cancer J Clin,2015, 65(2): 87-108.

[4] WOLF AMD, FONTHAM ETH, CHURCH TR, et al. Colorectal cancer screening for average-risk adults: 2018 guideline update form the American Cancer Society[J].CA Cancer J Clin , 68 (4), 250-281.

[5] FERLAY J, SOERJOMATARAM I, DIKSHIT R, et al. Cancer incidence and mortality worldwide: Sources, methods and major patterns in globocan 2012[J]. International Journal of Cancer, 2015, 136(5): E359—386.

[6] 孙可欣, 郑荣寿, 张思维, 等 .2015 年中国分地区恶性肿瘤发病和死亡分析 [J]. 中国肿瘤, 2019, 28（1）:

续上表

1—11.

[7] 王锡山. 中美结直肠癌流行病学特征对比及防控策略分析 [J/OL]. 中华结直肠疾病电子杂志, 2019, 8(1): 1—5.

[8] 杜灵彬, 李辉章, 王悠清, 等. 2013 年中国结直肠癌发病与死亡分析 [J]. 中华肿瘤杂志, 2017, 39(9): 701—706.

[9] SIEGEL R L, FECLEWA S A, ANDERSON W F, et al. Colorectal cancer incidence patterns in the United States,1974—2013[J].J Natl Cancer Inst, 2017, 109: 8.

[10] ARNOLD M, SIERRA M S, LAVERSANNE M, et al. Global patterns and trends in colorectal cancer incidence and mortality[J]. Gut, 2017, 66: 683—691.

[11] 方如康. 环境与其它几种癌症 [M]. 上海：华东师范大学出版社,1993.

[12] FRIEDENREICH C, NORAT T, STEINDORF K, et al. RESEARCH ARTICLES:Physical Activity and Risk of Colon and Rectal Cancers: The European Prospective Investigation into Cancer and Nutrition[J]. Cancer Epidemiol. Biomarkers Prev, 2006, 15(12): 2398—2407.

[13] EDWARDS B K, WARD E, KOHLER B A, et al. Annual report to the nation on the status of cancer, 1975—2006, featuring colorectal cancer trends and impact of interventions (risk factors, screening, and treatment) to reduce future rates[R].Cancer, 2010, 116(3): 544—73.

[14] XU A G, YU Z J, JIANG B, et al. Colorectal cancer in Guangdong Province of China: a demographic and anatomic survey[J]. World J Gastroenterol,2010, 16(8): 960—965.

[15] 张玥, 石菊芳, 黄慧瑶, 等. 中国人群结直肠癌疾病负担分析 [J]. 中华流行病学杂志,2015(7):709—714.

[16] 王红, 曹梦迪, 刘成成, 等. 中国人群结直肠癌疾病负担：近年是否有变？ [J]. 中华流行病学杂志,2020,41(10): 1633—1642.

[17] SIEGEL R L, MILLER K D, GODING S A, et al. Colorectal cancer statistics, 2020[J]. CA Cancer J Clin,2020,70(3): 145—164.

[18] 吴春晓, 顾凯, 龚杨明, 等. 2015 年中国结直肠癌发病和死亡情况分析 [J]. 中国癌症杂志, 2020, 30(04): 241—245.

（李丙生　胡慧琴　钟选芳）

第二节　结直肠癌临床流行病学特征

◆ CRC 的发病是各种因素相互作用的结果，其发病与性别、年龄、遗传及环境等因素有关，病情的进展和复发与生活环境、饮食习惯、病程、诊断技术及治疗方式等因素密切相关。

◆ 散发性 CRC 占全部 CRC 的 70%～80%，遗传相关 CRC 占 15%～25%，结肠炎相关性 CRC 占 1%～2%。遗传性非息肉病性结直肠癌（HNPCC）和家族性腺瘤性息肉病（FAP）结直肠癌发病年龄小，HNPCC 以右半结肠为多，FAP 则以直肠多见，黏液腺癌、印戒细胞癌多伴随出现，分化差，但预后相对较好。结肠炎相关性 CRC 发病年龄小、病程长、容易侵犯右半结肠，从不典型增生到浸润性癌变的进展速度快，印戒细胞癌发生率高。

一、散发性结直肠癌临床特征

（一）定义

CRC 中有 70%～80% 没有明确的遗传背景，这类 CRC 被称为散发性结直肠癌（sporadic colorectal cancer，SCRC）。

（二）分布特征

1. 性别分布

CRC 男女发病率比例在 1.5:1～1.1:1 之间。曾有学者调查了广东 5 家三甲医院 1988—2008 年 20 年间 8172 例 CRC 病例资料，结果显示广东省 CRC 男女比例为 1.45:1。陈倩如等人统计了佛山市顺德区第一人民医院 2011 年 7 月—2016 年 6 月期间经病理证实的全部原发性 CRC 住院病例，总计 1163 例，建立 CRC excel 数据库，发现男女比例为 1.11:1，男性略高于女性；在 63 例青年 CRC 患者中，男女比例为 1.51:1；在 1100 例中老年 CRC 患者中，男女比例为 1.09:1；CRC 患者各年龄组的男女比较，差异无统计学意义（σ^2=3.841，P=0.572）（见表 1-2-1）。

表1-2-1　1163例结直肠癌住院病例的性别及年龄分布情况

年龄	男/例	女/例	男女比例
≤ 40 岁	38（3.27）	25（2.15）	1.52:1
41～50 岁	67（5.76）	56（4.82）	1.20:1

年龄	男/例	女/例	男女比例
51～60 岁	136（11.69）	120（10.32）	1.13∶1
61～70 岁	194（16.68）	166（14.27）	1.17∶1
71～80 岁	128（11.01）	135（11.61）	0.95∶1
80 岁以上	49（4.21）	49（2.15）	1∶1
合计	612（52.62）	551（47.38）	1.11∶1

注：括号内数据为百分比。

2. 发病部位

CRC 不同于其他恶性肿瘤的一个显著特点在于它可以发生在肠道任何部位，可以呈多原发性，少数可以发生肠道不同部位的转移。胚胎学起源、解剖学上的不同和生理学上的明显差异，导致不同发病部位对致癌物质的敏感性存在一定差别，即不同部位的肿瘤可能具有不同的发病机制，由此产生的肿瘤临床特征也存在差异。

多数研究发现，女性 CRC 更易分布在右半结肠，男性 CRC 则更易分布在直肠和左半结肠。有学者研究认为，女性 CRC 分布于近端结肠的概率较男性高38%。女性激素通过影响胆固醇代谢进而影响胆汁酸代谢，这与女性 CRC 的近端结肠分布有关；而男性 CRC 的远端结直肠分布则与吸烟、饮酒等生活习惯有关。

陈倩如等人统计的1163例CRC住院病例共1203个病灶，其中单病灶1125例（96.73%），多病灶 38 例（3.27%）。38 例多病灶中，2 个病灶有 36 例，3 个病灶有 2 例。病变分别位于肠道的不同部位，其中位于直肠 494 例（41.06%），乙状结肠 292 例（24.27%），降结肠 82 例（6.82%），结肠脾曲 19 例（1.58%），横结肠 82 例（6.82%），结肠肝曲 49 例（4.07%），升结肠 154 例（12.80%），盲肠 31 例（2.58%）；左半结肠 393 例（32.67%），右半结肠 316 例（26.27%）。CRC 在各年龄组中最好发部位均为直肠，且各年龄组间肿瘤部位的构成比较，差异无统计学意义（δ^2=7.172，P=0.709）；但不同性别 CRC 病例发病部位的构成比较，差异有统计学意义（δ^2=8.604，P=0.014）。

有研究认为，CRC 的发病部位右移是因为远端 CRC 发病率下降致近端结肠癌所占比例上升。日本学者认为近端转移与人口老龄化有关。另外，诊断手段的完善有助于检出更多的病例。在 20 世纪 80 年代，全结肠镜在中国，尤其是农村尚未普及，所以仅直肠癌和乙状结肠癌容易检出。而随着 20 世纪 90 年代全结肠镜应用的推广，更多的近端结肠癌被发现。但是，CRC 专业委员会统计了 31,246 例资料发现，直肠癌比例趋于下降，而近端结肠癌与远端结肠癌比例平行上升，未见结肠癌右移的现象。

3. 发病年龄

年龄是 CRC 流行病学特征中一个非常重要的参数。CRC 发病人数随年龄的增长而增加，发病年龄高峰在 60～70 岁，随后逐渐下降，呈现单峰曲线特点。

CRC 发病年龄近年来有老年化趋向。既往数据显示，我国 CRC 的好发年龄比西方国家低 12～18 岁，中位发病年龄在 45 岁左右。CRC 好发于中老年人，有研究表明超过 90% 的 CRC 发生于 50 岁以上的年龄段，但是近年来越来越多的研究指出青年 CRC 的发病率明显增高，且与年老患者相比，其分期更晚、预后更差，这也是 CRC 筛查年龄提前的重要依据之一。

4.病理类型

CRC 组织病理类型以管状腺癌多见，占总数 60％以上，其次依次为乳头状腺癌、黏液腺癌、印戒细胞癌、未分化癌、类癌、鳞状细胞癌、腺鳞癌等。按照全国结直肠癌病理研究统一规范，陈倩茹等人所统计的 1163 例 CRC 住院病例的组织学分型为：腺癌 1057 例（90.89％），黏液腺癌 64 例（5.50％），印戒细胞癌 12 例（1.03％），其他类型（包括未分化癌、腺鳞癌、鳞癌、类癌）30 例（2.58％）。对各年龄组的病理类型的构成进行比较，差异有统计学意义（δ^2=59.52，$P < 0.05$），恶性程度较高的黏液腺癌和印戒细胞癌所占比例在 41 ～ 50 岁年龄组最高，年龄≤ 40 岁组次之。不同性别病例病理类型的构成比较，差异无统计学意义（δ^2=4.799，P=0.187），见表1-2-2。

表1-2-2 各年龄组及性别结直肠癌病理类型分布情况

单位：例

病理组织类型	年龄						性别		合计
	≤ 40 岁	41 ～ 50 岁	51 ～ 60 岁	61 ～ 70 岁	71 ～ 80 岁	80 岁以上	男	女	
腺癌	50	96	232	334	251	94	552	505	1057
黏液腺癌	7	14	14	16	10	3	35	29	64
印戒细胞癌	1	6	1	2	1	1	10	2	12
其他	5	7	9	8	1	0	15	15	30
合计	63	123	256	360	263	98	612	551	1163

二、遗传相关结直肠癌临床特征

在 CRC 患者中，有 15％～ 25％患者有 CRC 家族史。根据遗传机制和临床表现，遗传相关 CRC 大致分四类：①遗传性非息肉病性结直肠癌（hereditary non-polyposis colorectal cancer，HNPCC），在 CRC 中占 2％～ 3％；②家族性腺瘤性息肉病（familial adenomatous polyposis，FAP），约占 CRC 发生的 1％；③少见的癌综合征，如遗传性色素沉着消化道息肉病综合征（Peutz-Jeghers syndrome，PJS，又称黑斑息肉综合症）、幼年性息肉病（juvenile polyposis coli，JPC）等，这类 CRC 所占的比例较小，只有大约 0.1％；④家族性结直肠癌（familial colorectal cancer，FCC），其有明确的家族史和家族聚集趋向，不符合 HNPCC 和 FAP 的诊断，具体遗传机制亦不清楚，这类 CRC 占所有 CRC 的 20％左右。

（一）遗传性非息肉病性结直肠癌

HNPCC 又称为 Lynch 综合征，是临床最常见的遗传性 CRC，是由 DNA 错配修复基因（mismatch repair gene，MMR）突变引起的常染色体显性遗传疾病，其患 CRC 的风险为 70％～ 80％。Lynch 综合征发生 CRC 的诊断年龄平均为 44 岁，这与散发性 CRC 多在 60 岁以上发病不同；发病部位多位于右半结肠，60％～ 80％位于脾曲以上，而散发 CRC 只有

23%～32%的肿瘤位于结肠近端；多发生同时性或异时性多原发癌；黏液腺癌、印戒细胞癌常见，分化差，肿瘤组织中常有多量淋巴细胞浸润和Crohn's样反应；肿瘤多呈膨胀性生长，且非浸润性生长；预后较散发性CRC好。我国多个医疗单位的研究表明，中国人Lynch综合征的临床病理特点与欧美人相似。

（二）家族性腺瘤性息肉病

FAP是一种由APC基因突变引起的常染色体显性遗传病，男女具有相同遗传特征，外显率接近100%，75%～80%的FAP患者有家族史。FAP发病罕见，新生儿发病率为1/10,000，成人发病率为1/30,000，约占CRC的1%。按肠道腺瘤的数量可分为经典型FAP（腺瘤数量大于100枚）和衰减型FAP（腺瘤数量大于20枚但不超过100枚）。FAP患者的临床特点是10多岁就出现多发腺瘤性息肉布满结肠，50%在15岁以前出现，95%在35岁以前出现。若不治疗，几乎所有的经典型FAP患者在40～50岁时都会发展为CRC。病变除了在大肠外，可分布人体全身。与HNPCC不同，FAP癌肿好发于远端结肠。

（三）少见的癌综合征

CRC中存在一些遗传性的癌综合征，如黑斑息肉综合征、幼年性息肉病等，其有独立的发病机制。由于其发病率较低，故被归为少见的癌综合征。

黑斑息肉综合征是一种常染色体显性遗传性疾病，以口唇、颊黏膜、手指足趾特征性黑斑、肠道多发错构瘤为特点。错构瘤主要发生在小肠，其次为结肠和胃。PJS患者以反复小肠套叠、梗阻、出血为临床表现，常需要进行肠切除术。以往学界普遍认为错构瘤不会癌变，但临床研究发现，PJS患者多系统恶性肿瘤的发生率明显升高，其发生癌症的相对危险约为普通人群的15倍；其发生结直肠癌的危险性是39%，胃癌的危险性是29%，小肠癌的危险性是13%，胰腺、乳腺、肺、卵巢也是好发部位。近年来，有研究提示可能存在"错构瘤—腺瘤—腺癌"的机制，另有学者认为PJS患者的肠道中亦存在腺瘤性息肉和增生性息肉，可能由原发腺瘤癌变所致。

幼年性息肉病也是一种常染色体显性遗传的疾病，以胃肠道多发幼年性息肉为特征，发病率低于1/100,000，平均发病年龄小于20岁。接近1/3的JPC患者的一级亲属有类似病史，因此此病又称为家族性幼年性息肉病（familial juvenile polyposis，FJP）。FJP的新生儿患者很少见，新生儿发病率小于1/100,000。JPC患者出现腺瘤或癌变的平均年龄为37岁。研究表明JPC与BMPR1A及SMAD4基因突变有关，患者发生CRC及上消化道肿瘤的风险显著高于正常人群。

（四）家族性结直肠癌

FCC患者的亲属有CRC或相关肿瘤病史，然而这种癌症家族史却不符合任何目前定义的遗传性CRC（FAP、HNPCC等）的诊断标准。由于FCC可能没有如HNPCC般集中的家族史，也没有如FAP般典型的临床表现，因此其虽然在遗传相关CRC中所占比重最大，却没有得到足够的重视。目前FCC的遗传机制及相关基因还不清楚，但是有学者已经开始重视，并取得一定的成果。

　　有学者提出了一类家族性 CRC 综合征的发生机制。这一家族性 CRC 综合征的临床表现、病理学和分子生物学特点为：多见于女性，发病年龄较早，多发生于右半结肠，常见BRAF 癌基因突变，起源于锯齿状息肉，DNA 甲基化和 DNA 不稳定性，但同一家族不同成员的 CRC 的 DNA 不稳定水平并不相同。另有一些学者的研究也支持他们的观点，提示存在一种新的 CRC 发生机制：受累家族有产生 DNA 甲基化异常的遗传倾向，导致多种 CRC 病变途径相关基因失活，如错配修复基因 hMLH1 基因的低甲基化，可导致其蛋白表达缺失。

三、结肠炎相关性结直肠癌临床特征

　　炎症性肠病（inflammatory bowel disease，IBD），包括克罗恩病（crohn's disease，CD）与溃疡性结肠炎（ulcerative colitis，UC），二者均有癌变的危险，已被定义为癌前病变。鉴于二者的密切关系，学者们提出了肠炎相关性结直肠癌（colitis associated colorectal cancer，CAC）的概念。CAC 占全部 CRC 的 1%～2%，随着 IBD发病率的不断上升，CAC 的发病率和占全部 CRC 的比例可能会不断上升。相对于 SCRC 而言，CAC 有其自身的特征：发病年龄小，容易侵犯近端结肠，多原发灶分布更多见，从不典型增生到浸润性腺癌的进展速度快，印戒细胞癌发生率高，病程长，病情严重，病变范围广。

　　相关资料显示，长期持续的炎症状态是癌变的高危因素，一般癌变很少发生于早期IBD。UC 的 CRC 的发病率为 3.7% 左右，且随着病情的迁延，肿瘤的发病率也明显增加，20 年后是 9%，30 年后为 19%，其发生 CRC 的风险是正常人群的 20 倍。此外，大多数的研究还显示病变的范围也与癌变有关，有报道显示 IBD 患者的癌变危险度平均为 1.7，病变超过直肠但在肝曲以内，其危险度增加至 2.8，超过肝曲的病变，其癌变危险度增加到14.8。需要注意的是，部分严重的 UC 患者早期就进行了全结肠切除术，这部分患者的癌变倾向可能被人为地降低。

　　从癌变机制和过程上看，IBD 与散发性 CRC 的发生也有所不同：IBD 癌前病变并不是腺瘤性息肉，其病变过程中常无息肉样的变化，典型的病理变化常为在扁平的不典型性增生基础上逐渐演变为侵袭性肿瘤，病灶呈多原发性，也更难识别。CAC 与染色体的不稳定（chromosome instability，CIN）和微卫星不稳定性（microsatellite instability，MSI）均有关系，具有几乎相同的发生率；而在 SCRC 中，80%～85% 与 CIN 有关，15%～20% 则由 MSI 所致。腺瘤性息肉病蛋白（adenomatous polyposis coli，APC）功能的丢失在溃疡性结肠炎癌变早期较少被发现，常发生于肿瘤后期；p53 基因的异常多发生于炎性组织向不典型增生及癌症演变的进展过程，而不像 SCRC 发生于病变的晚期，此变化是否存在于 CD 的癌变过程有待进一步研究。

四、青年结直肠癌临床特征

　　CRC 好发于中老年人，有研究表明超过 90% 的 CRC 患者发生于 50 岁以上，但是近年来越来越多的研究指出青年 CRC 的发病率明显增高，且与老年患者相比分期更晚、预后更差。有研究估计，到 2030 年，20～34 岁的结肠癌和直肠癌的发病率将分别上升 90.0% 和 124.2%，35～49 岁的患者将分别上升 27.7% 和 46.0%。届时，50 岁以下的结肠癌患者和直肠癌患者将分别占所有 CRC 患者的 10.9% 和 22.9%，而在 2010 年该数字仅为 4.8% 和 9.5%。

（一）定义

目前国内外对于青年 CRC 的年龄界定标准尚无一致意见，国外多采用 40 岁及 45 岁为年龄上限，也有部分文献将年龄上限界定为 50 岁。另外，有研究报道，我国 CRC 发病率从 50 岁开始明显上升，而且美国预防服务工作组（United States Preventative Services Task Force，USPSTF）亦推荐 CRC 的筛查从 50 岁开始。50 岁以下和 50 岁以上 CRC 的发病趋势、临床特征及其预后被越来越多的文献报道存在明显差异。

（二）病因

CRC 是由多种因素共同作用的结果。除了年龄和性别，CRC 家族史、IBD、吸烟、酗酒、食用过多红肉、肥胖、糖尿病等均已被证明和 CRC 发病有关，其中一级亲属中患有 CRC 或既往有 IBD 病史的患者与 CRC 发病率增加的关系最为密切。有研究表明，幽门螺旋杆菌（helicobacter pylori，Hp）、梭杆菌属和其他潜在传染原感染可能与 CRC 风险增加有关。

（三）发病部位

美国学者曾发现，CRC 的发病部位与年龄有密切关系：在 30 岁以下 CRC 患者中，近端结肠癌仅占 18%，而在 80 岁以上者中则高达 28.6%。Gonzalez 等人对影响近端分布的因素进行 Logistic 回归分析后得出结果：年龄每增长 1 岁，发生分布于近端肠道的 CRC 的概率上升 2.2%。直肠是 CRC 最常见的部位。近年来有研究显示，结肠癌比例逐渐增加，直肠癌逐渐减少，癌变部位有向近端迁移的趋势，并且随着饮食、生活方式和环境等因素的改变，可能诱发与近端结肠癌发生相关的基因改变，导致右半结肠癌发病比例增加。

（四）地区分布

张亚历等人在调查中国不同地区青年人大肠癌的发病情况时发现，青年结直肠癌占同期 CRC 的比例，国内主要城市从高到低依次为：兰州 22.7%（25/110）、重庆 13.6%（50/368）、武汉 11.3%（59/520）、广州 7.1%（81/1135）、西安 5.9%（4/68）、上海 5.3%（36/682）、北京 5.3%（31/589）；而部分省份青年 CRC 所占比例依次为：湖北 20.6%（84/407）、河南 19.4%（52/268）、新疆 10.7%（90/845）、广西 10.62%（24/226）、甘肃 10.4%（8/77）、陕西 7.2%（104/1435）、宁夏 3.5%（11/310）。

（五）组织学特征

1. 临床分期

Fairley T L 等人的研究表明，青年 CRC 患者的临床分期通常比年老患者更晚。国外青年 CRC Dukes 分期各期所占比例分别为：Dukes A 12%（0%～33%），Dukes B 22%（3%～59.3%），Dukes C 41%（22%～76%），Dukes D 25%（3%～60%）。其中 Dukes（C+D）约占 66%，也有学者发现这一比例高达 68%。而国内相关文献统计各期所占比例分别为：Dukes A 4.54%（0%～18.18%），Dukes B 23.95%（5.00%～57.95%），Dukes C 43.58%（18.18%～72.22%），Dukes D 27.93%（5.56%～59.26%），其中 Dukes（C+D）占 71.50%，提示国内青年 CRC 患者早期诊断率较低。有学者认为，直肠指诊和肠镜检查是减少年轻人结直肠癌误诊和漏诊的保证。另外，对于青年 CRC 分期较晚是否与其更具侵袭性的肿瘤生物学特性有关联，目前还不确定。

2. 病理学类型

几乎所有关于青年 CRC 的文章都关注到，组织学上黏液癌（包括印戒细胞癌）和低分化癌发病率更高。黏液癌在青年 CRC 患者中占 3%～69%，而在全部 CRC 患者中黏液癌占 10%～15%。低分化癌在青年人占 8%～54%，大于 40 岁者占 2%～29%。有学者研究发现 50 岁以下的 CRC 患者，TNM 分期为 3 期或 4 期的占 67%，局限于原发部位的占 30%，扩散到肠系膜淋巴结的占 40%，有远处转移的占 27%；而 50 岁以上患者的这一比例依次为 56%、39%、37% 和 19%，提示青年 CRC 在更晚期的阶段更具有侵袭性，并具有更差的病理学形态特点。

有学者统计了 659 例青年组 CRC 资料，结果为管状腺癌 414 例（62.8%），乳头状腺癌 24 例（3.6%），黏液癌 114 例（17.3%），印戒细胞癌 39 例（5.9%），未分化癌 37 例（5.6%），鳞癌 1 例（0.2%），类癌 30 例（4.6%）。其中未分化癌及黏液癌、印戒细胞癌等恶性程度较高者占 40.1%（264/659），显著高于中年组和老年组 15.8%（230/1460）。

此外，黏液癌恶性程度高，侵袭性强，易累及神经、血管、淋巴管，并可迅速沿腹膜表面扩散，在肠腔内发展前就已向肠壁和远处浸润转移。这一组织学特点，决定了青年 CRC 恶性程度高、发展快、预后差，即使是恶性程度相对较低的高分化和中分化腺癌，受青年人生理特点影响，其恶性程度也增高。

（六）预后

Zhang R 等人在系统分析我国 2011 年癌症患病率时发现，我国 CRC 的 5 年生存率男性为 48.1%，女性为 46.2%。学界关于青年 CRC 患者的预后意见一直不统一。

有研究发现，处在 Dukes A 或 Dukes B 的青年 CRC 患者比处于同样阶段的其他年龄组有更高的生存率，这可能与青年人有较好的手术耐受力及辅助治疗效果有关；另一方面，诊断为 Dukes C 或 Dukes D 的青年 CRC 患者与同一阶段的中老年患者情况相似或更糟糕，这可能与其更具侵袭性的病理特点有关。这些因素总体上导致了青年 CRC 患者的 5 年生存率更低，因为更多青年 CRC 在诊断时已处于较晚期的阶段。

近端 CRC 较远端分期更高、预后更差，这可能与由于检查方法而导致的诊断延误及肿瘤本身的生物学特性有关。有学者发现，近端 CRC 患者较远端 CRC 患者，其就诊时趋于晚期的概率高 10%。从直肠到回盲部，每移动一个部位，就诊时趋于晚期的概率上升 4%，而分期决定其预后。同时，青年 CRC 患者早期的症状多不明显，典型症状出现时，病变往往已发展到 Dukes C 或 Dukes D 期，并且已出现向肠壁、邻近器官、淋巴结和远处的浸润转移，故进行根治性手术者少，预后差。

相对而言，青年 CRC 的恶性程度较高、转移早、预后差，且不易引起患者本人及医生的注意，容易误诊。但如果该病及早被发现，青年人则有更高的生存率。因此，有关部门在制定 CRC 的防治策略上，应特别注意对青年 CRC 可疑症状的筛查，争取早期诊断，改善预后。

参考文献

[1] BRAY F, FERLAYET J, SOERJOMATARAM I, et al. Global cancer statistics 2018: GLOBOCAN estimates of incidence and mortality worldwide for 36 cancers in 185 countries [J]. CA Cancer J Clin, 2018, 68(6): 394−424.

[2] CHEN W, ZHENG R, ZHANG S, et al. Cancer incidence and mortality in China, 2013[J]. Cancer Lett, 2017, 401: 63−71.

[3] SUNG J J, LAU J Y, YOUNG G P, et al. Asia Pacific consensus recommendations for colorectal cancer screening[J]. Gut, 2008, 57(8): 1166−1176.

[4] ISBISTER W H, FRASER J. Large−bowel cancer in the young: a national survival study[J]. Dis Colon Rectum, 1990, 33(5): 363−366.

[5] FAIRLEY T L, CARDINEZ C J, MARTIN J, et al. Colorectal cancer in U.S. adults younger than 50 years of age, 1998−2001[J]. Cancer, 2006, 107(5 Suppl): 1153−1161.

[6] EDWARDS B K, WARD E, KOHLER B A, et al. Annual report to the nation on the status of cancer, 1975−2006, featuring colorectal cancer trends and impact of interventions (risk factors, screening, and treatment) to reduce future rates[J]. Cancer, 2010, 116(3): 544−573.

[7] YOU Y N, XING Y, FEIG B W, et al. Young−onset colorectal cancer: is it time to pay attention?[J]. Arch Intern Med, 2012, 172(3): 287−289.

[8] BAILEY C E, HU C Y, YOU Y N, et al. Increasing disparities in the age−related incidences of colon and rectal cancers in the United States, 1975−2010[J]. JAMA Surg, 2015, 150(1): 17−22.

[9] CHUNG Y F, EU K W, MACHIN D, et al. Young age is not a poor prognostic marker in colorectal cancer[J]. Br J Surg, 1998, 85(9): 1255−1259.

[10] SUDARSHAN V, HUSSAIN N, GAHINE R, et al. Colorectal cancer in young adults in a tertiary care hospital in Chhattisgarh, Raipur[J]. Indian J Cancer, 2013, 50(4): 337−340.

[11] MITRY E, BENHAMICHE A M, JOUVE J L, et al. Colorectal adenocarcinoma in patients under 45 years of age: comparison with older patients in a well−defined French population[J]. Dis Colon Rectum, 2001, 44(3): 380−387.

[12] ZBUK K, SIDEBOTHAM E L, BLEYER A, et al. Colorectal Cancer in Young Adults[J]. Semin Oncol, 2009, 36(5): 439−450.

[13] MYERS E A, FEINGOLD D L, FORDE K A, et al. Colorectal cancer in patients under 50 years of age: a retrospective analysis of two institutions' experience[J]. World J Gastroenterol, 2013, 19(34): 5651−5657.

[14] YEO S A, CHEW M H, KOH P K, et al. Young colorectal carcinoma patients do not have a poorer

prognosis: a comparative review of 2, 426 cases[J]. Tech Coloproctol, 2013, 17(6): 653−661.

[15] CHEW M H, KOH P K, NG K H, et al. Improved survival in an Asian cohort of young colorectal cancer patients: an analysis of 523 patients from a single institution[J]. Int J Colorectal Dis, 2009, 24(9): 1075−1083.

[16] 来茂德, 滕晓东, 徐芳英. 胃肠道病理研究的一些共识和争议［J］. 中华病理学杂志,2011, 40(5): 289−292.

[17] 李道娟, 李倩, 贺宇彤. 结直肠癌流行病学趋势［J］. 肿瘤防治研究, 2015, 42(3): 305−310.

[18] US Preventive Services Task Force, BIBBINS−DOMINGO K, GROSSMAN D C, et al. Screening for colorectal cancer: us preventive services task force recommendation statement[J]. JAMA, 2016，315 (23), 2564−2575.

[19] BRENNER H, KLOOR M, Pox C P. Colorectal cancer[J]. Lancet, 2014, 383(9927): 1490−1502.

[20] TAYLOR D P, BURT R W, WILLIAMS M S, et al. Population−based family history−specific risks for colorectal cancer: a constellation approach[J]. Gastroenterology, 2010, 138(3): 877−885.

[21] JESS T, RUNGOE C, PEYRIN B L. Risk of colorectal cancer in patients with ulcerative colitis: a meta−analysis of population Based cohort studies[J]. Clin Gastroenterol Hepatol, 2012, 10(6): 639−645.

[22] LIANG P S, CHEN T Y, Giovannucci E. Cigarette smoking and colorectal cancer incidence and mortality: systematic review and meta−analysis[J]. Int J Cancer, 2009, 124(10): 2406−2415.

[23] FEDIRKO V, TRAMACERE I, BAGNARDI V, et al. Alcohol drinking and colorectal cancer risk: an overall and dose−response meta−analysis of published studies[J]. Ann Oncol, 2011, 22(9): 1958−1972.

[24] CHAN D S, LAU R, AUNE D, et al. Red and processed meat and colorectal cancer incidence: meta−analysis of prospective studies[J]. PLoS One, 2011, 6(6): e20456.

[25] MA Y, YANG Y, WANG F, et al. Obesity and risk of colorectal cancer: a systematic review of prospective studies[J]. PLoS One, 2013, 8(1): e53916.

[26] JIANG Y, BEN Q, SHEN H, et al. Diabetes mellitus and incidence and mortality of colorectal cancer: a systematic review and metaanalysis of cohort studies[J]. Eur J Epidemiol, 2011, 26(11):86376. doi: 10.1007/s10654−011−9617−y. Genta RM. Helicobacter pylori is a risk factor for colonic neoplasms[J]. Am J Gastroenterol, 2013, 108(2): 208−215.

[27] KOSTIC A D, GEVERS D, PEDAMALLU C S, et al. Genomic analysis identifies association of Fusobacterium with colorectal carcinoma[J]. Genome Res, 2012, 22(2): 292−298.

[28] KOTAKE K, HONJO S, SUGIHARA K, et al. Changes in colorectal cancer during a 20−year period: an extended report from the multi−institutional registry of large bowel cancer, Japan[J]. Dis Colon Rectum,2003,46(10 Suppl): S32−S43.

[29] 胡华元, 姚艳梅, 王捷鹏, 等. 广东惠东地区结直肠癌的发病特点 [J]. 世界华人消化杂志, 2019, 19(11): 1195−1198.

[30] 徐谊, 赵晓牧, 王今. 年轻人结直肠癌的诊疗进展 [J]. 中国普通外科杂志, 2018, 27(4): 500−505.

[31] BIEYER A, BARR R, HAYES−LATTIN B, et al. The distinctive biology of cancer in adolescents and young adults[J]. Nat Rev Cancer, 2008, 8(4): 288−298.

[32] SIEGEL R, NAISHADHAM D, JEMAL A. Cancer statistics, 2012[J]. CA Cancer J Clin, 2012, 62(1): 10−29.

[33] 余志金, 许岸高, 姜泊, 等. 青年结直肠癌 659 例临床分析 [J]. 现代消化及介入诊疗,2005,10: 129.

[34] ZhENG R, ZENG H, ZHANG S, et al. National estimates of cancer prevalence in China, 2011[J]. Cancer Lett, 2016, 370(1): 33−38.

[35] YOUNG J P, WIN A K, ROSTY C, et al. Rising incidence of earlyonset colorectal cancer in Australia over two decades: report and review[J]. J Gastroenterol Hepatol, 2015, 30(1): 6−13.

[36] LIANG J T, HUANG K C, CHENG A L, et al. Clinicopathological and molecular biological features of colorectal cancer in patients less than 40 years of age[J]. Br J Surg, 2003, 90(2): 205−214.

[37] LYNCH H T, DE LA CHAPELLE A. Hereditary colorectal cancer [J]. N Engl J Med, 2003, 348(10): 919−932.

[38] STOFFEL E M, MANGU P B, GRUBER S B, et al. Hereditary colorectal cancer syndromes: American society of clinical oncology clinical practice guideline endorsement of the familial risk−colorectal cancer: european society for medical oncology clinical practice guidelines[J]. J Clin Oncol, 2015, 33(2): 209−217.

[39] LYNCH H T, DELA CHAPELLE A. Hereditary colorectal cancer [J]. N Engl J Med, 2003, 348(10): 919−932.

[40] JASS J R, STEWART S M. Evolution of hereditary nonpolyposis colorectal cancer [J]. Am J Med, 1992, 33(6): 783−786.

[41] SHU Z, YANQIN H, YING Y. Hereditary colorectal cancer in China [J]. Hered Cancer Clin Pract, 2005, 3(4): 155−164.

[42] 金黑鹰, 颜宏利, 马修强, 等. 中国人遗传性非息肉病性结直肠癌相关肿瘤谱及累计发病风险 [J]. 第二军医大学学报, 2004, 25(2): 133−135.

[43] 袁瑛, 曹文明, 蔡善荣, 等. 中国人遗传性非息肉病性结直肠癌家系的临床表型分析 [J]. 中华肿瘤杂志, 2006, 28(1): 36−38.

[44] VASEN H F, MOSLEIN G, ALONSO A, et al. Guidelines for the clinical management of familial adenomatous polyposis (FAP)[J]. Gut, 2008, 57(5): 704−713.

[45] 蔡善荣, 张苏展, 郑树. 应用变性高效液相色谱检测 31 例家族性腺瘤性息肉病家系结肠腺瘤性息肉病基因突变 [J]. 中华医学遗传学杂志, 2008, 25(2): 164−167.

[46] JELSIG A M, QVIST N, BRUSGAARD K, et al. Hamartomatous polyposis syndromes: a review [J]. Orphanet J Rare Dis, 2014, 9(1): 101.

[47] 陈倩如. 大肠癌住院病例临床特征分析 [J]. 医学信息, 2019, 32(2): 1006−1959.

（李丙生　黄文峰　钟伟琴）

第三节 结直肠癌疾病负担研究

◆ 疾病负担（burden of disease，BOD）包括健康和寿命损失、经济损失以及除此之外的其他损失，即病人群体的个人负担、家庭负担和社会负担。疾病经济负担（economic burden of disease，EBOD）是疾病负担的重要部分，在国内已成为疾病负担评价的主体。失能调整生命年（disability adjusted life years，DALY）是目前评价疾病负担的最佳指标。

◆ 疾病负担的综合评价是今后疾病负担研究的方向，国内 DALY 应用于恶性肿瘤疾病负担的研究资料比较少。各地区 CRC 的疾病负担有所不同，但均排列在恶性肿瘤疾病负担的前 10 位。

一、疾病负担的基本概念

BOD 目前没有统一的定义。疾病负担，顾名思义是指疾病给人类造成的损失。一般来说，BOD 有广义和狭义之分。广义的 BOD 包括健康和寿命损失、经济损失以及除此之外的其他损失，即病人群体的个人负担、家庭负担和社会负担。把疾病造成的各种损失进行量化即是疾病经济负担。具体来讲，某种疾病对个体的影响包括直接经济负担、间接经济负担、无形经济负担。直接经济负担是指患者为接受医疗保健服务所支付的医药费、病人及陪伴者的差旅费、伙食费；间接经济负担是指社会损失，即病人由于患病或早亡不能为家庭和社会创造财富所引起的损失；无形经济负担是患者及其亲属因疾病所遭受的痛苦、忧虑、悲哀、社会隔离等生活质量问题，也称为生活损失。疾病经济负担是 BOD 的重要部分，在国内已成为 BOD 评价的主体。因为尚无比较肯定的测量无形经济负担的方法，目前的疾病经济负担研究通常仅包括直接经济负担和间接经济负担。狭义的 BOD 仅指疾病造成人群健康和寿命的损失，即间接经济负担。

二、疾病负担测量与评价方法的发展历程

BOD 的评价内涵和评价方法在不断发展。BOD 的研究大体上经历了以下四个阶段：

第一阶段：1982 年以前，单纯从死亡的角度出发，认为疾病造成的死亡越多，BOD 就越大。BOD 应用的评价指标主要是发病率、死亡率、死因顺位等传统指标。这类资料易于获得、计算简便易行、结果直观，但它只能从频数上反映疾病危害的大小，只顾及了疾病

生物性后果，缺乏对非致命性疾病后果的测算；疾病评价仅仅是单一指标的罗列，而未考虑各种指标的综合作用，各国家和地区间难以直接比较。

第二阶段：以1982年美国疾病控制与预防中心（centers for disease control and prevention, CDC）提出以潜在寿命损失年（years of potential life lost, YPLL）为标志，用疾病造成的寿命损失评价不同疾病造成负担的大小，并派生出许多类似的指标，如期间寿命损失年（period expected years of life lost, PEYLL）、工作寿命损失年（working years of potentiallife lost, WYPLL）、价值寿命损失年（valued years of potential life lost, VYPLL）等。不同疾病的YPLL具有可加性，这样有利于死因分组而不必重新计算。YPLL较传统指标更准确、合理，但YPLL对于超过期望寿命的死亡难以评价负担，同时也未考虑非致死性结局的后果与影响。

第三阶段：以1993年世界银行提出的DALY，以及1998年Hyder等人提出的健康寿命年（healthy life years, HLY）和1999年Mathers提出的伤残调整期望寿命（disability adjusted life expectancy, DALE）为代表。这类指标综合考虑了疾病所造成的死亡和失能两种结局，并用一个单一的复合型指标来表示。DALY是20世纪90年代初在世界银行的支持下，由哈佛大学公共卫生学院和世界卫生组织的专家会同全球100多位学者，用了5年多的时间进行全球BOD研究而提出的方法，成功估计了1990年的全球疾病模式，并预测了2020年的BOD。DALY是采用客观的方法综合评价各种疾病因早逝或残疾造成的健康生命年的损失，它综合地考虑了死亡、患病、伤残、疾病严重程度（失能权重, disability weighting）、年龄相对重要性（年龄权重, age weighting）、时间相对重要性（贴现率或时间偏好, time preference）等多种因素，客观反映了疾病对人类社会造成危害的程度，是目前评价BOD的最佳指标，但它仍然是一个非常狭义的BOD概念。应用DALY的一个主要限制是所需的资料在发展中国家常不易得到，大多数国家不得不用局部的数据外推，或用其他国家类似情况的数据来估计当地的情况。其计算公式复杂，计算负担繁重，年龄权重等的取值也备受争议。

第四阶段：BOD的综合评价。研究者发现，BOD是指疾病的损失和危害所带来的后果和影响，如果从"生物—心理—社会"医学模式来考虑，疾病所造成的负担仅考虑死亡和失能也是不全面的，因此提出了BOD综合评价。BOD综合评价需要系统分析疾病为个人、家庭和社会造成的多层次负担，整合生物、心理和社会指标，形成综合指标，具体包括疾病造成的病人群体的个人负担、家庭负担和社会负担。

三、国内结直肠癌疾病负担研究的发展历程

DALY在我国的研究应用主要集中在20世纪90年代以后，直至21世纪初才有比较广泛的应用。目前国内DALY应用于恶性肿瘤BOD的研究资料比较少，未见单纯研究CRC疾病负担的文章。国内在这一领域的研究相对匮乏，研究主要集中在一些大城市及经济发达城市，如上海、杭州、重庆、佛山等，因为这些地区有较完善的肿瘤登记报告资料；而在山区及欠发达地区则很少，有的地方几乎为零。

CRC 的疾病负担受人口构成、地区、时间等各方面因素的影响，各地区 CRC 的 BOD 有所不同，但均排列在恶性肿瘤 BOD 的前 10 位。天津市居民 2014 年每千人因恶性肿瘤损失的 DALY 为 23.3，CRC 的疾病负担在恶性肿瘤中位列第 4，为 1.7DALY/ 千人，其中男性 1.9DALY/ 千人，女性 1.5DALY/ 千人。2009—2011 年江西省章贡区居民 CRC 疾病负担在恶性肿瘤中位列第 4，为 1.61DALY/ 千人，其中男性 1.89DALY/ 千人，女性 1.32DALY/ 千人。山东省居民 2012 年每千人因恶性肿瘤损失的 DALY 为 1.61，CRC 疾病负担在恶性肿瘤中居第 6 位，为 2.42DALY/ 千人，其中男性 2.77DALY/ 千人，排第 6 位，女性 1.99DALY/ 千人，排第 4 位。福建省 2013 年恶性肿瘤的 BOD 总体水平（12.077DALY/ 千人）较 1990 年（16.337DALY/ 千人）有下降趋势，从顺位变化来看，CRC 从第 6 位（5.23DALY/ 千人）上升为第 5 位（10.78DALY/ 千人）。

不同地区 CRC 早死所致 BOD 的变化趋势不同，2002—2005 年上海 CRC 疾病死亡损失健康生命年（years of life lost，YLL）、疾病伤残损失健康生命年（years lived with disability，YLD）及 DALY 均逐年上升，但不同年份 YLL 占 DALY 的比例逐年下降，波动在 85.21%～87.34% 之间。许慧琳等人的研究发现，2002—2011 年上海闵行区 CRC 疾病 YLL、YLD 及 DALY 均逐年上升，不同年份 YLL 占 DALY 的比例相对稳定，波动在 47.40%～57.03% 之间。有调查报道 2010—2015 年北京市户籍居民因 CRC 造成的 YLL 也呈上升趋势，从 2010 年的 154.75/100,000 升至 2015 年的 173.06/100,000，上升 11.83%。2010—2014 年厦门市居民 CRC 每千人口 YLL、YLD、DALY 分别为 0.974、0.016、0.990；其中，男性为 1.145、0.018、1.163，女性为 0.803、0.015、0.818。五年来，厦门市每千人 CRC 的 YLL、YLD、DALY 较平稳，各年男性均高于女性，YLL 对 DALY 贡献率达 98.4%。毛宝宏等报道了甘肃省居民 2004—2005 年 CRC 疾病负担结果，每千人 DALY 为 1.0，在恶性肿瘤中排名第 8 位，其中城市为 0.99DALY/ 千人，农村地区为 1.04DALY/ 千人。蔡乐等在研究昆明某城区、郊区和农村 2006 年常见癌症早死所致 BOD 情况时发现，CRC 的标化每千人口 YLL 率在昆明三个地区中均排名前 5，CRC 是造成居民 BOD 的主要恶性肿瘤之一。

疾病经济负担是 BOD 的重要部分，随着人们生活水平的提高，疾病谱也在发生着变化，由传染病的防治转到慢性病和伤害的防治上来。慢性病的负担也在逐渐加重，全球范围内慢性病流行并快速增长。目前，疾病经济负担的研究在国内已成为近年来 BOD 评价的热点，但人们对 CRC 的研究大多局限于诊断、治疗等方面，关于 CRC 经济负担的研究少之又少。王春芳等对 271 例 CRC 手术患者住院费用及其影响因素的研究结果显示，271 例 CRC 手术患者人均住院费用为 2544 元，住院费用的 95% 可信区间为 488～13,268 元。但仅计算了患者一次的住院费用。笔者研究广东惠州 2002—2008 年 CRC 造成的经济负担的结果显示，每例 CRC 患者平均直接经济负担为 32,959.70 元。45～59 岁死亡男性患者直接经济负担最重，为 88,527.29 元；死亡女性患者则在 70～79 岁时最重。卫生事业发展的历史表明，无论是发达国家还是发展中国家，用于卫生事业的资源同其他资源一样，都是有限的、稀缺的。在资源稀缺的条件下，合理配置和使用资源、最大限度地满足卫生服务需求、提高社会经济效益，需要利用经济学的手段和方法加以研究和分析，提出相应的政策和具体的措施。因此，对 CRC 疾病经济负担研究更显得迫切和重要。

参考文献

[1] 吕繁,曾光.疾病负担评价的理论框架及其发展 [J].中华流行病学杂志,2001, 22 (4): 259−260.

[2] 庞玲,金水高,宋桂德.疾病社会负担测量方法探讨及意义 [J].中华预防医学杂志, 2000, 34(4): 218−220.

[3] 张爽,沈成凤,张辉,等.2014年天津市恶性肿瘤流行情况及疾病负担分析 [J].中国肿瘤, 2019, 28 (3): 167−174.

[4] 刘杰,米丽萍,苏德云,等.江西省章贡区恶性肿瘤疾病负担分析 [J].现代预防医学,2014, 41 (4): 588−590.

[5] 董惠玲,杨瑞贞,赵飞燕,等.2012年山东省主要恶性肿瘤疾病负担评价 [J].中国肿瘤, 2016, 25(1): 20−24.

[6] 黄少芬,李晓庆,林修全,等.1990和2013年福建省恶性肿瘤疾病负担分析 [J].中国慢性病预防与控制, 2018, 26(3): 198−202.

[7] 杨琛,叶露,杨黎明,等.上海市浦东新区主要恶性肿瘤疾病负担研究 [J].中国卫生统计,2012, 29 (2) :233−235.

[8] 许慧琳,周洁,张芬,等.应用伤残调整寿命年评价上海市闵行区大肠癌疾病负担 [J].中国预防医学杂志,2015,16(9): 680−683.

[9] 周校永,韦再华,苏健婷,等.2010—2015 年北京市居民结直肠癌疾病负担分析 [J].疾病监测, 2018, 33(8): 679−684.

[10] 池家煌,林艺兰.2010—2014 年厦门市居民结直肠癌疾病负担分析 [J].疾病监测与控制杂志, 2016, 10(6): 435−436.

[11] 毛宝宏,自亚娜,陈学忠,等.甘肃省主要恶性肿瘤疾病负担分析 [J].兰州大学学报 (医学版), 2013, 3: 64−66.

[12] 蔡乐,张晓磬,陆义春,等.昆明市三个地区主要癌症早死所致生命损失年分析 [J].中国肿瘤, 2009, 18(5): 366−368.

[13] 王春芳,胡小华,沈渊,等.大肠癌手术患者住院费用及其影响因素 [J].中国肿瘤, 2004, 23(12): 767−769.

（唐文　张晓慧）

第二章

结直肠癌的病因与发病机制

第一节 结直肠癌的病因学研究

◆ 结直肠癌的发生是多因素、多阶段逐步积累的复杂过程,是机体的内因与环境的外因相互作用的结果,其中外因包括物理、化学和生物等环境致癌因素,内因包括遗传易感性等因素。

一、环境因素

现阶段 CRC 筛查以及以阿司匹林、COX-2 抑制剂为主的化学预防效果并不理想,这使得众多学者开始关注环境因素对 CRC 的影响。目前发现 70％的散发性 CRC 与环境因素有关,比如,在北美、西欧等发达国家,人们的饮食特点为高脂肪、低纤维,其 CRC 发病率明显高于发展中国家或以低脂肪、高纤维为主要饮食习惯的国家。而移民流行病学调查研究发现,中国人移民到美国后,第一代 CRC 发病率已经升高,第二代发病率与美国人相似。

(一)饮食

1. 红肉、肉制品与脂肪

红肉、肉制品和脂肪在 CRC 发病中的作用已被肯定。红肉中富含饱和脂肪酸,大量流行病学研究资料表明,饱和脂肪酸的摄入与 CRC 的发生呈正相关,而且高脂饮食尤其是高饱和脂肪酸饮食是 CRC 的重要诱因。饱和脂肪酸诱发癌症的可能机制为:饱和脂肪酸的摄入,会增加肠道内胆汁酸的分泌,胆汁酸在肠道细菌的作用下转变成脱氧胆酸及石胆酸。而脱氧胆酸和石胆酸是促癌物质,可刺激肠道,对大肠隐窝上皮细胞有细胞毒性作用,会造成不可修复的 DNA 损伤,加上缺乏纤维素、运动少、肠蠕动缓慢,有害物质(粪便)长期滞留肠内,最终诱发 CRC。一项汇总了 1966—2011 年 3 月所有前瞻性队列研究的 Meta 分析显示,红肉和肉制品可增加 CRC 的发生风险,且该作用存在剂量 - 效应关系,此相关性在男性中尤其显著。

2. 纤维素

膳食纤维是指能抵抗人体小肠消化吸收,而在人体大肠能部分或全部发酵的可食用的植物性成分、碳水化合物及类似物质的总称,包括多糖、寡糖、木质素以及相关的植物物质。膳食纤维可分为两个基本类型:水溶性纤维与非水溶性纤维。

膳食纤维能预防 CRC 的机制是因为膳食纤维能够促进肠道蠕动,稀释致癌物质,减少粪便运转时间以及黏附肠腔内潜在的致癌物质、二级胆酸,降低粪便 pH 值,改善结肠菌群,从而有效预防和降低 CRC 的发生。

美国防癌协会推荐每人每天摄入 30 ~ 40 克膳食纤维；日本 70 岁以下的人每天标准摄入量是 19 ~ 27 克；我国推荐的标准摄入量是每人每日 30 克。

3. 叶酸

叶酸代谢与恶性肿瘤的发生发展有一定的关系。叶酸的代谢过程包括两个主要分支：核苷酸生物合成和甲基化反应，其代谢障碍可引起异常的 DNA 合成和 DNA 甲基化。叶酸、蛋氨酸、维生素 B_2、维生素 B_6 和维生素 B_{12} 是叶酸代谢过程中的主要营养素，而亚甲基四氢叶酸还原酶（methylenetetrahydrofolate reductase，MTHFR）、蛋氨酸合成酶（methionine synthase，MTR）、蛋氨酸合成酶还原酶（methionine synthase reductase，MTRR）和胸苷酸合成酶（thymidylate synthase，TS）是叶酸代谢过程中的关键酶。这些营养素水平与代谢酶的活性发生变化，都可能会影响叶酸的代谢过程，从而破坏核苷酸生物合成和甲基化反应之间的平衡，诱导 CRC 的发生发展。一系列研究表明，长期食用富含叶酸的食物可以降低结肠癌发生的危险度。我国一项前瞻性随机对照多中心临床干预试验显示，使用叶酸干预 3 年可预防散发性结直肠腺瘤尤其是进展性腺瘤的发生。

4. 维生素和钙

维生素 B_6 的摄入可能可以降低结肠癌的发生风险，其主要食物来源是谷物、肉类、鱼类、家禽、蔬菜、淀粉以及某些水果如香蕉和鳄梨等。维生素 B_6 的主要活性辅酶形式为 5'-磷酸吡哆醛（pyridoxal5'-phosphate，PLP）。PLP 是丝氨酸羟甲基转氨酸的辅酶，参与一碳单位代谢，在 DNA 合成和 DNA 甲基化中起重要作用。维生素 B_6 可减少细胞增殖、血管生成、炎症、一氧化氮合成等，从而抑制结肠癌；而维生素 B_6 缺乏则使得 DNA 合成、修复、甲基化出现障碍，可能增加患结肠癌的风险。

此外，欧洲的一项研究显示，血液中维生素 D 高水平者与低水平者相比，患结肠癌风险降低了 40%，因此，有学者建议可将血液中维生素 D 浓度保持在 50nmol/L，以预防结肠癌的发生。

已有报道证实维生素 D 和钙可能可以预防结直肠癌的发生，可能的机制为：维生素 D 和钙与胆酸和脂肪酸结合形成惰性皂，或直接作用于细胞周期，使结肠上皮细胞增殖减少和最终分化增加。临床干预试验表明，添加钙可减少结肠直肠上皮细胞增生。

5. 饮酒、咖啡

饮酒与 CRC 发病的关系尚未完全研究清楚，但有研究显示，每天饮酒的男性其乙状结肠癌死亡率为不饮酒者的 5 倍。目前更多学者支持咖啡因与机体内抗肿瘤细胞因子（antitumor cytokine）有相互作用（现认为主要是肿瘤坏死因子），能抑制肿瘤细胞 DNA 合成，抑制 DNA 潜在致死性修复、释放 G2 阻遏等，从而起到抗癌作用。

（二）生活习惯

1. 肥胖和锻炼

肥胖是 CRC，尤其是结肠癌发病的高危因素。欧洲癌症与营养的前瞻性调查研究发现，在 20 ~ 50 岁年龄段，体重每增加 1kg，结肠癌发生的风险就升高 60%；体质指数（body mass index，BMI）每增加 5 个单位，结直肠腺瘤发生的风险就升高约 20%。合理的运动可在一定程度上降低 CRC 发生的风险。世界卫生组织推荐的每日运动量可使 CRC 发生的风险降低 7% 左右。

2. 吸烟

吸烟是 CRC 发病的重要危险因素，吸烟年限和总量与 CRC 之间存在一定的剂量 - 效应关系。

（三）肠道微生态

肠道微生态（intestinal microecology）代表结直肠的内环境因素，可影响 CRC 的发生、发展。流行病学调查显示，CRC 高发地区与低发地区人群在肠道菌群组成方面有很大差异，与 CRC 的发生相关的可能病原菌主要包括具核梭杆菌、致病性大肠杆菌、产毒性脆弱拟杆菌等。

此外，一些肠道细菌有降低 CRC 发病风险的益处。酪酸梭状芽孢杆菌（clostridium butyricum）是一种革兰阳性厌氧菌，能产生丁酸，也称丁酸梭菌。丁酸盐具有为结肠上皮提供能量、维持肠道上皮完整性、调节肠道免疫应答、降低 DNA 氧化损伤、抑制肿瘤细胞生长、降低促致癌酶活性等功能，可降低宿主肠道炎症和 CRC 的发生风险。因此，酪酸梭状芽孢杆菌具有调节失衡的肠道菌群、重建肠道微生态平衡的作用，其与双歧杆菌、乳酸菌等有益菌共生，可促进有益菌增殖，抵抗条件致病菌在肠道黏膜的黏附和定植，抑制大肠杆菌等革兰阴性条件致病菌生长，减少肠源性有害物质产生。

二、结直肠癌相关遗传病综合征

随着临床对肿瘤认知和研究的逐渐深入，遗传性肿瘤这一特殊的肿瘤类型越来越受到人们的关注。不同于散发性肿瘤的老年化和单一性，遗传性肿瘤呈现出年轻、多发的临床特征，对家系多个成员造成严重的健康危害。随着基因组学时代的开启，多种遗传性肿瘤的发病原因和预防机制逐渐被揭开，其中最典型的当属遗传性 CRC 及其相关综合征的研究。

遗传性结直肠肿瘤分为遗传性非息肉病性结直肠癌（HNPCC，又称 Lynch 综合征）和遗传性结肠息肉病（hereditary colon polyposis）两大类。后者又可分为腺瘤性息肉病综合征（adenomatous polyposis syndrome）和错构瘤息肉病综合征（ovarian polyposis syndrome）两类，包括家族性腺瘤性息肉病（FAP）及其亚型、遗传性色素沉着消化道息肉病综合征（PJS）、家族性幼年性结肠息肉病（familial juvenile colon polyposis，FJPC）、PTEN 错构瘤肿瘤综合征（PTEN hamartoma tumor syndrome，PHTS）、遗传性混合息肉病综合征（hereditary mixed polyposis syndrome，HMPS）等一系列疾病。上述各种 CRC 的发病风险均很高。

（一）遗传性非息肉病性结直肠癌

HNPCC 又称 Lynch 综合征，是一种由错配修复基因（MMR）种系突变引起的常染色体显性遗传病。目前已证实，MMR 的种系突变以及由突变而引起的微卫星序列不稳定是 HNPCC 发生的遗传学基础。每个 MMR 基因（包括 hMLH$_1$、hMSH$_2$、hPMS$_1$、hPMS$_2$、hMSH$_3$ 和 hMSH$_6$ 等）都编码一个参与 DNA 错配修复的蛋白质。HNPCC 患者遗传性获得胚系突变的 MMR 基因，一旦其靶器官（结肠、子宫内膜、小肠、肾盂输尿管等）的黏膜上皮中另一个正常的等位基因发生体细胞突变或缺失，则该基因失活，相应的编码蛋白的缺失也将影响 DNA 错配修复功能，从而使细胞具有了恶变的可能性。

HNPCC 呈现家族聚集和垂直遗传的常染色体显性遗传特征，其发病年龄早，中位年龄约 44 岁，较散发性结肠癌提前约 20 年。肿瘤多位于近段结肠，约 70% 位于脾曲近侧，结肠不全切除后 10 年内有约 40% 的患者再发。此外，HNPCC 结直肠外恶性肿瘤发生率高，包括子宫内膜癌、卵巢癌、胃癌、小肠癌、肾盂输尿管癌等一系列相关肿瘤。

2003 年全国遗传性结直肠癌协作组在杭州会议上制定了中国人 HNPCC 家系筛检标准：①家系中至少有 2 例组织学证实的结直肠癌患者；②其中的 2 例为父母与子女或同胞兄弟姐妹的关系；③至少 1 例为多发性结直肠癌患者（包括腺瘤）；④至少 1 例结直肠癌发病早于 50 岁；⑤家系中至少 1 例患 Lynch 相关肠外恶性肿瘤（包括胃癌、子宫内膜癌、小肠癌、输尿管癌、肾盂癌、卵巢癌、肝胆系统癌）。对于符合以上标准的患者及家系建议进行 MMR 蛋白的免疫组织化学检测。对于任一蛋白缺失或异常的患者，需进行相应基因的胚系突变检测。胚系突变检测发现明确致病基因的患者可确诊为 Lynch 综合征。

（二）遗传性结肠息肉病

1. 家族性腺瘤性息肉病

FAP 是一种临床常见的遗传性结直肠癌综合征，其发病率为 1/7000 ～ 1/22,000。根据遗传病因和临床表型的不同，FAP 又可分为经典型家族性腺瘤性息肉病（classical FAP，CFAP）、轻表型家族性腺瘤性息肉病（attenuated FAP，AFAP）、MYH 相关性息肉病（MYH-associated polyposis，MAP）、Gardner 综合征（gardner syndrome，GS）、Turcot 综合征（turcot syndrome，TS）等亚型。

1）经典型家族性腺瘤性息肉病

CFAP 是由 APC（adenomatous polyposis coli）基因突变引起的常染色体显性遗传病，CFAP 多见于密码子 169 ～ 1393 间的突变。其中密码子 1255 ～ 1467 间的突变所致的结直肠息肉的表型最严重，而密码子 463 ～ 1578 间的突变常伴发视网膜病变，密码子 1445 ～ 1578 间的突变与伴发硬纤维瘤、骨瘤、表皮囊肿有关，密码子 279 ～ 1309 间的突变导致十二指肠息肉发生率明显升高。CFAP 的息肉数目多（＞ 100 个，甚至可多达 5000 个），多分布于左半结肠（尤以乙状结肠和直肠最多），其次为右半结肠，再为横结肠。息肉发生年龄早（平均 15 岁）、恶变年龄早（平均 39 岁）、恶变率高（几乎 100%），且多灶性恶变、转移早、预后差。如不治疗，多在 45 岁之前死于 CRC。息肉以管状腺瘤、绒毛状腺瘤和管状绒毛瘤多见。直径一般＜ 1cm，多数是宽基底；直径＞ 2cm 者通常有蒂，可伴发结肠外表现（如胃息肉、十二指肠息肉、硬纤维瘤、先天性视网膜色素上皮增生等）。

2003 年全国遗传性结直肠癌协作组制定的 FAP 诊断标准为：①大肠内弥漫腺瘤性息

肉 100 颗以上；②腺瘤性息肉不足 100 颗者，伴有家族史或先天性视网膜色素上皮肥厚；③被诊为 FAP 者应进行 APC 基因的突变检测。

2）轻表型家族性腺瘤性息肉病

AFAP 也是一种由 APC 基因突变而引起的常染色体显性遗传病。只是由于突变位点的不同，AFAP 显示出与 CFAP 明显不同的临床表现。与 CFAP 相比，AFAP 息肉数目少（通常为 10 ～ 100 枚），且呈右半结肠分布趋势，息肉发生晚（平均 34 岁）、恶变晚（平均 57 岁）、恶变率稍低（60%），如不治疗，多于 59 岁左右死于 CRC，息肉多呈扁平状。除 CFAP 常见病理类型外，AFAP 还可表现为一种特殊形式——锯齿状腺瘤。AFAP 常伴胃及十二指肠腺瘤（50% ～ 66%），伴发硬纤维瘤较少（约为 10%），偶见其余结肠外特征的报道。

目前，临床尚无国际通用的 AFAP 诊断标准。较有影响力的是 Nielsen Metal 提出的 AFAP 临床诊断标准：①至少两例患者结直肠腺瘤数目为 10 ～ 99 枚；②诊断年龄＞ 30 岁或者至少一例患者结直肠腺瘤数为 10 ～ 99 枚；③诊断年龄＞ 30 岁并且其一级亲属有伴发少量腺瘤的结直肠癌，家族成员中没有 1 例 30 岁之前腺瘤总数超过 100 枚者。

3）MYH 相关性息肉病

MAP 是一种由 MYH 基因突变而引起的常染色体隐性遗传病。MAP 息肉数目少（一般＜ 100 个），左半结肠多发（尤以直肠为多见），其次为右半结肠，息肉发生晚、恶变晚（平均 46 岁）、恶变率高（到 65 岁时几乎为 100%），可伴有结肠外表现，但较少见。由于 MAP 的临床表现与 AFAP 非常相似，因此，其确诊主要依赖于基因检测。临床上对于无显性遗传家族史，但息肉数目多于 10 个，或具有一些相关肠外表现的患者，应考虑 MAP。

4）Gardner 综合征

GS 是一种少见的常染色体显性遗传病，其特征为结直肠息肉病合并多发性骨瘤和软组织肿瘤。虽然目前仍有争议，但绝大多数学者认为 GS 是 FAP 一个特殊的临床亚型，其遗传学基础仍是 APC 基因的突变（多为密码子 1403 和 1578 的截短突变）。GS 的结直肠息肉数量多（＞ 100 个），分布广泛，胃和十二指肠息肉多见，但小肠息肉少见。息肉生长多年后在青壮年发病，且恶变率高。具备结直肠多发息肉、骨瘤和软组织肿瘤这三大特征者即可确诊为 GS。

5）Turcot 综合征

TS 又称胶质瘤息肉病综合征（glioma-polyposis syndrome，GPS），是一种临床罕见的 FAP 临床亚型。其特征为家族性多发性结肠腺瘤伴有中枢神经系统恶性肿瘤。TS 的发病率低，临床上非常罕见，结肠腺瘤性息肉数目多（100 个左右），体积较大，全结肠分布，癌变率高且年龄较轻（20 岁以前），发病早（平均 17 岁），预后不良（多在发病数年内死于脑肿瘤）。

2. 错构瘤息肉病综合征

此种息肉可以是以异常和紊乱方式排列的正常组织，也可以是一种或几种组织的非肿瘤性、局限性的肿瘤样增生。现代研究发现，错构瘤的恶变率较高。临床常见的遗传性错构瘤息肉病综合征虽少见，但其种类繁多、临床病理特点突出。

1）遗传性色素沉着消化道息肉病综合征

PJS又称黑斑息肉病，是一种由LKB1/STK11基因突变引起的常染色体显性遗传病，遗传学基础是LKB1/STK11基因突变。临床较少见，发病率约为1/25,000，以皮肤黏膜色素斑、胃肠道错构瘤息肉和家族遗传性为三大临床特征。PJS息肉的特点如下：①息肉数目多，大小不一，全消化道分布，最好发于空肠上段；②息肉可引起急慢性腹痛、肠套叠、肠扭转、肠梗阻、胃肠道出血等并发症，以肠套叠最常见，肠套叠的发生和STK11的状态无关；③约60%患者有明确或可疑家族史，部分可出现隔代遗传，真正散发性PJS非常罕见；④随着患者年龄的增长，息肉恶变的风险增加；⑤可伴发肠外肿瘤，如乳腺癌、女性生殖系统肿瘤、睾丸支持细胞瘤、神经结神经胶质瘤等。

2003年全国遗传性结直肠癌协作组制定的PJS的诊断标准为：消化道多发错构瘤性息肉伴皮肤、黏膜色素沉着，可有或无家族史，被诊断为PJS者，应进行LKB1/STK11和（或）FHIT基因的检测。

2）家族性幼年性结肠息肉病

FJPC是一种由BMPR1A和SMAD4基因突变而引起的常染色体显性遗传病，发病率约为1/100,000，以结直肠多发幼年性息肉为特征。"幼年性"一词指的是息肉的形态，而不是发病年龄。多数FJPC息肉呈典型的错构瘤特征，但少数可合并腺瘤性息肉。FJPC的遗传学基础是BMPR1A和SMAD4基因突变，其中BMPR1A突变约占30%，另有超过60%的FJPS患者是由SMAD4的突变引起。根据其临床表现的不同，FJPS可以分为三型：婴儿型、结肠型和胃肠道弥漫型。各型FJPS有其特殊的临床病理特点：

①婴儿型：较少见，多在出生后数周内出现黏液性腹泻、呕吐、便血等症状，从而继发贫血和营养不良，也可出现肠梗阻、直肠脱垂和肠套叠，如不手术，常死于因消化道出血、肠梗阻及腹泻引起的营养不良；

②结肠型：最常见，息肉数目多在50～200个，多位于乙状结肠和直肠，右半结肠较少，以便血、黏液便及结肠息肉脱垂为主要症状，发病年龄早（平均6岁），恶变率较高；

③胃肠道弥漫型：息肉分布于全消化道，以上消化道反复出血为主要症状，多在儿童和青少年时期发病，恶变率较高。

3）PTEN错构瘤肿瘤综合征

PTEN错构瘤肿瘤综合征（PTEN hamartoma tumor syndrome，PHTS）是一组由PTEN基因突变引起的常染色体显性遗传病，其中具有结直肠息肉病表现的有Cowden综合征（Cowden syndrome，CS）和Bannayan-Riley-Ruvalcaba综合征（Bannayan-Riley-Ruvalcaba syndrome，BRRS）。

（1）Cowden综合征：CS又称多发性错构瘤综合征（multiply hamartoma syndrome，MHS）是一种少见的常染色体显性遗传病，发病率约为1/200,000，其遗传学基础是PETN基因突变。CS息肉主要分布于左半结肠，多呈半球形、群生状，可与其他类型息肉并存。食管、胃、小肠可伴发丘疹样息肉，面、颈部可见多发性扁平隆起性小丘疹，口腔黏膜、牙龈多见细小的圆石样丘疹、疣状小丘疹。70%～80%的病例伴有甲状腺和乳腺的病变，累及所有源于3个胚层的器官，全身各系统都可出现性质各异、程度不等的病变。

（2）Bannayan-Riley-Ruvalcaba 综合征：BRRS 是一种由 PTEN 突变引起的、罕见的常染色体显性遗传病，以结直肠息肉病、大头畸形、脂肪瘤病、血管瘤病和生殖器着色斑病为主要的临床特征。过去认为 BRRS 与 CS 不同，但现在越来越多的证据表明 BRRS 与 CS 有等位基因，约有 60％的 BRRS 家族和孤立性病例存在 PTEN 的胚系突变。因此，BRRS 和 CS 可能是同一种疾病的不同表现。

（3）遗传性混合息肉病综合征：HMPS 是一种罕见的常染色体显性遗传病，其特征是腺瘤性息肉和幼年性息肉混合存在，该病目前的相关资料较少。关于 HMPS 的遗传学基础目前尚未明确，但越来越多的学者将 HMPS 的遗传学基础确定为 BMPR1A 的胚系突变。HMPS 息肉数目少（＜15 枚），全结直肠分布，具有腺瘤性息肉和增生性息肉相重叠的混合性组织学特点。主要病理类型有管状腺瘤、绒毛状腺瘤、扁平息肉、增生性息肉和不典型幼稚息肉。

三、结直肠腺瘤

凡是大肠黏膜上任何向肠腔突起的赘生物，无论其大小、形状和组织学类型如何，临床均统称为息肉或多发性息肉。病理检查可分为管状腺瘤、绒毛状腺瘤和管状绒毛状（混合型）腺瘤等。CRC 的发病因素多而复杂，结直肠腺瘤和多发性腺瘤与 CRC 的发病极为密切，是 CRC 最重要的癌前病变。息肉包括肿瘤性和非肿瘤性，前者又称腺瘤，与癌发生关系密切，是癌前病变，而后者与癌发生无关。从腺瘤演变为 CRC 需要 5 年以上时间，平均 5～10 年，但也可终生不变。腺瘤发生癌变的概率与腺瘤的大小、病理类型、不典型增生程度及外形有关，一般直径＞2cm、绒毛状腺瘤、重度不典型增生、广基腺瘤癌变的概率较大。

四、结肠炎相关性结直肠癌

炎症是 CRC 患病的高危因素，遗传学、药理学及流行病学数据均已证实炎症与肿瘤的密切关系。结肠炎相关性结直肠癌（CAC），主要指炎症性肠病（IBD）患者发生的 CRC。IBD 患者发生 CRC 的风险比普通人群高，发病年龄比散发性 CRC 患者小，且风险随着年龄的增长而增加。溃疡性结肠炎（UC）患者确诊后 10 年内 CRC 的患病率为 2％，30 年内高达 18％。CAC 的发病机制较为复杂，学界对其发病机制的相关研究日益增多。目前主要认为 CRC 与慢性炎症密切相关，炎症因子、染色体不稳定、微卫星不稳定及异常甲基化等因素参与了其发生发展的过程。

参考文献

[1] CARR P R, WALTER V, BRENNER H, et al. Meat subtypes and their association with colorectal cancer: Systematic review and meta-analysis[J]. Int J Cancer, 2016, 138(2): 293-302.

[2] O'KEEFE, STEPHEN, J. Diet, microorganisms and their metabolites, and colon cancer[J]. Nat Rev Gastroenterol Hepatol, 2016, 13 (12): 691-706.

[3] PAN P, YU J, WANG L S. Diet and colon: what matters? [J]. Curr Opin Gastroenterol, 2019,35(2): 101-106.

[4] 李亭亭 . 饮食及相关因素与结直肠癌关系的研究进展 [Z]. 无锡 : 2012: 276-279.

[5] 赵勇 , 谢小冬 , 孙志博 , 等 . 基因多态性与结直肠癌遗传易感性研究进展 [Z]. 中国甘肃兰州 : 2015.

[6] 王石林 , 顾国利 . 遗传性结直肠肿瘤研究进展和展望 [Z]. 南京 : 2010: 77-94.

[7] 房静远 , 王震华 . 重视通过改变环境因素预防结直肠癌的研究 [J]. 胃肠病学 , 2017, 022(001): 1-3.

[8] 2015 年中国肿瘤登记年报 [R]. 中国肿瘤登记中心 .

[9] DAWN P, SAMIR G, AHNEN D J, et al. NCCN Guidelines Insights: Colorectal Cancer Screening, Version 1.2018 [J]. Journal of the National Comprehensive Cancer Network, 2018, 16(8): 939-949.

[10] LYNCH H T, DE LA CHAPELLE A. Hereditary colorectal cancer [J]. N Engl J Med, 2003, 348(10): 919-932.

[11] 袁瑛 , 张苏展 , 郑树 , 等 . 中国人遗传性大肠癌筛检标准的实施方案 [J]. 中华肿瘤杂志 , 2004(3): 191-192.

[12] 李晓芬 , 袁瑛 , 张苏展 . 中国人遗传性结直肠癌综合征的特征及诊疗规范 [J]. 中国癌症杂志 ,2015,25(11): 841-848.

[13] BALMANA J, BALAGUER F, CERVANTES A, et al. Familial risk-colorectal cancer: ESMO Clinical Practice Guidelines [J]. Ann Oncol. 2013, 247: 73-80.

[14] VASEN H F, MOSLEIN G, ALONSO A, et al. Guidelines for the clinical management of familial adenomatous polyposis (FAP) [J]. Gut, 2008, 57(5): 704-713.

[15] 陈倩如 . 大肠癌住院病例临床特征分析 [J]. 医学信息 , 2019, 32(2): 145-147.

（唐文 张晓慧）

第二节　结直肠癌变的发生机制

一、结直肠癌发生的分子机制

CRC 的发生由遗传和环境等诸多因素相互作用所致，是一个涉及多基因、多阶段的复杂过程。

基因组不稳定性被认为是 CRC 发生的基础性分子机制。基因组不稳定性主要有三种形式：染色体不稳定性（CIN）、微卫星不稳定性（MSI）和 CpG 岛甲基化表型（CpG island methylated phenotype，CIMP）。这些基因组的不稳定现象可以引起众多癌基因的激活和抑癌基因的失活。这几条途径的界定并非独立存在，肿瘤偶尔可呈现多种途径共同参与的特征。

（一）染色体不稳定

CIN 是 CRC 最常见的基因异常表现，发生率为 80%～85%。染色体数目非整倍体改变，系由染色体缺失或获得所致。CRC 基因缺失常见于 18q、5q、17p、8p，基因获得常见于 20q、13q、8q。APC、KRAS、TP53、SMAD4 为与此途径相关的重要基因。其发生原因尚未十分明了，目前认为细胞周期相关基因出现异常均可能导致染色体不稳定现象的发生，包括编码有丝分裂检测点蛋白如 BUB1 和 BUB1B 基因的突变、与中心体相关的丝苏氨酸激酶 AURKA 异常扩增、中心体数目和功能异常、有丝分裂过程中姐妹染色单体分离异常、DNA 损伤修复及检测点功能异常、纺锤体检测点功能缺陷以及端粒异常等。

（二）微卫星不稳定性

微卫星是由 2～6 个核苷酸组成的，具有高度多态性的简单串联重复序列。MSI 是指微卫星序列中重复单位的增加或减少，是发生在核苷酸水平的不稳定现象，最早在 CRC 中被发现。目前研究认为，MSI 是 HNPPC 及部分散发性结直肠癌发生的重要原因。

MSI 的发生机制与错配修复系统有关。错配修复系统相关基因有 MLH1、MLH3、MSH2、MSH6、PMS1 和 PMS2，通常以二聚体形式识别和修复 DNA 复制时发生的错配。在微卫星不稳定的 CRC 病例中，经常可以观察到 DNA 错配修复功能缺陷，尤其是 MLH1 启动子区的高甲基化沉默。MSI 可导致多种抑癌基因如转化生长因子 β 受体 2（TGFBR2）和编码 BAX 蛋白的基因失活，以及 BRAF 基因的活化，从而促进 CRC 的发生。

结直肠肿瘤 MSI 的发现，提高了人们对 CRC 发病途径多样性的认识，可用于一部分肿瘤如 Lynch 综合征的诊断，也可用于 CRC 的人群筛查和预后判断。在肿瘤治疗方面，有报道认为 MSI 可以作为 CRC 化疗的预测因子，从而为肿瘤个体化治疗的实施提供依据和新的思路。

（三）CpG 岛甲基化表型

CIMP 在散发性 CRC 的发生率约为 15%。 70% 的人类基因存在 CpG 岛，其位于启动子或 5' 外显子，包含 CpG 岛的启动子易发生过度甲基化。CIMP 是表观遗传性不稳定的一种表现，启动子过度甲基化会引起相关基因（尤其是抑癌基因）沉默，导致肿瘤发生。CRC 患者发生 CIMP 通常伴有 MSI 和 BRAF 突变。目前，CIMP 导致抑癌基因沉默对于肿瘤预后的影响的研究结论不尽相同，有研究认为 CIMP 不利于 CRC 患者预后，但亦有研究认为 CIMP 对生存率的影响微弱，与其他影响 CRC 预后的因素具有一定的协同作用。

二、几种不同的癌变途径学说

CRC 癌变的途径除经典的腺瘤癌变学说外，De-novo 癌途径、锯齿状癌变途径近年来也越来越受到人们的重视，这进一步证实了 CRC 癌变的复杂性与多样性。

（一）结直肠腺瘤癌变序贯学说

Morson 于 1974 年最先提出了结直肠腺瘤癌变的序贯学说（the adenoma-carcinoma sequence），认为绝大多数 CRC 起源于腺瘤，因此将腺瘤视作癌前病变。1990 年，Fearon 等人在总结了 CRC 发病机制研究成果的基础上提出了 CRC 从正常黏膜上皮—腺瘤—腺癌的组织发生过程中癌基因和抑癌基因渐次改变的经典分子模型。这些遗传学和表观遗传学改变的不断累积从而引发重要信号通路的功能紊乱是 CRC 发生的关键因素，其中 APC、KRAS、SMAD4、DCC、TP53 和 DNA 错配修复基因的突变是最常见也是最具特征性的分子事件。

（二）新生癌（De-novo 癌）途径

如前所述，已知从腺瘤发展成 CRC 需 5～10 年，然而在临床工作中发现部分定期随访的患者在短期内即出现 CRC 病灶，提示可能存在其他 CRC 发生途径。因此，以 Ackerman、Helwig 和 Krickstein 为代表的另一学派虽不否定"腺瘤—癌演变学说"，但认为部分 CRC 可直接起源于正常黏膜，并将这类 CRC 称为 De-novo 癌。这类肿瘤由于挑战了经典的腺瘤癌变途径而引起众多争议。日本学者对 De-novo 癌的研究较多，认为其有以下几个特点：①癌组织周边无任何腺瘤成分；②De-novo 癌的大体形态通常表现为浅表凹陷型（Ⅱc 或Ⅱc＋Ⅱa）病变；③De-novo 癌直径多小于 10mm，恶性程度高，极易向黏膜下侵犯，甚至在早期就有可能发生转移；④过去认为溃疡型 CRC 形成前多经过息肉隆起阶段，而日本学者则认为相当数量的溃疡型 CRC 源于 De-novo 癌途径，并不经过息肉隆起阶段。但欧美等国的学者对此途径尚存在一定争议，他们认为腺瘤癌变后其腺瘤成分可能被癌组织破坏，这部分前腺瘤癌（ex-adenoma carcinoma）会被误认为是 De-novo 癌。关于 De-novo 癌的形态研究，日本多选用 Kudo 分型标准，但该标准各分型间的具体界定不清，而其他国家所选用的结直肠病变形态的分类标准也不同，因此在研究中描述 De-novo 癌及其平坦或凹陷型病灶时很难进行相互比较，从而阻碍了对这类病变的进一步研究。尽管如此，De-novo 癌作为一种新的癌变途径，具有高恶变性，我们应该给予足够的重视。

（三）锯齿状癌变途径

锯齿状癌变途径（serrated carcinogenesis pathway）重要的分子改变有 MSI、CIMP、甲基鸟嘌呤-DNA 甲基转移酶表达缺乏、BRAF 基因突变等，其中 DNA 甲基化是锯齿状癌变途径的关键启动因素。传统锯齿状腺瘤（traditional serrated adenoma，TSA）和无蒂锯齿状病变（sessile serrated lesion，SSL）为锯齿状通路的主要前期病变。锯齿状结直肠息肉的常规分类见表 2-2-1。

表2-2-1　锯齿状结直肠息肉的常规分类

组织学分类	缩写	各类型息肉的特点
增生性息肉		
杯状细胞密集型	GCHP	远端结肠的典型小息肉，它们具有正常的结构和增生性；在上层隐窝有丰富的成熟杯状细胞聚集；在上层隐窝有许多扩张的呈微泡样的柱状细胞
微囊泡型	MVHP	
无蒂锯齿状腺瘤	SSA	主要基于异常的结构特点与增生性息肉相区别，包括隐窝分支、隐窝底部扩张、隐窝平行于黏膜肌层生长。有一定程度的异常增生。这里并不是指细胞学上的异型性。如果有异型性存在，应该特别说明，并且此息肉应该被归类于混合性息肉
经典的锯齿状腺瘤	SA 或者 TSA	此类不包括有异型增生的无蒂锯齿状腺瘤。此类息肉指的是那些总体呈突起性生长，有微绒毛样突起，细胞为有核伸长、胞浆嗜酸性的异型增生细胞
混合性锯齿状息肉	MP	此类息肉的所有成分都应该列出

SSL 被认为是通过锯齿状成瘤通路形成 CRC 的主要癌前病变，在所有散发性 CRC 中占 20%～30%。SSL 常缺乏典型的异型增生表现，SSL 中有细胞学异型增生的病灶应该被病理学家诊断为 SSA 伴异型增生，而这些病变被认为是其癌变的重要步骤。

TSA 的生物学潜能尚未完全明确，有研究表明 TSA 可能为结直肠侵袭性浸润性癌的前期病变。

此外，一直以来，增生性息肉被普遍认为是没有或者仅有轻度恶性潜能的，根据不同的组织学和分子生物学特征可分为微泡状型增生性息肉（microvascular hyperplastic polyp，MVHP）、杯状细胞型增生性息肉（goblet cell hyperplastic polyp，GCHP）和黏液缺乏型增生性息肉（mucin-poor hyperplastic polyp，MPHP）。研究表明，MVHP 可能为 SSL 的前期病变，超过 80％ 的 MVHP 含有 BRAF 基因突变，这提示 MVHP 是伴有 BRAF 基因突变的锯齿状癌变通路的早期病变。

参考文献

[1] 毛盈颖，李迎君，陈坤．散发性结直肠癌发病分子机制研究进展 [J]. 中国肿瘤，2014, 23(2): 97−102.

[2] ARENDS M J. Pathways of colorectal carcinogenesis [J]. Appl Immunohistochem Mol Morphol, 2013, 21(2): 97−102.

[3] PETERS U, HUTTER C M, HSU L, et al. Meta−analysis of new genome−wide association studies of colorectal cancer risk [J]. Hum Genet, 2012, 131(2): 217−234.

[4] 陈慧．结直肠癌发生机制研究进展 [J]. 胃肠病学，2013, 18(3): 188−190.

[5] HARRISON S, BENZIGER H. The molecular biology of colorectal carcinoma and its implications:a review [J]. Surgeon, 2011, 9(4): 200−210.

[6] GUAFINOS C, SDNCHEZ−FORTFIN C, RODRTGUEZ−SOLER M. et al. Serrated polyposis syndrome:molecular, pathological and clinical aspects [J]. World J Gastroenterol, 2012, 18(20): 2452−2461.

[7] 工藤进英．早期大肠癌—平坦·陷凹型へのアプローチ [M]. 东京：医学书院，1993. (5−6): 77−88.

[8] KURAMOTO S, OOHARA T. How do colorectal cancers develop? [J]. Cancer, 1995, 75 (6 Suppl): 1534−1538.

[9] KUDO S, KASHIDA H, TAMURA T, et al. Colonoscopic diagnosis and management of nonpolypoid early colorectal cancer [J] . World J Surg, 2000, 24: 1081−1090.

[10] LUCHTENBORG M,WEIJENBERG M P,ROEMEN G M,et al. APC mutations in sporadic colorectal carcinomas from The Netherlands Cohort Study [J]. Carcinogenesis, 2004, 25(7): 1219−1226.

[11] POULOGIANNIS G, FRAYLING I M, ARENDS M J. DNA mismatch repair deficiency in sporadic colorectal cancer and Lynch syndrome [J]. Histopathology, 2010, 56(2): 167−179.

[12] ZANKE B W, GREENWOOD C M, RANGREJ J, et al. Genome−wide association scan identifies a colorectal cancer susceptibility locus on chromosome 8q24 [J]. Nat Genet, 2007, 39(8): 989−994.

[13] HOULSTON R S, WEBB E, BRODERICK P, et al. Meta−analysis of genome−wide association data identifies four new susceptibility loci for colorectal cancer [J]. Nat Genet, 2008, 40 (12): 1426−1435.

[14] SOREIDE K, JANSSEN E A, SOILAND H, et al. Microsatellite in stability in colorectal cancer [J]. Br J Surg, 2006, 93(4): 395−406.

[15] KEL A, BOYARSKIKH U, STEGMAIER P, et al. Walking pathways with positive feedback loops reveal DNA methylation biomarkers of colorectal cancer [J]. BMC Bioinformatics. 2019, 20(Suppl 4): 119.

[16] CAVESTRO G M, ZUPPARDO R A, Mannucci A.Early−onset colorectal cancer: trends and challenges [J]. Lancet Gastroenterol Hepatol. 2019, 4(7): 491−492.

（唐文　张晓慧）

第三节 结直肠癌癌前疾病与癌前病变

◆ 某些疾病（或病变）虽然本身不是恶性肿瘤，但具有发展为恶性肿瘤的潜能，会使患者发生相应恶性肿瘤的风险增加，这些疾病或病变称为癌前疾病或癌前病变。

◆ CRC 的癌前病变指已经证实的与 CRC 发生密切相关的病理变化，包括异常隐窝病灶（aberrant crypt foci，ACF）、腺瘤、腺瘤病及炎症性肠病相关的异常增生，其中异常隐窝病灶目前被认为是最早的 CRC 癌前病变。

一、异常隐窝病灶

1987 年，Bird 对鼠模型中的异常隐窝病灶进行了首次报道。1991 年，ACF 被确认亦存在于人类结肠中，只是 ACF 更多位于人类大肠远端，其后有许多研究都支持 ACF 的存在。目前，ACF 已被广泛认为是 CRC 发生过程中可在光镜下观察到的最小和最早期的大肠黏膜病变（图 2-3-1）。

异常隐窝病灶的临床筛查与观察主要依靠放大色素结肠镜（magnifying pigment colonoscopy），目前临床上常用染料为靛胭脂（indigo carmine）和亚甲蓝（methylene blue）溶液。靛胭脂属于对比染料，可将病变的范围及表面形态清晰地显示出来。染料亚甲蓝可被肠上皮细胞吸收而使其着色。在喷洒亚甲蓝前需用蛋白水解剂去除黏液，黏液白苔、癌组织等均呈深染，能显示肠黏膜表面的凹凸不平，突出微小病变。以亚甲蓝为染料时，ACF 在肠镜下的特点为较周围正常隐窝深染、上皮层厚、体积大、腺腔受挤压。仔细观察腺管开口形态，结合 Kudo 的 Pit Pattern 分型可进一步判断 ACF 的病理类型。

目前 ACF 的组织病理学分类标准尚无定论，受到较多认同的分类方法是将 ACF 分为无异型增生的 ACF、伴有异型增生的 ACF 和混合性 ACF。2000 年世界卫生组织为便于临床医师操作，根据是否有异型增生将 ACF 分为具有增生性息肉形态特征的 ACF 和伴有异型增生的 ACF。目前，伴有异型增生的 ACF 是癌前病变的观点已被广泛接受，而无异型增生的 ACF 在大肠癌形成过程中的作用尚不清楚。在 ACF 的发生发展过程中，目前比较明确的相关基因变异为 APC 基因、k-ras 基因，其他例如 p53 基因等常见肿瘤相关基因尚无定论。

异常隐窝病灶的提出丰富了对 CRC 发生发展的病理转变过程的认识，直肠 ACF 在正常人、腺瘤患者、腺癌患者中有阶梯式的增加，因此直肠 ACF 也许可以作为全结肠镜检查的筛查指标。

二、结直肠腺瘤

（一）普通腺瘤

结直肠腺瘤是由大肠腺上皮发生的良性肿瘤，组织学切片上可见多少不等的绒毛状成分。根据腺瘤中绒毛状成分所占比例的不同可将腺瘤分为管状腺瘤（绒毛状成分占20%以下）、混合性腺瘤（绒毛状成分占20%～80%）和绒毛状腺瘤（绒毛状成分占80%以上）三种。临床上以管状腺瘤最为多见，占70%左右。

并不是所有结直肠腺瘤均发生癌变。腺瘤的癌变与下述因素有关：①腺瘤大小。研究发现直径＜1cm、1～2cm、＞2cm的腺瘤原位癌的发生率分别为1.7%～2.6%、6.5%～24.3%、12%～25%；②病理类型。腺瘤中绒毛状成分越多则越易癌变，绒毛状腺瘤癌变率最高，混合性腺瘤次之，管状腺瘤癌变率较低；③腺瘤外形。广基型腺瘤癌变率明显高于有蒂型腺瘤；④腺瘤的不典型增生程度。随着不典型增生程度的增高，腺瘤癌变率显著上升，轻度不典型增生者癌变发生率约5.7%，中度为18%，重度达34.5%。

根据腺瘤的数量可分为单发和多发。多发腺瘤的主要表现为一些腺瘤性综合征，包括家族性结肠息肉病（familial polyposis coli，FPC）、GS及TS等，均属于常染色体显性遗传性疾病，癌变率要明显高于单纯肠道腺瘤。

（二）侧向发育型肿瘤

结直肠侧向发育型肿瘤（laterally-spreading tumors，LST）为结直肠黏膜面的一种扁平样的病变，沿结直肠肠壁黏膜表面侧向生长，极少向深部浸润。LST的主要发生部位为右侧结肠及直肠，其发生率不低，且与结肠癌关系密切，最初由日本学者Kudo等人报道。

LST的具体定义为直径在10cm以上、呈侧向扩散而非垂直生长的一类表浅型病变，包括颗粒样病变及非颗粒型病变。这一定义有三个含义：①病变直径必须＞10mm；②生长方式为侧向扩展而非垂直性生长；③形态特征包括颗粒型（granular type，LST-G type）及非颗粒型（LST-NG type）。从其定义还可看出这是一个形态学概念，与病理类型无关，包括良性和恶性病变。

LST在内镜下分为颗粒型及非颗粒型，前者又可分为颗粒均一型和结节混合型，后者可分为扁平隆起型和假凹陷型。颗粒均一型LST在内镜下表面颗粒均一，大小形态基本一致，直径一般＜3mm；结节混合型LST表面亦呈颗粒状，但颗粒大小不一，病变周边或中央混杂有较大的结节样颗粒，其最大颗粒直径常＞3mm；非颗粒型LST表面无颗粒，呈扁平样改变，周边常呈伪足样向四周突出，其整体外观类似于花瓣状；假凹陷型LST最少见，除具有扁平状外观外，其中央部分可见轻度凹陷改变。

经动态观察，良性的LST在3年内可能逐渐发展为进展期结直肠癌。工藤进英曾对428例LST发生的黏膜下癌进行分析，颗粒均一型癌发生率为0.7%，结节混合型的LST直径超过2cm时癌变率超过20%，扁平隆起型为6.3%，假凹陷型超过2cm时癌变率可达46%。而Teixeira等人研究指出，LST-NG与LST-G相比具有更高的恶变潜能，但与病变大小无关。LST-G 与隆起型腺瘤相比，尽管其直径往往更大，却并未表现出更高的恶变潜能。另有研究发现，不同亚型的 LST 其癌变风险不尽相同，在结节混合型 LST 中高级别上皮内瘤变与黏膜下癌的发现率要明显高于颗粒均一型，而扁平隆起型与假凹陷型之间并无差异。

对于 LST 的发生及癌变途径目前尚无统一意见，研究重点主要集中于 Wnt/β-catenin 信号通路及相关基因、蛋白。

（三）锯齿状腺瘤

结直肠增生性息肉（colorectal hyperplastic polyp）是一类具有典型"锯齿状"形态特征的病变。一直以来，人们认为此类病变属良性病变，不会发生恶质变。随着内镜的广泛应用，病理学家们发现了一系列相关病变，这些病变均具有锯齿状组织学形态特征，但又不同于典型的增生性息肉，有细胞学改变。这些病变是一个连续的谱系，有明显的异质性，具有特殊的分子改变，其生物学行为既不同于经典的增生性息肉，又不同于普通腺瘤，呈现一条与肠癌发生相关的锯齿状通路。

1984 年 Urbanski 等人报道了 2 例 CRC 患者既有增生性息肉锯齿状上皮结构特征，又有普通腺瘤异型增生改变的息肉，并将其命名为混合性增生性腺瘤性息肉。1990 年 Longacre 等人将其称为锯齿状腺瘤，主要包含三种亚型：增生性息肉（hyperplastic polyp，HP）、TSA 和 SSL，后两者为锯齿状通路的主要前期病变。从锯齿状病变发展为 CRC 的时间未知，有文献报道，从 SA 进展为 CRC 的时间为 8 个月至 15 年不等。

三、炎症性肠病

克罗恩病和溃疡性结肠炎是慢性炎症性肠病，其特征为黏膜炎症的反复发作。这种慢性黏膜炎症具有几种潜在的后果，其中之一是发生结肠炎相关结直肠癌。炎症性肠病患者发生 CRC 的风险比普通人群高，发病年龄比散发性 CRC 患者小，且风险随着年龄的增长而增加。溃疡性结肠炎确诊后 10 年内 CRC 的患病率为 2%，30 年内则高达 18%，其中一半以上最终死于 CAC。炎症性肠病患者合并 CRC 的危险因素主要有病变累及广泛、病程迁延、合并原发性硬化性胆管炎（primary sclerosing cholangitis）、遗传易感性和幼年发病等。

对于散发性 CRC 的发病机制，目前的主流观点是突变积累导致形成异常隐窝—息肉—腺瘤—癌，而对于肠炎相关性结直肠癌（CAC）则认为其发病机制遵循"炎症—不典型增生—癌变"途径。目前，CAC 发病的分子机制主要包括炎症因子、染色体不稳定、微卫星不稳定及异常甲基化等。CAC 与散发性 CRC 有一些共同的基因和信号转导通路发生了改变，如 Wnt/β-catenin、K-ras、p53 和转化生长因子、DNA 错配修复蛋白等，区别在于它们突变的时间和频率（见表 2-3-1）。

表2-3-1 散发性CRC与CAC一些共同基因突变的发生时间和频率区别

突变基因	散发性CRC	CAC
P53	发生较晚	出现较早
APC	发生在早期阶段	发生较晚，频率＜15％
K-ras	频率为30％～40％	发生较晚，频率＜25％

对于CAC，目前学者致力于通过化学预防来降低其发生率。迄今为止，比较明确的、具有预防作用的药物是5-氨基水杨酸，其更多的药物作用机制还需要深入发掘。因此，内窥镜的监测就显得尤其重要，定期筛查、及早发现发育不良变化，通过早期诊断并及时干预可有效降低肠癌相关死亡率。然而，最佳的监控方法和时间仍然存在争议。

参考文献

[1] AlRAWI S J, SCHIFF M, CARROLL R E, et al. Aberrant crypt foci [J]. Anticancer Res, 2006, 26(1A): 107-19.

[2] KHARE S, CHAUDHARY K, BISSONNETTE M,et al. Aberrant crypt foci in colon cancer epidemiology [J]. Methods Mol Biol, 2009, 472: 373-386.

[3] DULAI P S, SANDBORN W J, Gupta S. Colorectal Cancer and Dysplasia in Inflammatory Bowel Disease: A Review of Disease Epidemiology, Pathophysiology, and Management[J]. Cancer Prev Res (Phila). 2016, 9(12): 887-894.

[4] ARENDS M J. Pathways of colorectal carcinogenesis[J]. Appl Immunohistochem Mol Morphol, 2013, 21(2): 97-102.

[5] AXELRAD J E, LICHTIGER S, YAJNIK V. Inflammatory bowel disease and cancer: The role of inflammation, immunosuppression, and cancer treatment[J], World J Gastroenterol 2016, 22(20): 4794-4801.

[6] 王新颖. 大肠侧向发育型肿瘤的研究进展 [J]. 医学研究生学报，2004(05): 66-69.

[7] 张品南，王忠泉. 结直肠锯齿状病变研究进展 [J]. 现代中西医结合杂志，2008, 17(28): 4507-4509.

[8] 沈颖筱，史冬涛，张德庆，等. 结直肠锯齿状腺瘤恶变潜能研究进展 [J]. 中华消化杂志，2018(3): 214-216.

[9] CREMER A, DEMETTER P, DE VOS M, et al. Risk of Development of More-advanced Lesions in Patients With Inflammatory Bowel Diseases and Dysplasia [J]. Clin Gastroenterol Hepatol, 2020, 18(7): 1528-1536.

[10] STIDHAM R W, HIGGINS P D R. Colorectal cancer in inflammatory bowel disease [J]. Clin Colon Rectal Surg. 2018, 31(3): 168-178.

[11] SHAH S C, TEN HOVE J R, CASTANEDA D, et al. High risk of advanced colorectal neoplasia in patients with primary sclerosing cholangitis associated with inflammatory bowel disease [J]. Clin Gastroenterol Hepatol, 2018, 16(7): 1106 -1113. e3.

（唐文 张晓慧）

第三章

结直肠癌筛查

第一节 结直肠癌高危人群及危险度分层

◆ 结直肠癌高危人群一般根据家族史、个人史和年龄三个因素来综合判断。家族史包括：①一级亲属有Lynch综合征家系成员，年龄≥10岁；②一级亲属有家族性腺瘤性息肉病者，年龄≥10岁；③一级亲属患有CRC者，年龄≥亲属CRC诊断年龄-10岁。个人史包括：①既往有CRC病史或肠道腺瘤史；②炎症性肠病起病8年以上；③胆道疾患及胆囊切除史10年以上；④下腹部放疗史10年以上；⑤结肠慢性血吸虫病史；⑥慢性阑尾炎病史。年龄因素指50岁以上。

◆ 根据个体在15年内死于CRC的概率高低来进行危险度分层，可将结直肠癌高危人群分成三级。①高危Ⅲ级：这是最高危险的人群，包括HNPCC家系的成员、一级亲属有FAP者、溃疡性结肠炎或克罗恩病10年以上不愈者；②高危Ⅱ级：除了炎症性肠病以外的个人史类高危人群；③高危Ⅰ级：指既无Ⅲ级、Ⅱ级高危人群条件又无结直肠癌症状的50岁以上人群。

◆ "高危问卷-结肠镜筛查方案"目前仍是CRC高危人群伺机性筛查的有效方法。

CRC是起源于结直肠黏膜上皮的恶性肿瘤，是我国最常见的恶性肿瘤之一。中国CRC发病率和死亡率分别位居恶性肿瘤第3位和第5位，其中发病率为28.20/100,000人，死亡率为13.61/100,000人，且新发病例以每年4.2%的速度递增。大部分早期CRC预后良好，5年生存率超过90%，局部进展期CRC生存率为70%，而发生远处转移的CRC的5年生存率仅为12%。相反，西方发达国家的CRC死亡率近年呈下降趋势，这主要归功于开展结直肠癌筛查，进而对结直肠癌及其癌前病变进行早诊早治。

大量的循证医学证据已经证实，通过对高危人群进行筛查可以发现CRC的癌前疾病、癌前病变和早期癌，从而降低其发病率和死亡率。目前国际上的医疗模式正在将治疗重心向"提前预防"倾斜，加强CRC的筛查工作。这将有助于CRC的"提前预防"和"早诊早治"，并最终提高CRC患者的5年生存率。恶性肿瘤往往是环境、营养、饮食、遗传、感染和生活方式等多种不同的因素相互作用的结果，目前尚无有效的单一预防措施。

恶性肿瘤的预防概念与其他疾病的预防概念不同，它不仅着眼于减少恶性肿瘤的发生，而且着眼于降低恶性肿瘤的死亡率。国际抗癌联盟就此提出了恶性肿瘤的三级预防概念：一级预防措施是指消除或避免致癌因素，提高机体抗肿瘤能力，防患于未然；二级预防措施是指对可能发生肿瘤的人群做到早诊断和早治疗；三级预防措施是指对肿瘤患者进行合理科学治疗，提高其生存率和生活质量。作为CRC的高发国家之一，美国推行的预防方案为：健康宣传促进一级预防、人群筛查强化二级预防、改进治疗手段加强三级预防。筛查和预防对降低 CRC 病死率的贡献远远大于治疗方法的改进。因此，增强早诊早治意识，丰富 CRC 筛查方法，以及提高人群筛查效率是降低 CRC 发病率和死亡率的最有效途径。针对高危人群进行筛查，是 CRC 二级预防的重要组成部分。

一、结直肠癌高危人群

所谓高危人群，是指患某种疾病风险高的个体集合。目前国内外尚无统一的 CRC 高危人群的定义，总体来讲，判断的标准主要从家族史、个人史和年龄三个方面进行分类。

（1）家族史：① Lynch 综合征家系成员，年龄≥ 10 岁；②一级亲属患有 FAP 者，年龄≥ 10 岁；③一级亲属患有 CRC 者，年龄≥亲属 CRC 诊断年龄 -10 岁（即比 CRC 患者年轻 10 岁的一级亲属为高危人群，如一位 60 岁的 CRC 患者，则其 50 岁以上的一级亲属为 CRC 高危人群）。

（2）个人史：①既往有 CRC 病史或肠道腺瘤史；② IBD 起病 8 年以上；③胆道疾患及胆囊切除史 10 年以上；④下腹部放疗史 10 年以上；⑤有结肠慢性血吸虫病史；⑥有慢性阑尾炎病史。

（3）年龄：50 岁以上者。

美国消化内镜学会（American Society For Gastrointesinal Endoscopy，ASGE）和美国国家综合癌症网（National Comprehensive Cancer Network，NCCN）提出将 CRC 人群根据风险分为高危人群和一般危险人群。高危人群包括有 CRC 或腺瘤家族史或个人史、IBD 个人史、家族性腺瘤性综合征（包括 FAP 和 LS）病史的人群。一般危险人群通常指年龄≥ 50 岁的无 CRC、腺瘤、SSP、IBD 个人史，无 CRC 或进展期腺瘤（如高度不典型增生、直径≥ 1cm、绒毛状或管状组织学改变）、进展期 SSP（如不典型增生、直径≥ 1cm）家族史的无症状人群。该定义简明扼要，容易理解，易于执行，但该定义没有纳入结肠慢性血吸虫病史、胆道疾患及胆囊切除史等经流行病学调查证实的危险因素，这可能是由于美国的疾病谱与我国不同。如果我们不加选择地按照美国 CRC 筛查标准来开展筛查工作，则可能会漏掉一部分 CRC 高危人群和 CRC 患者。

我国有适用于全国所有地区的基于流行病学调查的高危人群定义，该定义中危险因素包括：有CRC或肠道腺瘤病史、重症溃疡性结肠炎长期不愈、有胆囊切除病史10年以上、有下腹部放疗史、不明原因反复便血、直系亲属患有CRC等。此外，适用于CRC高发区流行病学调查的高危人群定义略有不同，该定义认为符合以下任何一项标准的40岁以上者为高危人群：①免疫法粪便隐血试验呈阳性；②一级亲属有CRC病史；③本人有癌症史或肠道腺瘤史；④出现排便习惯的改变；⑤同时符合以下两项及以上者：慢性便秘、慢性腹泻、黏液血便、慢性阑尾炎史或阑尾切除史、慢性胆囊炎或胆囊切除史、不良生活事件史（如离婚、近亲属死亡等）。这两个定义既包含了美国CRC筛查的主流标准，也结合了我国的具体国情，基本上代表了国内学者对CRC高危人群的共识。但这两个定义是基于流行病学调查的，用于CRC高危人群筛查有一定的局限性。例如，便血患者属于症状人群，属于诊断性检查的范围，不属于高危人群的筛查范围。将症状人群归入高危人群在进行现场流行病学调查时是可行的，但与高危人群的筛查概念有所区别。另外，我国CRC的流行病学特征已经发生了改变，发病中位年龄推迟了将近10年，在非CRC高发区实行≥40岁的高危人群标准，将会大大增加筛查成本，降低筛查效益，不一定适合中国国情。

（一）家族史类高危人群

家族史类高危人群涉及的疾病主要包括FAP和Lynch综合征，后者详见本书第二章第一节及本章第三节，本节主要介绍前者。

FAP是消化道常染色体显性遗传病，主要包括经典型家族性腺瘤性息肉病和轻表型家族性腺瘤性息肉病。其临床特征表现为大肠内成百上千的腺瘤性息肉，也有部分患者腺瘤性息肉不足100颗，但伴有家族史或先天性视网膜色素上皮肥厚。患者及其一级亲属是发生CRC的高危人群，约占CRC总数的1%。欧盟的一项流行病学资料显示：FAP在儿童出生时的发病率约为1/8300，男女间没有明显的差别。据估计，我国约有12万FAP患者，但由于国内缺乏大宗的流行病学调查，且对该病的表现型认识不足，真实的发病率可能更高。有资料提示，FAP患者25岁时腺瘤的恶变率为9.4%，30岁时为50%，而50岁时几乎达到100%，中位恶变年龄为36岁。因此，FAP患者需要高度警惕CRC的发生。

目前普遍研究认为FAP的发生与腺瘤性息肉病基因突变有直接关系，被诊断为FAP者应进行APC基因突变的检测。APC基因属于抑癌基因之一，目前对APC基因与CRC发病的关系的相关研究多集中在APC基因蛋白表达及基因蛋白的检测上。国外多家机构联合做了一个统计分析，发现APC基因的突变位点位于其第15外显子MCR区的1309区密码子。当APC基因检测结果为阴性时，应进行MUTYH基因检测，这两种基因常作为FAP的筛查基因。FAP患者的癌变年龄较小，其癌变过程的机理还有待深入研究。

（二）个人史类高危人群

1. 炎症性肠病

据统计，炎症性肠病相关结直肠癌占全部CRC的1%～2%，占IBD死因的10%～15%。在北美和部分欧洲国家中，IBD人群发生CRC的风险是普通人群的1.5～2倍，男性患病比例相对较高，尤其是病程超过10年的患者。溃疡性结肠炎和克罗恩病发生CRC风险无明显差异。2018年NCCN指南明确提出IBD患者癌变的危险因素包括UC、广泛性结肠炎、结肠狭窄、原发性硬化性胆管炎、CRC家族史（特别是诊断年龄＜50岁者）、不典型增生个人史、严重长期慢性炎症以及炎性假息肉等。2020年NCCN指南未作更新。基于人群队列研究的meta分析表明，UC患者罹患CAC的发生率为1.6%，病程10年以内者＜1%，而病程达15年者为0.4%～2%，20年者为1.1%～5.3%，大于20年者为8%，大于30年者为18%，CRC在UC患者中的发病率比普通人群高2.4倍。CD累及结肠范围若达到1/3，则癌变风险与UC相仿，10年病程者为2.9%，20年病程者为5.6%，30年病程者为8.3%。一项纳入6823名IBD患者的回顾性研究表明，过去3年未行结肠镜检查的患者的CRC发病率明显高于近期进行结肠镜检查的患者（2.7% vs 1.6%；OR：0.56；95% CI：0.39～0.80）；此外，在6～36个月内行结肠镜检查发现其与CRC死亡率降低有关。IBD相关CRC患者5年生存率为19%～55%，预后差、起病年龄较小的患者需要加强监测癌变。

病变部位与肿瘤的关系（风险比）如下：全结肠 UC（2.0）＞左半结肠 UC（1.2）＞直肠 CD（0.9）＞非结肠型 CD（0.7）。龚伟等人的研究结果显示，在中国 UC 患者中长病程、广泛结肠炎以及活检发现不典型增生均为 CRC 发生的危险因素。5-ASA 治疗是 UC 相关 CRC 的保护因素，而其他治疗药物是否对 UC 癌变具有预防作用尚存在一定争议，但炎症的有效控制、维持黏膜愈合肯定有利于控制 UC 癌变。需要注意的是，CD 除了 CRC 外，罹患其他肿瘤的风险也增加，如小肠腺癌和淋巴瘤。在普通人群中小肠腺癌相对少见，在 CD 患者中其风险为普通人群的 20 ～ 30 倍。与散发性 CRC 相似，病程超过 8 年的 CD 患者，其小肠腺癌发生率为每随访年每 1000 患者（CESAME cohort）0.5 例。CD 发生原发性肠道淋巴瘤的风险增加，多数为 B 细胞非霍奇金淋巴瘤，常发生于病程超过 8 年的中年男性 CD 患者中，且多合并 EBV 感染。此外，有研究显示硫唑嘌呤的使用会增加 CD 罹患淋巴瘤的风险。因此，需严格选择硫唑嘌呤治疗的适应证并且在治疗过程中需密切随访监测，尤其是对长期使用硫唑嘌呤的青年或老年男性患者。

2. 肠道腺瘤切除史

通过尸检、临床和流行病学研究，已经间接证实了从腺瘤进展为腺癌这一概念，即"腺瘤—癌"序列。目前学术界普遍认为，腺瘤切除术后的患者与无腺瘤病史的患者相比，其患 CRC 的风险仍比较高，风险的高低取决于腺瘤的大小、病理学类型以及是否具有不典型增生。因此，对已行腺瘤切除的患者应进行结肠镜检查并长期监控以及早发现 CRC。

3. 胆囊疾患

自 1978 年 Paters 首次报道胆囊切除可增加 CRC 的发病率以来，两者之间的关系一直受到关注。国外研究主要从流行病学调查、回顾性研究、尸体解剖分析等方面进行。Schernhammer 等人的前瞻性队列研究对美国护士健康中心的 85,184 名 30 ～ 61 岁的人群进行了长达 16 年的随访观察，有 877 名受访者诊断为 CRC，分析发现胆囊切除术和患近端 CRC 之间有显著相关性（RR：1.21，95% CI：1.01 ～ 1.46）。国内相关研究报道较少。徐艺可等人就中国人群胆囊疾患和 CRC 关系进行 meta 分析，纳入的病例总数为 11,502 例，对照总数为 15,565 例，发现胆囊疾患、胆囊结石、胆囊切除术均与 CRC 发生相关，分别为 3.00（2.30 ～ 3.91）、2.85（2.13 ～ 3.81）、2.68（1.93 ～ 3.72），提示中国人群胆囊疾患与 CRC 发病有显著相关性。

另有流行病学研究显示，结肠癌的发生风险与粪便胆汁酸的浓度有关。一项纳入了 50 名 CRC 患者和 50 名健康人的研究发现，CRC 患者血清中脱氧胆酸水平显著增高。此处需要特别注意的是，并不是所有的胆汁酸都对 CRC 起促进作用。黄志安等人的研究表明，CRC 患者粪便中的总胆汁酸、初级胆汁酸以及次级胆汁酸浓度没有差异，而 CRC 患者与正常对照组的粪便中次级胆汁酸差异很大，初级胆汁酸无差异，这表明初级胆汁酸没有明显促癌作用。另外，动物学研究发现，通过在饮食中添加 0.2% 脱氧胆酸喂养小鼠可有效促进小鼠结肠癌的发生。国外报道 CRC 细胞内的胆汁酸浓度为正常黏膜细胞的 3 倍多，从细胞水平说明了高浓度的胆汁酸在 CRC 的发生过程中起重要作用。

以往胆囊疾患导致 CRC 的发病机理尚不明确，但近年来多项研究进一步明确了胆汁酸在 CRC 发生发展中的相关机制。肠腔内高浓度的次级胆汁酸促癌机制可概括为：①改变结肠形态及动力学，在促进结肠细胞增生的同时也促进了肠癌细胞的增生；②引起 DNA 损伤以及线粒体、内质网损伤；③通过一系列信号通路促进肿瘤的发生，NF-kappa B 以及 MAPK 信号通路等；④抑制肠黏膜固有层淋巴细胞的增生，降低免疫机能；⑤诱导原癌基因、抑癌基因等突变。随着相关研究的不断增多和深入，以脱氧胆酸为靶点的针对性治疗有可能成为未来 CRC 治疗的新方向。

4. 下腹部放疗史

许多研究资料显示，女性生殖系统肿瘤（如宫颈癌、子宫内膜癌、卵巢癌）及男性前列腺癌等患者接受放射线治疗后，患 CRC 的概率明显增加，直肠癌发生率比一般人群高 4 倍，多在放疗 10 年后发病。Melichar 等人收集了因宫颈癌行放疗、经过 20 年左右后罹患 CRC 的病例，经检测发现 hMLH1 基因的第 4 外显子发生了突变，推测可能由于放疗导致该基因突变从而导致肠癌发生。国内关于这方面的研究不多，流行病学研究显示该人群可能属于高危人群。因此，有下腹部放射治疗史的人群应提高警惕，一旦出现腹部不适的症状（如便血、小腹下坠、排便习惯改变等），应及时进行结肠镜检查以及早发现 CRC。

5. 结直肠癌手术史

已进行 CRC 根治术的患者存在发生新发癌或复发癌的风险，并且病变可能不局限于肠道。有资料表明，20%～30% CRC 患者在确诊时已为癌症晚期，不能切除，70%～80% 患者可行原发癌根治术，但这部分行根治术的患者有 30%～40% 会出现复发癌。如果对这些术后的患者进行随访监测，及早发现复发癌，则有第二次根治的机会。当复发癌能完全切除时，其 5 年生存率可达 30%～40%。因此，对这部分患者需要进行定期随访和监测，早发现、早治疗。

6. 结肠慢性血吸虫病

1898 年，日本的金森首先发现日本血吸虫病与直肠癌并存，近年来认为血吸虫性大肠病变是一种结直肠癌的癌前病变。Bharti 等人的流行病学研究显示，感染慢性血吸虫病的患者发展为 CRC 的危险度显著提高。既往患有血吸虫病的患者，肠上皮比普通人群更加容易发生异型增生，如果不及时处理，患 CRC 的概率明显增加。另有学者提出血吸虫病引起结肠不典型增生后可促进肿瘤的发生，主要可能基于以下几种原因，如内源性毒素产生致癌物质、慢性免疫调节作用导致免疫监视功能下降以及血吸虫毒素等均可导致 CRC 患病概率增加。

随着分子生物学的发展，血吸虫病相关结直肠肿瘤的基因检测也有了进一步的发现。王宽松等人采用免疫组化两步法及 SP 法进行血吸虫病相关肠癌的 c-erbB-2 癌蛋白及 DPC4 基因表达检测，结果显示两者在血吸虫病患者肠黏膜中的表达水平升高（$P < 0.05$）。笔者认为慢性血吸虫病在引起黏膜上皮恶变时，c-erbB-2、DPC4 表达水平的改变可能是一早期分子事件。杨道华团队通过基因芯片技术检测发现，血吸虫病相关性结直肠肿瘤患者中 p53、COX-2、Bax（促凋亡蛋白）以及 c-myc（原癌基因）蛋白表达水平均明显上调，此类基因与肿瘤侵袭、增殖和分化过程密切相关。此外，舒明等人进一步证实了 COX-2 与 CRC 的分化水平、Dukes 分期以及淋巴结转移存在必然联系。结合先前研究结果，更进一

步说明了慢性血吸虫病是结直肠肿瘤发生的必要条件之一。因此，长期慢性的血吸虫感染，如未及时有效治疗，后期有发展为 CRC 的可能。

7. 慢性阑尾炎

研究发现阑尾炎或阑尾切除术后，阑尾的免疫功能减弱或消失，其所衍化的免疫蛋白减少，对抗致癌病原体的能力减弱，从而导致 CRC 发病概率增加。人体阑尾功能减弱时（年龄＞55 岁），或者阑尾切除后 11～15 年，为 CRC 发病的高峰期。Lai 等人对确诊为阑尾炎的 1873 例患者进行回顾性队列研究，其中 16 人罹患 CRC，比例为 0.85%，平均随访时间为 5～8 月。结果显示年龄＞40 岁并且患有阑尾炎的人群是 CRC 的高危人群，应进行结肠镜检查以筛查 CRC。此外，既往有慢性阑尾炎病史的人群也是患其他恶性肿瘤如淋巴瘤、脑膜癌的高危人群，需要重视。陈坤等对浙江省嘉善县 75,813 名进行 CRC 筛查的普通风险人群的回顾性队列研究显示：阑尾炎仅在女性 CRC 患者中有统计学意义（$P < 0.05$），有阑尾炎病史者 CRC 的发病风险较无阑尾炎病史者升高近 20 倍（RR：1.9335，95% CI：1.05～3.58）。

8. 糖尿病

国外有报道，CRC 患者的显性糖尿病患病率为 1.43%，既往有糖尿病史的患者患直肠癌的风险是健康人的 2 倍多。Yang 等人对 10,447 例 CRC 患者进行回顾性研究时发现，2型糖尿病与 CRC 存在相关性（OR：1.42，95% CI：1.25～1.62）。研究表明，2 型糖尿病患者与 CRC 患者都有相似的生活方式和环境危险因素，如 BMI 高、中心性肥胖、体力活动少、饮食中纤维素含量低而碳水化合物含量高等。笔者在对 CRC 高危人群检出率的研究中发现，2232 例 CRC 高危人群中检出了 127 例 CRC，其中糖尿病患者的 CRC 检出率高达 13.6%，位居第一。随着研究的不断深入，大家对糖尿病与 CRC 二者之间的相关性认知更加全面。Guraya 通过 meta 分析，发现 2 型糖尿病与 CRC 患病风险呈正相关，且女性糖尿病患者发生 CRC 的风险更高。另外，与非糖尿病患者相比，糖尿病患者罹患 CRC 的风险增加。同时，来自韩国的一项大规模队列研究发现，糖尿病与 CRC 的发生部位也存在相关性。糖尿病患者（不分性别）发生的 CRC 主要在远端结肠，女性糖尿病患者好发于直肠，但糖尿病与近端结肠癌的发生风险之间尚未发现显著关联。特别值得注意的是，年龄＜55 岁的 2 型糖尿病患者，男性的 CRC 发生的风险更高，这提示我们在糖尿病患者中筛查 CRC 的年龄应适当提前。尽管如此，糖尿病和 CRC 之间到底是因果关系还是并存关系尚未明确，国内外指南尚未将糖尿病患者列为 CRC 的筛查对象。

（三）高龄类高危人群

CRC 的发病是一个多阶段、多步骤的复杂过程，除家族史、个人史外还有很多其他危险因素，如年龄、性别、地域、人种、生活习惯的改变等。一般来说，CRC 的发病率随着年龄的增长而上升。但近年来大量研究数据表明，美国的 CRC 新发病例趋于年轻化，2018年美国胃肠病学会（American College of Gastroenterology，ACG）指南推荐普通风险人群的筛查启动时间应从 45 岁开始。但近年来国内外多个指南，包括 2017 年 ASGE 指南和2020 年 NCCN 指南等，均建议普通风险人群的筛查启动时间应在 50 岁开始，详见本章第三节。

二、结直肠癌危险度分层

在 CRC 的众多危险因素中，各自的发病风险是不同的。量化危险程度，可以减轻患者的痛苦和经济负担，提高人群筛查依从性，达到筛查的最大成本效益比。因此，对人群的患病风险进行分层，是筛查的第一步。一般而言，根据个体在 15 年内死于 CRC 的概率高低来进行危险度分层，可将 CRC 高危人群分成三级：①高危Ⅲ级：这是最高危的人群，包括 HNPCC 家系的成员、一级亲属有家族性息肉病者、溃疡性结肠炎或克罗恩病不愈 10 年以上者；②高危Ⅱ级：除了 IBD 以外的个人史类高危人群；③高危Ⅰ级：指既无Ⅲ级、Ⅱ级高危人群条件又无 CRC 症状的 50 岁以上人群。

根据危险因素对不同人群进行个体化风险分层可简便快速筛选出高危受检者，具有重要的临床意义。高危因素问卷是一种经济可行的方法。问卷风险评估是利用已知的 CRC 发病高危因素，通过简单的询问问题获取信息，从而对个体的发病风险进行评估的一种方法。目前我国临床上常用的高危因素问卷有以下三种：结直肠癌筛查高危因素量化问卷、亚太结直肠癌风险评分问卷和伺机性筛查风险评分问卷。

（一）结直肠癌筛查高危因素量化问卷

浙江大学郑树研究团队通过在浙江省嘉善县 CRC 高发地区的多项流行病学高危因素调查，总结出一种包含家族史、息肉史等 9 项内容的 CRC 高危因素问卷（见表 3-1-1）。该问卷在 20 世纪 90 年代嘉善县筛查对照试验中被首次应用，发现筛查人群的 CRC 死亡率明显下降，并于 2007 年开始作为标准方案被纳入国家卫计委癌症早诊早治项目。与粪便隐血检测相比，该问卷在人群筛查的顺应率在 60% 以上，有些地区则高达 94%。国内一项研究表明，高危因素预测 CRC 的敏感性为 87.2%，特异性为 78.2%，阳性预测值为 17.5%，阴性预测值为 99.1%，漏诊率为 12.8%。

表3-1-1　结直肠癌筛查高危因素量化问卷

符合以下任何一项及以上者列为高危人群
一、一级亲属有结直肠癌史
二、本人有癌症史（任何恶性肿瘤病史）
三、本人有肠道息肉史
四、同时具有以下两项及以上者： 　1. 慢性便秘（近 2 年来便秘，每年持续 2 个月以上）； 　2. 慢性腹泻（近 2 年来腹泻累计持续 3 个月以上，每次发作持续时间在 1 周以上）； 　3. 黏液血便； 　4. 不良生活事件史（发生在近 20 年内，并在事件发生后对调查对象造成较大精神创伤或痛苦，如离婚）； 　5. 慢性阑尾炎或阑尾切除史； 　6. 慢性胆道疾病史或胆囊切除史

（二）亚太结直肠癌风险评分问卷

香港中文大学沈祖尧团队对多个人群筛查试验的结果进行分析，提出一种以年龄、性别、吸烟史和家族史四项内容为基础的亚太结直肠癌风险评分系统（见表 3-1-2），评分后将人群分为低危、中危和高危三大类。该评分系统更为简洁，可作为进展期结直肠肿瘤高危人群的筛选工具。中国抗癌协会大肠癌专业委员会中国结直肠肿瘤早诊筛查策略制订专家组发布的《中国结直肠肿瘤早诊筛查策略专家共识》指出，相对于低风险人群，中风险和高风险人群患有结直肠进展期肿瘤的概率分别升高2.6倍和4.3倍。国内研究表明，在体检人群的CRC伺机性筛查中，作为初筛工具，与CRC高危因素调查问卷相比，亚太结直肠癌筛查评分系统能提高结直肠肿瘤的阳性预测值和阴性预测值，适合大范围推广。后续研究表明，在此基础上增加BMI和自诉糖尿病两项因素的预测形成的结直肠肿瘤风险评分系统（见表3-1-3）可预测结直肠肿瘤的发生风险（包括腺瘤、进展期腺瘤和CRC）。根据该方案，推荐高危患者（评分为3～6分）进行结肠镜检查，低危患者（评分为0～2分）可考虑进行粪便隐血筛查和（或）血清（浆）标记物筛查（如Septin9基因甲基化检测等）。基于我国无症状人群结直肠癌筛查评分（包括年龄、性别、CRC家族史、吸烟、BMI和自诉糖尿病等因素）的评分系统可预测结直肠腺瘤、进展期腺瘤和CRC的总体风险，有助于后续筛查方案的选择（见表3-1-4）。

表3-1-2　亚太结直肠癌筛查评分

风险因素	标准	分值
年龄	＜50岁	0
	50～69岁	2
	≥70岁	3
性别	女性	0
	男性	1
家族史	直系亲属无结直肠癌	0
	直系亲属有结直肠癌	2
吸烟	无吸烟史	0
	有吸烟史	1

注：0～1分　低危；
　　2～3分　中危；
　　4～7分　高危。

表3-1-3　结直肠肿瘤风险评分

危险因素	标准	分值
年龄	50～55岁	0
	56～75岁	1
性别	女性	0
	男性	1
家族史	一级亲属无结直肠癌	0
	一级亲属有结直肠癌	1
吸烟	无吸烟史	0
	有吸烟史（包括戒烟者）	1
BMI	＜25 kg/m²	0
	≥25 kg/m²	1
糖尿病	无	0
	有	1

表3-1-4 无症状人群结直肠筛查评分

风险因素	APCS评分		APCS评分-修订版		结直肠肿瘤预测评分	
	标准	分值	标准	分值	标准	分值
年龄	＜50岁	0	40～49岁	0	50～55岁	0
	50～69岁	2	50～59岁	1	56～70岁	1
	≥70岁	3	≥60岁	2	—	—
性别	女	0	女	0	女	0
	男	1	男	1	男	1
家族史	无	0	无	0	无	0
	一级亲属患CRC	2	一级亲属患CRC	1	一级亲属患CRC	1
吸烟	不吸烟	0	不吸烟	0	不吸烟	0
	当前或过去吸烟	1	当前或过去吸烟	1	当前或过去吸烟	1
体重指数	—	—	＜23kg/m^2	0	＜25kg/m^2	0
	—	—	≥23kg/m^2	1	≥25kg/m^2	1
自诉糖尿病	—	—	—	—	无自诉糖尿病	0
	—	—	—	—	自诉糖尿病	2
风险分层	低风险	0～1	低风险	0	低风险	0～2
	中等风险	2～3	中等风险	1～3	高风险	3～6
	高风险	4～7	高风险	4～6	—	—
风险预测	结直肠癌及进展期腺瘤风险		结直肠癌及进展期腺瘤风险		结直肠腺瘤、进展期腺瘤及结直肠癌的总体风险	

注：APCS asia-pacific colrectal scrcening, 亚太结直肠癌筛查评分。

（三）伺机性筛查风险评分问卷

北京陆军总医院李世荣团队提出了一种应用于患者在医院就诊期间进行的"伺机性"结直肠肿瘤早诊筛查的结直肠肿瘤风险评估问卷（见表3-1-5），该问卷包含6项内容，其中任一项阳性即为高危个体。该问卷风险评估具有简单易行、群众易于接受、能快速判定结果等优点。但高危因素问卷仍存在不足之处，其中很多因素是临床症状，如脓血便等，这些患者本应行结肠镜检查，而不属于无症状人群；并且通过问卷筛查出的高危组中仍有大部分人结肠镜检查呈阴性，意味着这些人本不应该接受结肠镜检查。一项国内研究的数据显示，高危人群结肠镜阳性率仅为15％。此外，有些CRC高危因素在该问卷中并未涉及，如摄入大量红肉、脂肪、糖等。

表3-1-5 伺机性筛查风险评分

符合以下六种情况任意一项，可作为高危个体

一、有消化道症状，如便血、黏液便及腹痛者；不明原因贫血或体重下降；
二、曾有结直肠癌病史者；
三、曾有结直肠癌癌前疾病者（如结直肠腺瘤、溃疡性结肠炎、克罗恩病、血吸虫病等）；
四、结直肠癌家族史的直系亲属；
五、有结直肠息肉家族史的直系亲属；
六、有盆腔放疗史者

　　问卷风险评估用于结直肠肿瘤早诊筛查的最大优点在于其简单易行，群众较容易接受，并能快速获得判定结果，对于提高人群筛查依从性具有显著作用。但问卷风险评估也存在可评估因子风险影响度偏弱，对进展期结直肠肿瘤的筛查敏感性和特异性均不高等缺点。国内多个指南推荐选用CRC筛查评分／问卷进行CRC风险评估，可提高筛查参与率、缩小高危风险人群范围、指导筛查方法选择。

参考文献

[1] LAGERGREN J, YE W, EKBOM A. Intestinal cancer after cholecystectomy: is bile involved in carcinogenesis? [J]. Gastroenterology, 2001, 121: 542−547.

[2] Imperiale T F, WAGNER D R, LIN C Y, et al. Results of screening colonoscopy among persons 40 to 49 years of age [J]. The New England journal of medicine, 2002, 346: 1781−1785.

[3] 北京地区大肠肿瘤普查协作组．"序贯粪隐血大肠肿瘤筛检方案"应用价值的再探讨 [J]．中华消化杂志,2002(07):10−12.

[4] COPE J U, ASKLING J, GRIDLEY G, et al. Appendectomy during childhood and adolescence and the subsequent risk of cancer in Sweden [J]. Pediatrics, 2003, 111: 1343−1350.

[5] VELAYOS F S, LOFTUS E J, Jess T, et al. Predictive and protective factors associated with colorectal cancer in ulcerative colitis: A case−control study[J]. Gastroenterology,2006,130(7):1941−1949.

[6] DAVILA R E, RAJAN E, BARON T H, et al. ASGE guideline: colorectal cancer screening and surveillance [J]. Gastrointestinal endoscopy, 2006, 63: 546−557.

[7] SHAH S A, VOLKOV Y, ARFIN Q, et al. Ursodeoxycholic acid inhibits interleukin 1 beta [corrected] and deoxycholic acid−induced activation of NF−kappaB and AP−1 in human colon cancer cells [J]. International journal of cancer, 2006, 118: 532−539.

[8] MELICHAR B, RYSKA A, KREPELOVA A, et al. Rectal carcinoma after radiotherapy for cervical carcinoma in patients with a family history of colorectal carcinoma: report of two cases [J]. European journal of gynaecological oncology, 2007, 28: 319−321.

[9] 许岸高，姜泊，余志金，等．广东省社区人群大肠癌流行病学调查 [J]．中华医学杂志, 2007, 87: 1950−1953.

[10] 徐永成，许岸高．遗传性非息肉病性大肠癌6家系临床分析 [J]．现代消化及介入诊疗, 2007, 12: 13−15.

[11] POYNTER J N, SIEGMUND K D, WEISENBERGER D J, et al. Molecular characterization of MSI−H

colorectal cancer by MLHI promoter methylation, immunohistochemistry, and mismatch repair germline mutation screening [J]. Cancer epidemiology, biomarkers & prevention,2008,17:3208-3215.

[12] LEVIN B, LIEBERMAN D A, MCFARLAND B,et al. Screening and surveillance for the early detection of colorectal cancer and adenomatous polyps, 2008: a joint guideline from the American Cancer Society, the US Multi-Society Task Force on Colorectal Cancer, and the American College of Radiology [J]. Gastroenterology, 2008, 134: 1570-1595.

[13] 许岸高, 徐永成. 大肠癌的筛查与监控 [J]. 现代消化及介入诊疗, 2009, 14: 267-271.

[14] 许岸高. 大肠癌高危人群分级筛查方案的应用 [J]. 中华医学杂志,2 009, 89: 3385-3387.

[15] 许岸高, 余志金, 钟旭辉, 等. 自然人群大肠癌筛查方案的比较研究 [J]. 中华健康管理学杂志, 2009, 3: 155-158.

[16] 徐艺可, 张风兰, 冯涛, 等. 中国人群胆囊疾患和结直肠癌关系的 Meta 分析 [J]. Chinese Journal of Cancer,2009, 28: 749-755.

[17] 许岸高, 余志金, 钟旭辉, 等. 大肠癌高危人群筛查研究 [J]. 中华医学杂志,2010,90:116-118.

[18] 中华医学会消化病学分会. 中国大肠肿瘤筛查、早诊早治和综合预防共识意见 [J]. 胃肠病学和肝病学杂志. 2012, 29: 61-64.

[19] GURAYA S Y. Association of type 2 diabetes mellitus and the risk of colorectal cancer: A meta-analysis and systematic review [J]. World journal of gastroenterology, 2015, 21: 6026-6031.

[20] TAN C, MORI M, ADACHI Y, et al. Diabetes mellitus and risk of colorectal cancer mortality in japan: the japan collaborative cohort study[J]. Asian Pacific Journal of Cancer Prevention : APJCP, 2016, 17: 4681-4688.

[21] WOO H, LEE J, LEE J, et al. Diabetes mellitus and site-specific colorectal cancer risk in korea: a case-control study[J]. Journal of Preventive Medicine and Public health = Yebang Uihakhoe chi, 2016, 49: 45-52.

[22] NIEVES G, ISABEL P, LAURA D P, et al. 2017 Update on the relationship between diabetes and colorectal cancer: epidemiology, potential molecular mechanisms and therapeutic implications [J]. Oncotarget,2017,8:18456-18485.

[23] STRINGHINI S, CARMELI C, JOKELA M, et al. Socioeconomic status and the 25×25 risk factors as determinants of premature mortality: a multicohort study and meta-analysis of 1.7 million men and women[J]. Lancet, 2017, 389(10075): 1229-1237.

[24] 中国抗癌协会大肠癌专业委员会中国结直肠肿瘤早诊筛查策略制订专家组. 中国结直肠肿瘤早诊筛查策略专家共识 [J]. 中华胃肠外科杂志, 2018, 21: 1081-1086.

[25] WOLF A, FONTHAM E, CHURCH T R, et al. Colorectal cancer screening for average-risk adults: 2018 guideline update from the American Cancer Society[J]. CA Cancer J Clin, 2018, 68(4): 250-281.

（王新颖　孙美玲）

第二节　结直肠癌筛查技术

◆ 目前已推荐应用于国内、外 CRC 筛查指南的筛查方法主要有两大类：粪便检测和结肠结构性检测。这两类筛查方法各有优势及不足。

◆ 粪便隐血试验（FOBT）是目前应用最广泛的筛查技术，具有多个最高层级循证医学证据支持，可分为五类。愈创木脂粪便隐血试验（gFOBT）是目前最常用的化学法粪便隐血试验，近年来逐渐被免疫化学法粪便隐血试验（FIT）所取代。目前国内外的 CRC 筛查指南中对 gFOBT 和 FIT 检测的推荐意见存在一定的争议，所推荐的筛查间期亦有所不同。

◆ 粪便 DNA 检测主要针对结直肠脱落细胞的基因突变和（或）甲基化等特征，有单靶点和多靶点方案，也可与 FIT 联合检测，有望应用于人群普查。

◆ 结肠镜检查在 CRC 筛查中有着独特而不可替代的地位，是整个 CRC 筛查流程的核心环节。高质量的结肠镜检查是 CRC 筛查项目成功的关键。目前大多数国家采用两步法进行 CRC 筛查，并将其作为所有初筛阳性者的后续确证检查。

◆ 乙状结肠镜、结肠 CT 成像技术、胶囊内镜等筛查技术在结直肠癌筛查项目中占有重要地位，但各指南尚未对此作出相对统一的推荐意见。

　　目前推荐应用于国内、外 CRC 筛查指南的筛查方法主要有两大类：一类是粪便检测（stool testing），包括粪便隐血试验（fecal occult blood test，FOBT）、粪便脱落细胞学检测（cytological examination of fecal exfoliation）、粪便 DNA 检测（stool DNA testing，sDNA）；另一类是结肠结构性检测（structural exam），包括乙状结肠镜检查（flexible sigmoidoscopy，FSIG）、结肠镜检查（colonoscopy，CSPY）、气钡双重对比造影（air-contrast barium enema，DCBE）以及 CT 结肠断层造影（CT colonography，CTC）。就总体检查效果而言，粪便检测有利于发现早期癌症，相对简便、经济，但对于进展期腺瘤的检出率不高；而结肠结构性检测则可以发现进展期腺瘤和早期癌症，但费用相对较高，并且内镜检查为有创性，患者依从性较差。

　　一种好的筛查方法应该具备如下特点：①低风险，即对受试者产生生理和心理的损害小；②高灵敏度，能先于其他检查手段发现病变；③高特异性，检查结果可靠，不易受其他因素干扰；④价格合理、简便可行，易在人群中推广应用。

　　此外，选择筛查方法还应考虑成本效益比、受检人群依从性等多种因素。目前，随着分子生物学、医学影像学等技术的发展，筛查方法也在不断改进和创新，如粪便 PKM2 蛋白检测、血浆 ctDNA Sept9 甲基化检测、循环肿瘤细胞检测（circulating tumor cell detection）、结肠胶囊镜检测（colon capsule endoscopy detection）、人工智能（artificial intelligence，AI）等新技术，这也为 CRC 筛查提供了更多的技术选择。

一、直肠指检

直肠指检（digital rectal examination，DRE）在 CRC 尤其是低位直肠癌筛查中具有重要作用。我国直肠癌患者中有 60%～70% 为低位直肠癌（肿瘤下缘距肛缘 5cm 以内），属于指诊可触及的范围，绝大多数癌肿能在直肠指检时触及。《中国结直肠癌诊疗规范（2017年版）》指出：凡疑似结直肠癌者必须常规行直肠指检，了解直肠肿瘤的大小、形状、质地、占肠壁周径的范围、基底部活动度、下缘距肛缘的距离、肿瘤向肠外浸润状况、与周围器官的关系、有无盆底种植等情况，同时观察指套有无血染。因此，对未行结肠镜检查的高风险人群，行直肠指检可以发现下段直肠病变；但需要注意的是，平坦性病变通过直肠指检不易发现。

二、基于粪便的检测

（一）粪便隐血试验

FOBT 是目前应用最广泛的筛查技术，具有多个最高层级循证医学证据支持。粪便隐血试验方法可分为五类：放射分析法、物理法、化学法、免疫化学法和血红素 – 卟啉试验。

1. 放射分析法粪便潜血试验

放射分析法是静脉注射 ^{51}Cr 标记的红细胞后检测粪便放射活性，专门用于定量分析，但日常使用太复杂，不便于推广。

2. 物理法粪便潜血试验

物理法是通过显微镜检测粪便红细胞和血色素晶体，或通过分光仪鉴定血红蛋白及其衍生物，目前主要用于学术研究。

3. 血红素 – 卟啉试验粪便潜血试验

血红素 – 卟啉试验可检出任何形式的血红素，如游离的血红素或与珠蛋白结合的血红素及其多种衍生物，可用于定量分析 CRC 的隐性出血，但由于其对上消化道出血有较高的灵敏性，其筛检 CRC 的特异性降低。

4. 化学法粪便潜血试验

1967 年，Geegor 首次采用化学法粪便潜血试验作为 CRC 的筛检手段，其中以愈创木脂试验为代表。其原理是未经分解的血红蛋白和血红素含有过氧化酶活性，通过检测其活性来判断粪便中是否含有血红蛋白和血红素。愈创木脂粪便隐血试验（guaiac-based fecal occult blood test，gFOBT）具有试验简单、价格低廉、检查便捷及非侵入性等优点，人群筛查参与率相对较高。研究证实粪便隐血试验（guaiac-based fecal occnlt blood test，gFOBT）可以使 CRC 患者的死亡率降低 15%～33%，但 gFOBT 检出 CRC 及其癌前病变（如腺瘤）的敏感性较低。早期 FOBT 检测灵敏度较差且波动较大（15%～30%），随着技术改进，灵敏度可达 79.4%。需要注意的是，CRC 并非持续性出血，若无出血表现，gFOBT 则难以诊断。此外，gFOBT 特异度不高，易被消化道溃疡出血、饮食因素等干扰：如果病人食用了红肉或富含过氧化物酶的食物（萝卜、西蓝花等）会出现假阳性；如果病人摄入较多维生素 C 则可能出现假阴性。2020 年 NCCN 指南推荐在受检者避免进食影响检测结果的食物的前提下，采用连续 3 次愈创木脂粪便隐血试验，以提高早期 CRC 及癌前病变的阳性检出率。

5. 粪便免疫化学测试

为了克服上述方法的局限性，研究人员研发了免疫化学法粪便隐血试验（fecal immunochemical test, FIT）。FIT 是一种利用针对人类血红蛋白、白蛋白或其他血液成分的特异性抗体而研制的新型的潜血试验。该方法于 2001 年经美国食品药品监督管理局（Food and Drug Administration, FDA）批准上市使用，可直接对粪便中低浓度血红蛋白进行定量检测，同时不必限制饮食，受上消化道出血影响较小，具有低成本、高灵敏度、高特异度等优点。荟萃研究表明 FIT 对 CRC 的敏感性和特异性分别为 79% 和 94%。FIT 主要包括胶体金法、乳胶凝集比浊法以及酶联免疫法，其中以胶体金试纸在 CRC 筛查中的应用最为广泛。

2014 年由中华医学会消化内镜学分会消化系早癌内镜诊断与治疗协作组公布的《中国早期结直肠癌及癌前病变筛查与诊治共识意见》推荐采用连续 3 次 FIT，以提高早期 CRC 及癌前病变的阳性检出率。由于早期 CRC 和癌前病变呈间断性出血，不可能每份标本都含有血液成分，只筛检 1 次可能会遗漏部分病变，1 次筛查的敏感性为 47%～71%，2 次为 87%，3 次可提高至 92%，故主张连续收集 3 天粪便标本，且应多时间点取样，标本要新鲜。粪便隐血试验阳性次数越多说明恶性病变的可能性越大，但是假如 3 次试验中只有 1 次阳性，只能说明恶性病变的可能性小，并不能完全排除恶变可能性，因此筛查试验有 1 次呈阳性者也建议进行全结肠镜检查。

与 gFOBT 相比，FIT 具有显著优势。研究表明，FIT 检出的结肠病变，尤其是进展期腺瘤，是 gFOBT 检出的 2 倍多。在一项大型的随机对照研究中发现，FIT 的人群参与度比 gFOBT 要高得多。然而，在实际筛查中，粪便隐血检测弃检率很高，受检率较低。我国 2018 年批准上市的家庭自测型器械很大程度上可改善上述问题，患者采用该仪器在家即可一步完成粪便隐血采样和检测，如自测结果呈阳性再经医生确认，可大大提高人群的接受度和受检率。

尽管粪便隐血试验具有低成本及高度敏感性等特点，但是在美国总体的使用率仍较低。2015 年美国的一项研究表明：在大于 50 岁的筛查人群中，过去一年家庭自测 FIT 或 gFOBT 比例为 7.2%，并且，FIT 几乎无法检测出锯齿状腺瘤/息肉（SSA/P）。

目前国内外的 CRC 筛查指南中对 gFOBT 和 FIT 检测的推荐意见存在一定的争议。2017 年由美国结直肠癌多学会工作组（US multi-society task force on colorectal cancer, USMSTF）及 2019 年由国家消化系统疾病临床医学研究中心（上海）牵头制定的结肠癌筛查指南推荐结肠癌筛查人群行 FIT 检测，筛查周期为每年 1 次。2018 年由美国癌症学会（American cancer society, ACS）及 2020 年 NCCN 公布的结肠癌筛查指南均推荐筛查人群行高敏感粪便隐血试验（high-sensitivity guaiac-based tests, HSgFOBT）和 FIT 检测，筛查周期均为每年 1 次，而 2019 年美国医师协会（American college of physicians, ACP）公布的指南推荐的筛查间期为每 2 年 1 次。2018 年由中国香港结直肠癌筛查及预防专家组公布的香港结直肠癌筛查及预防指南建议每 1 ～ 2 年检测 1 次 FOBT。

(二) 粪便脱落细胞学检查

人类结直肠上皮的更新速度很快，肿瘤细胞的更新速度亦很快，且黏附力差，正常的肠黏膜每 1 ～ 24 小时有 1×10^{10} ～ 5×10^{10} 的上皮细胞脱落，而肿瘤上皮细胞的更新率更快，每天大约有 1% 的脱落细胞进入粪便，并随之排出体外。由于脱落细胞在肠道停留时间较短，细胞可能保持完整，如果取材得当，经过提取可获得足量的细胞进行病理分析，就有可能对结直肠肿瘤作出诊断。

粪便脱落细胞学检查是从患者粪便或肠液中提取肠道脱落细胞，常用的采样法有指诊法、内镜法和冲洗法等。不论用哪种方法采集细胞，都必须及时准确地涂片、固定。近年来，随着薄层液基制片方法在脱落细胞学上的创新应用，脱落细胞学检查在细胞收集率及涂片均匀度上都有了很大突破，为临床医师明确诊断提供了更有力的依据。

一般而言，癌组织的细胞排列不齐，细胞间的界限不清，细胞的形态、大小各异。但由于粪便中成分复杂，遇到梗阻等情况时，粪便中的细胞在肠道中已遭破坏，从形态学很难诊断出来，不易获得准确结果。近年来开发的 DNA 图像分析系统可通过细胞核 DNA 含量的微细差别来判断细胞性质。国外亦有学者利用傅里叶变换红外谱仪来判断细胞的良恶性的例子。

国内一项研究对 87 例 CRC 和 187 例非 CRC 病例进行了分析，结果显示，粪便脱落细胞学对 CRC 筛查的敏感性和特异性分别为 73.56％和 98.93％。该方法简便易行，不失为早期诊断 CRC 行之有效的方法，但目前仍处于试验阶段。

(三) 粪便 DNA 检测

sDNA 是指通过检测粪便中来源于结直肠肿瘤脱落细胞的 DNA 标志物来检测 CRC 和腺瘤的检测方法，主要针对结直肠脱落细胞的基因突变和（或）甲基化等特征。该方法有单靶点和多靶点方案，也可与 FIT 联合检测，是一种新兴的、无创的 CRC 筛查方法。粪便 DNA 检测采取受检者居家采样、邮寄样本检测的方式，其优点是无需特殊设备、无需限制饮食、无创、方便、检测准确性高，可有效提高 CRC 筛查依从性。粪便 DNA 检测为 CRC 人群普查提供了又一个选择，是近年来的研究热点之一。

1. 粪便 DNA 检测的原理

正常成人每天都会有上皮细胞脱落至肠腔，混合在粪便中，并随粪便排出体外。而由于 CRC 肿瘤细胞异常增殖、细胞与细胞间或者细胞基底膜的黏附性降低等因素，CRC 肿瘤细胞比正常上皮细胞更易脱落。因此，肠道肿瘤患者的粪便中会含有大量的从肠道肿瘤表面脱落的异常增生的细胞和细胞成分，这为粪便检测提供了稳定的物质基础。此外，因为肠道肿瘤早期向肠腔生长，在整个生长过程中都会有肿瘤细胞脱落至肠腔内，这为通过检测粪便中的脱落细胞基因改变从而发现早期肠道肿瘤提供了可能。

结直肠肿瘤的发生发展伴随着某些特定基因的改变，如基因突变、错配或 DNA 异常甲基化等，当肿瘤上皮细胞持续大量地脱落至粪便中时，粪便中会有持续释放的肿瘤特异性

DNA 标志物。这种标志物的释放方式与粪便潜血试验不同，粪便潜血试验基于结直肠肿瘤出血，而肠道肿瘤出血是间歇性的，且癌前病变和早期 CRC 可能不出血；同时也与肿瘤血液 DNA 标志物的释放方式不同，通常要在肿瘤侵入血管后肿瘤 DNA 标志物才会进入血液循环，而肿瘤早期可能没有侵及血管。粪便 DNA 标志物则在癌前阶段如腺瘤和早期 CRC 阶段均能持续稳定地释放入肠道，这些特征使粪便 DNA 检测在检出早期 CRC 和癌前腺瘤方面更具优越性。

2. 粪便 DNA 检测的国内外现状

基于粪便 DNA 的肠癌筛查技术从 19 世纪 90 年代开始研发。Ahlquist 等人在 2000 年首次报道了粪便 DNA 检测用于 CRC 筛查的可行性研究。2004 年一项纳入 2507 人的多中心临床试验显示，粪便 DNA 检测和 FOBT 对 CRC 的敏感性分别为 51.6% 和 12.9%，提示粪便 DNA 检测可以作为 CRC 筛查方法。虽然其检测性能比 FOBT 大幅提高，但仍然不是非常理想。经过多年的发展，比如粪便中 DNA 提取和检测技术的优化、肿瘤特异性 DNA 标志物的筛选以及使用粪便 DNA 保护液等，第二代高性能的粪便 DNA 检测技术于 2012 年问世。该技术作为当期的封面故事发表在 *Gastroenterology* 杂志上，并被广泛认为是近十年来分子诊断领域里程碑式事件。

现在粪便 DNA 检测技术已经成功转化出临床应用的产品，并成为多个指南推荐的 CRC 筛查方法之一。国际上首个具有代表性的产品是美国 Exact Sciences 公司的 Cologuard™，该产品可以检测粪便 DNA 中的 KRAS 突变、BMP3 甲基化、NDRG4 甲基化和内参基因 ACTB，国内目前多靶点基因检测（multi-target stool test）多基于此。当内镜医生在为 FIT-DNA 阳性患者进行结肠镜检查时会更加仔细，对于右半结肠的平坦型肿瘤检出率较一般受检者提高将近 3 倍。一项纳入 9989 例病例的多中心临床试验数据显示，Cologuard™ 可以检测出 92.3% 的 CRC 和 42.4% 的进展期腺瘤，且检出率与肿瘤发病部位（如近端、远端）和肿瘤分期无关。FIT 对 CRC 和进展期腺瘤的敏感性则分别为 73.8% 和 23.8%。在特异性方面，Cologuard™ 为 86.6%，低于 FIT 的 94.9%。Cologuard™ 产品在 2014 年获得美国 FDA 批准，同天被纳入美国医保范围。该产品经过两年的市场检验后，被陆续纳入美国多个权威组织的 CRC 筛查指南。2016 年美国预防服务工作组（US preventive services task group，USPSTF）制定的肠癌筛查指南推荐每 1～3 年进行 1 次 FIT+sDNA 检测，2017 年美国多学会工作组的 CRC 筛查指南推荐拒绝行结肠镜检查的目标人群每 3 年行 1 次 FIT+sDNA 检测，2018 年 ACS 和 2020 年 NCCN 的结直肠筛查指南均推荐每 3 年行 1 次多靶点 sDNA 检测。

在我国，国内首个具有代表性的产品是由广州市康立明生物公司根据中国人遗传学特点研发的"长安心"（商品名），该产品通过检测粪便中人类 SDC2 基因甲基化来检测 CRC（荧光 PCR 法）。一项纳入 1213 例病例的多中心临床试验数据显示，在特异性为 97.85% 的情况下，"长安心"可以稳定检出 84.22% 的 CRC，对于临床可根治的 Ⅰ／Ⅱ 期肠癌的检出率更高，达 86.7%，总符合率高达 93.65%。该产品已于 2018 年 11 月 20 日获得国家药品监督管理局（National Medical Product Administration，NMPA）批准用于临床，这也是我国目前唯一获批的粪便 DNA 检测产品，同时也是一个单基因检测产品。其缺点是价格相对高昂，尚未列入医保。我国 2019 年制定的《中国早期结直肠癌筛查流程专家共识意见（2019，上海）》推荐每 1～3 年进行 1 次粪便 DNA 检测。

粪便 DNA 检测用于人群早期 CRC 筛查的主要缺点在于价格相对偏高，筛查间期尚不确定。目前国内尚无粪便 DNA 检测的大样本人群筛查数据，也缺乏多轮粪便 DNA 检测筛查的长期随访研究结果。今后值得在国内开展大样本人群筛查研究以明确粪便 DNA 检测在 CRC 筛查中的确切价值，求证最适合中国人的分子靶点，并推荐最适宜的筛查间期。

3. 粪便 DNA 检测的展望

提高早期癌症检出率是全世界的目标。美国自 1976 年开始实行 CRC 筛查，在之后的 40 年间，CRC 的死亡率下降了 51%。我国目前没有在人群中开展常规的 CRC 筛查，每 10 个 CRC 患者中有 6 人因该病死亡。CRC 患者的生存率与诊断时疾病的严重程度直接相关，晚期 CRC 患者的 5 年生存率只有 10%，而早期 CRC 患者的 5 年生存率则高达 90% 以上。由此可见，对于癌症防控，早诊早治是关键。我国政府也极其重视癌症的防治工作。2019 年 3 月 5 日，李克强总理在 2019 年政府工作报告中指出，"我国受癌症困扰的家庭数以千万计，要实施癌症防治行动，推进预防筛查、早诊早治和科研攻关，着力缓解民生的痛点。"随后，王陇德、樊代明、李兆申等 8 位院士围绕"癌症筛查和早诊早治"这一主题，呼吁癌症防控早筛、早诊、早治刻不容缓，以期共同推动国家在相关政策上的制定与执行，建议将早期筛查列入防癌国策。但目前 CRC 筛查仍困难重重，有大量问题需要解决。着力于不断开发新的筛检技术及改善现有技术，有望为攻克 CRC 筛查难题提供巨大助力。

在未来，随着粪便 DNA 检测技术的进一步成熟，相信会有更多的优秀产品服务于临床，有望提高我国 CRC 早诊率，降低其发病率与死亡率，造福百姓。

三、内镜检查

（一）乙状结肠镜检查

乙状结肠镜检查不需要镇静麻醉，对肠道准备要求较结肠镜低，患者不适感和检查时出现的并发症如穿孔等较结肠镜少，费用较低，是 CRC 筛查的有效方式。荟萃分析研究表明，通过乙状结肠镜筛查 CRC 可以使 CRC 的死亡率降低 28%，而远端 CRC 的死亡率更是降低 43%。英国一项研究纳入了来自 14 个地区 55～64 岁的 17,000 例患者，证实乙状结肠镜筛查可以明显降低 CRC 的死亡率，乙状结肠镜筛查阳性的患者再进行全结肠镜检查，可使 CRC 的发病率降低 23%，死亡率降低 31%。美国的 PLCO 研究（Prostate, Lung, Colorectal and Ovarian Cancer Screening Trial）公布的数据显示，乙状结肠镜筛查可以使 CRC 的发病率降低 21%，死亡率降低 26%。

然而，乙状结肠镜只能发现远端及左半结肠病变，无法发现近端及右半结肠病变。一项针对 11,025 名中国患者的结肠镜检查数据库分析的研究表明，只有 37.9% 的结肠腺瘤和 42.4% 的结肠癌位于近端结肠，单纯的乙状结肠镜检查会遗漏大量病变。此外，美国 PLCO 研究也发现乙状结肠镜筛查会漏诊 37% 的 CRC 病变。目前，美国 NCCN、USMSTF、

ACS，以及亚太地区和中国香港最新公布的 CRC 筛查指南均推荐乙状结肠镜作为有效的筛查方式，筛查间期为每 5 年 1 次。但美国 2010 年的一项调查研究数据表明，在 50～75 岁的人群中，只有 2.5% 的人行此项检查，而结肠镜检查的比例高达 60%，这一数据说明国外此项检查人数比例较低。在我国，由于结肠镜检查方便、有效且更为普及，所以乙状结肠镜检查已很少采用。因此，国内的筛查指南并未明确乙状结肠镜的筛查作用。

（二）结肠镜检查

结肠镜检查可观察到整个结直肠肠壁，是发现肠道肿瘤最敏感的手段。目前全结肠镜检查及通过结肠镜下活组织病理学检查是 CRC 筛查、诊断的金标准。2020 年 NCCN 指南提出，在美国，结肠镜检查是一般危险人群和高危人群 CRC 筛查最常用的筛查方式。美国的一项队列研究表明，有效的结肠镜检查可以使 CRC 的发病率减少 50% 以上。德国的一项研究表明，10 年间行结肠镜筛查可以使 CRC 的发病率降低 77%。美国国家息肉研究组织（the national polyp study work group, NPS）对结肠镜下息肉切除患者的长期随访研究显示，行结肠镜检查可以使 CRC 的死亡率降低 53%。美国和德国的多项研究表明，通过结肠镜筛查，近端 CRC 的发病率和死亡率下降约 80%，而远端 CRC 的发病率下降 40%～60%。结直肠镜检测直径 ≥6mm 腺瘤的敏感度为 75%～93%，特异度为 94%；检测直径 ≥1cm 腺瘤的敏感度为 89%～98%，特异度为 89%。

国外多项指南建议结肠镜筛查间期为 10 年，但前提条件是上一次结肠镜检查肠道准备良好且并未发现异常。2018 年发布的《中国结直肠肿瘤早诊筛查策略专家共识》推荐结肠镜筛查间期为 5～10 年。但是筛查间期并非绝对，与 CRC 家族史、个人危险因素、发现息肉的数量和性质、内镜医师的判断和检查水平等因素相关。对于无特殊风险人群，结肠镜检查时间间隔不超过 10 年；一级亲属家族史者，建议从 40 岁开始筛查，以后每 5 年检查 1 次；既往有肠道低风险腺瘤史者，在治疗后 5～10 年内复查；高风险腺瘤史者，在治疗后 3 年内复查；对于 CRC 根治术后患者，建议 1 年内复查，以后每 2～3 年复查；对于炎症性肠病患者，在症状出现以后 8～10 年开始筛查；对于子宫内膜癌及卵巢癌的患者，建议自诊断之日起每 5 年复查 1 次结肠镜。

需要注意的是，在罕见情况下，一些个体已经完成了结肠镜检查且并未发现任何病变，但在等待下一次结肠镜检查过程中却意外发现 CRC，这类罕见的 CRC 被称为筛查"间期癌"（interval cancer, IC）。IC 主要发生在右半结肠，与肠镜的质量控制和结肠镜对无蒂锯齿状病变的漏诊等相关。

高质量的结肠镜检查是 CRC 筛查项目成功的关键，应符合以下几项标准：①肠道准备。合格的肠道准备比例应 ≥90%。在肠镜报告中需描述肠道准备情况，波士顿量表、Ottawa 评分和 Aronchick 评分均可作为肠道准备的评分标准。②盲肠插镜率。需 >95%。研究表明，盲肠插镜率高于 95% 的内镜医师，其诊治的患者的结肠间期癌发病率显著低于盲肠插镜率低于 80% 的内镜医师所对应的患者。③退镜时间。与平均退镜时间 <6min 的内镜医师相比，退镜时间 ≥6min 的内镜医师腺瘤检出率显著提高（28.3% vs11.8%）；中位退镜时间为 9min 的内镜医师，其腺瘤、锯齿状息肉的检出率最高。因此推荐退镜观察时间应至少保证 6min，适当延长退镜时间可能可以进一步提高腺瘤检出率。④腺瘤检出

率（adenoma detection rate，ADR）。ADR 被认为是与结肠镜质量密切相关、最重要的指标。ADR 每增加 1%，结直肠间期癌发病风险降低 3%，致命性间期癌发病风险降低 5%。欧美等业界人士的经验表明，一般在 50 岁以上的无症状风险人群中平均 ADR 应 ≥ 25%，男性 ≥ 30%，女性 ≥ 20%。有研究建议我国适龄一般人群的 ADR 目标值 ≥ 15%，其中男性应 ≥ 20%，女性应 ≥ 10%。⑤并发症。穿孔率 < 1%，息肉切除术后出血率 < 1%。⑥阳性结肠镜平均腺瘤数（adenomas per positive index colonoscopy，APPC）。meta 分析发现，APPC 与腺瘤漏诊率和进展期腺瘤漏诊率均独立相关，APPC 低于和高于 1.8，腺瘤漏诊率分别为 31% 和 15%；APPC 低于和高于 1.7 时，进展期腺瘤漏诊率分别为 35% 和 2%，APPC 可能是潜在的结肠镜质控指标。

虽然结肠镜是当前技术上较为理想的筛查工具，但仍有其不足之处：①需要严格的肠道准备。肠道准备效果对肠镜检查结果影响很大，有研究显示，检查前通过电话等方式详细告知患者肠道准备方式可提高肠道准备质量并提高息肉检出率。②有创性操作。肠镜检查具有侵袭性，清醒检查时部分患者可出现疼痛等不适，且操作过程中存在出现出血、穿孔等并发症的风险。③需要特定的设备。部分病变尤其是早期病变检出率与检查设备有一定的关系，配置更好、清晰度更高的检测设备往往需要更高的医疗成本。④对操作者有一定的技术要求。不仅需要操作水平高，还需具备较高的识别早期病变的能力。

以上因素要求行肠镜检查时需要进行严格的质量控制，这在一定程度上也阻碍了结肠镜检查成为首选的 CRC 筛查手段。相比基于粪便的检测，其人群依从性更低。在我国，建议将结肠镜筛查作为序贯筛查的第二步，在经 CRC 筛查高危因素量化问卷及 FIT 初步筛查之后，再针对 CRC 高危人群进行结肠镜筛查。除了以美国为代表的少数发达国家采用结肠镜检查进行一步法筛查外，大多数国家采用两步法，这些国家将其作为所有初筛阳性者的后续确证检查。

考虑到我国结肠镜资源匮乏且分布不均，直接结肠镜筛查可作为个体化筛查的重要手段予以宣传推广，但不适宜应用于大规模人群普查。将适龄人群进行有效分层和精准初筛，在有效选择的高危人群中进行结肠镜检查并不断提高受检人群依从性，是更符合中国国情的人群 CRC 筛查策略。

（三）胶囊内镜和胶囊机器人

1. 小肠胶囊内镜

胶囊内镜（capsule endoscope，CE）是近年来兴起的一项无需镇静和肠道注气即可完成结直肠黏膜检查的内镜新技术。该仪器是一种可吞咽胶囊，其两端均有摄像头，通过胃肠道的蠕动进行拍照，医生通过对照片进行分析整理后得出结论。胶囊内镜系统一般由胶囊内镜、图像记录装置、影像工作站及监控装置组成。目前临床上广泛使用的小肠胶囊内镜主要有四种：PillCam SB 胶囊内镜［以色列 GI（Given Imaging）公司］、Endocapsule 胶囊内镜（日本 Olympus 公司）和 MiroCam 胶囊内镜（韩国 IntroMedic 公司）、OMOM 胶囊内镜［中国重庆金山科技（集团）有限公司］。各品牌胶囊内镜的参数及性能见表 3-2-1。

表3-2-1 各品牌胶囊内镜参数及性能

胶囊内镜品牌	尺寸（mm）	质量（g）	视野角度	拍照频率（帧/s）	供电时间（h）	分辨率（像素）
PillCam SB	11.4×26.3	2.8	156°	2	＞8	256×256
Endocapsule	11.0×26.0	3.5	145°	2	＞8	512×512
MiroCam	10.8×24.0	3.3	170°	3	＞11	320×320
OMOM	13.4×17.9	6.0	130°	2	＞8	256×256

胶囊内镜具有良好的耐受性和安全性，是小肠疾病的首选检查方法。但是其对大肠疾病的诊断价值有限，原因如下：①漏诊率较高。因无法充气、吸气反复观察等原因，容易漏诊，特别是小病变及微小病变。②无法活检取材。③受胃肠动力学影响大。若患者存在肠道狭窄、肠梗阻、胃肠动力严重不足等情况，胶囊不能到达或观察全结肠，内镜可能出现胶囊滞留，而胃肠蠕动速度过快的患者则可能导致采集图像数量不足或病变图像识别不清。④受胃肠道清洁度的影响大。在检查前需要进行彻底的肠道准备，服用清肠剂的剂量需高于普通结肠镜检查。⑤不可控性。靠胃肠道蠕动前行，前行速度及方向具有不可控性，对可疑病变无选择性、针对性，发现病变后无法进行重点观察。⑥工作量大。图片数量较多，影响读片及工作效率。⑦缺乏统一的诊断标准。⑧费用昂贵，不适用于疾病筛查。

2. 结肠专用胶囊内镜

普通胶囊内镜具有对肠道病变漏诊率高等缺点，随着技术的不断创新，逐渐研发出结肠专用胶囊内镜（conlon capsule endoscopy，CCE）。第一代结肠专用胶囊内镜于2006年由以色列GI公司研制开发，2009年第二代结肠专用胶囊内镜（PillCam Colon 2，CCE-2）问世，大小为11.6mm×31.5mm，单侧摄像头视角172°，双侧360°，可覆盖整个结直肠黏膜；而且内镜拍摄速度随运动状态切换，具有自动适应帧率模式，静止不动时为4帧/s，运动时35帧/s。研究显示，该仪器的全结肠检查率可达92%。一项荟萃分析显示，在CRC高风险人群或有CRC症状或体征人群中，CCE对直径≥6mm和直径≥10mm的结肠息肉的敏感性分别为87%（95% CI：77%～93%）和89%（95% CI：77%～95%），特异性分别为76%（95% CI：60%～87%）和91%（95% CI：86%～95%）。

目前，CCE的缺点限制了其在CRC筛查中的应用，主要包括：①不能活检和治疗，无法控制胶囊行走的方向和速度；②不能对肠道进行灌注、抽吸液体，不能清洁肠道黏膜表面，当肠道出血量较大或肠道清洁度差时容易漏诊；③有嵌顿风险；④尚未进入医保。

欧洲胃肠道内窥镜学会（European Society of Gastrointestinal Endoscopy，ESGE）2012年公布的《结肠胶囊内镜指南》推荐CRC普通风险人群可采用结肠胶囊内镜进行筛查。2014年美国FDA建议结肠胶囊内镜仅适用于未完成全结肠镜检查且肠道准备充分的患者，同时表示该技术不可能对结肠进行全面评估。但是，目前FDA尚未批准使用CCE进行普通人群CRC筛查。2014年《结直肠癌筛查亚太最新共识意见》仍未定义结肠胶囊内镜在CRC筛查中的作用，仅建议在全结肠镜不能进行的情况下可以使用。2017年USMSTF的CRC筛查指南，建议当患者拒绝行常规筛查项目（如结肠镜、FIT、sDNA、乙状结肠镜、CT 结肠成像术等）时，可考虑每 5 年行 1 次 CCE 检查。2017 年 AGA 的《胶囊内镜临床实践指南》不建议用 CCE 取代常规结肠镜检查，但当患者不愿意或病情不适宜进行结肠镜检查时，CCE 是一种合适的替代方案。2018 年美国癌症协会指南中亦不建议常规使用结肠胶囊内镜进行 CRC 筛查。我国 2019 年制定的《中国早期结直肠癌筛查流程专家共识意见》中提及，综合成本效益考虑，目前国内暂不推荐 CCE 用于 CRC 人群筛查。

3. 磁控胶囊内镜

2010 年，SWAIN 等人第一次证实了胶囊内镜在人类食管和胃的可磁控性。2013 年，由上海安翰医疗技术有限公司和安翰光电技术（武汉）有限公司联合开发研制了世界首台磁控胶囊内镜（magnetic capsule endoscope，MCE），并在我国成功上市。磁控胶囊内镜是利用外部磁场控制设备，从而控制患者口服的胶囊内镜，克服了传统胶囊内镜无法控制的缺陷。全程无创伤、无痛苦，克服了既往消化道出血、严重肺疾病、脊柱疾病患者不能接受内镜检查的弊端。其由胶囊内镜、导航系统、实时监控系统和数据记录仪组成，通过导航系统产生的磁场强度来控制胶囊内镜在胃内朝各个方向运动。胶囊内镜大小为 27.0mm×11.8mm，拍摄视角 140°，图像分辨率 480×480dpi，拍摄频率 0.5～2.0 帧/s（自动调节）。导航系统分为两种，一种由类似于 CT、MRI 设备的磁场发生装置组成，另一种为手持导航系统，由磁体和手柄组成。目前主要应用于食管、胃等上消化道检查，暂未应用于下消化道检查。

4. 胶囊机器人

国外研发了一款胶囊机器人（capsule robot），胶囊长度为 18mm，用时插入直肠中，胶囊附着在一个比内窥镜细得多的系绳上，在与手臂机器人相连接的外部磁铁指导下进入整个直肠。此种胶囊结肠镜可以向后弯曲实现逆向观察。胶囊机器人不仅可以通过胃肠道进行诊断，还可以帮助治疗，进行组织活检或息肉切除，目前仍处于试验阶段。

5.CT 结肠成像术

CT 结肠成像术（CTC），也称仿真结肠镜（virtual colonoscopy）。普通螺旋 CT 检查对早期 CRC 的诊断缺乏特异性，近年来应用三维成像方法作 "CT 仿真内镜成像" 来观察整个大肠黏膜，即用螺旋 CT 沿大肠轴线在不同层面上进行扫描，再由计算机进行三维重构绘出模拟结肠图像。螺旋 CT 扫描速度快，可克服胃肠蠕动造成的伪影和漏层，而且可重建出内腔表面图像，加以人工伪彩和电影回放功能，能产生类似电子结肠镜的效果。一项研究表明，对 2531 名患者同时进行 CTC 及结肠镜检查，CTC 可以检测出 90% 由结肠镜筛查到的 ≥10mm 的病变。另一项研究显示，CTC 对直径 ≥10mm 的息肉检测的敏感度为 83%，对直径 6～9mm 的息肉检测的敏感度为 68%，息肉检测的特异度均大于 95%。如果第 1 次进行 CTC 检查，发现 1～2 颗直径为 6～9mm 的息肉，建议第 3 年再次进行 CTC 或全结肠镜检查；发现多于 3 颗直径为 6～9mm 的息肉或病变直径 ≥10mm 的息肉，建议直接进行结肠镜检查和治疗。美国 ACS、USMSTF、NCCN 最新版指南均把 CTC 列为 CRC 筛查手段，建议每隔 5 年进行 1 次筛查，然而，欧洲指南上并未接纳此项检查，亚太指南也不推荐使用 CTC 筛查，但在全结肠镜不能进行时可以使用。目前国内暂不建议将其应用于人群筛查，仅适用于部分无法完成全结肠镜检查的病例。

该项技术具有以下不足：①对肠道清洁度要求较高；②费用昂贵；③缺少技术诊断标准，无长期随访研究报告；④早期病变识别能力有限，对平坦型病变、锯齿状腺瘤（SSA/P）、LST 的识别能力有限；⑤患者需暴露在一定剂量的射线中（2018 年美国 NCCN 推荐每次暴露剂量应不超过 12.5mGy），因此不适合反复检查。基于以上不足，该项技术仅可作为结肠镜检查的补充手段，用于不能耐受结肠镜检查的患者或因肠腔狭窄结肠镜不能通过的肠段的筛查。

6. 气钡双重造影

气钡双重造影（DCBE）是经肛门灌注钡剂和适量的空气，气体使肠管充盈扩张，肠壁充分伸展，在肠黏膜表面均匀分布薄薄的一层钡剂，由于钡剂不易被 X 线通过，而空气容易通过 X 线，从而形成了气钡双重对比图像。操作时，通过变换患者体位使得空气和钡剂到达肠道的各个部位，使各处肠黏膜均能显示于对比图像之中，从不同角度发现肠道小病变。结肠癌气钡双重造影最基本的 X 线表现为软组织肿块、肠黏膜破坏中断、肠壁增厚、肠管狭窄、边缘僵硬及腔内龛影。一般情况下是多种征象同时存在，且气钡造影可以观察结肠的功能，如肠壁的柔软度、蠕动现象及肠腔排空情况。结肠气钡双重造影具有操作简单、肿瘤病变部位定位准确、诊断准确率高等诸多优点，但是对凹陷型或溃疡型肿物容易漏诊，尤其是当合并较大腺瘤的时候，由于影像信息重叠，肿瘤更容易漏诊。另外，当肿瘤位于结肠皱襞时，肿瘤影像信息与结肠皱襞重叠，也容易漏诊。此外，即使发现了病变，该技术也不能进行活组织病理学检查。研究表明，在结直肠肿瘤检查效能方面，CTC 明显优于 DCBE，尤其对直径 < 2cm 的病灶，CTC 检查更具优势。

目前该技术使用较少，主要用于无肠镜地区、不愿意接受结肠镜检查的患者及有肠镜检查禁忌证者，如既往肠镜检查不成功或有盆腔手术史者。国内权威指南如《中国结直肠肿瘤早诊筛查策略专家共识》《中国早期结直肠癌筛查及内镜诊治指南》《中国早期结直肠癌及癌前病变筛查与诊治共识》均不推荐结肠气钡双重造影为 CRC 筛查的手段。美国 NCCN、ACS、USMSTF 及亚太结直肠癌筛查指南亦均未推荐该方法为筛查手段之一。但 2018 年美国放射学会（American college of radiology，ACR）推荐可考虑采用 DCBE 进行 CRC 筛查，筛查间期为每 5 年 1 次。

四、组织病理学检查

CRC 常见的病理分型包括：①腺癌，普通型；②腺癌，特殊型（包括黏液腺癌、印戒细胞癌、锯齿状腺癌、微乳头状癌、筛状粉刺型腺癌）；③腺鳞癌；④鳞癌；⑤梭形细胞癌/肉瘤样癌；⑥未分化癌；⑦其他特殊类型癌；⑧癌不能确定类型。腺癌又可根据其管状结构的分化程度分为高分化、中分化和低分化腺癌。

早期 CRC 的主要病理学改变如下：①细胞核浓染、增大、极性消失，出现多种异型核分裂相；②腺体异型，腺上皮分布不规则或突然中断；③黏液间质有含黏液的异型细胞；④腺上皮呈"共壁现象"或"筛网状"改变。同时，在 HE 切片上或利用免疫组化评估标本是否存在肿瘤出芽（tumor budding）现象。肿瘤出芽是指肿瘤浸润的前沿间质内出现散在单个肿瘤细胞或小灶性肿瘤细胞群（少于 5 个细胞）。肿瘤出芽与 CRC 淋巴结转移、浸润深度和疾病预后密切相关。

活体组织病理学检查的局限性主要在于取材大小和部位受到限制。钳取的组织可能无法反映整个病变的性质和特征，钳取活检诊断阳性率只有 40%～60%。此外，钳取活检也无法判断癌组织浸润深度。因此，对于早期病变，结合内镜下病变特征进行综合判断尤为重要。在某些情况下，不合适的活检甚至会破坏病变特征，对后续的诊断和治疗产生影响。对于经综合评估可行内镜下治疗的病变可通过内镜下黏膜切除术（endoscopicmucosal resection，EMR）、内镜黏膜下剥离术（endoscopic submucosal dissection，ESD）等方法对病变部位进行完整切除并进行准确的组织学评估。早期 CRC 根据其浸润的层次又可细分为黏膜内癌和黏膜下癌。对于肠道，目前将浸润深度距黏膜肌下缘 1000 μm 以内分类为 SM1。由于 ESD 切除的标本很少可以做到把整个黏膜下层完整剥离，因此，很难按肿瘤组织浸润深度"等分"来划分成 SM1、SM2、SM3。总体而言，结直肠腺瘤和黏膜内癌为内镜下治疗的绝对适应证，向黏膜下层轻度浸润的 SM1 期癌为内镜下治疗的相对适应证，超过 SM1 的深度浸润需行外科手术治疗（详见本书第四章第五节）。

与此同时，在包埋时需要注意包括切缘，必要时应对标本做连续的切片检查，以正确判断病变性质、分化程度、浸润深度、淋巴管与血管内有无癌栓、切缘有无癌细胞残留等，为临床治疗提供准确依据。但由于标本连续切片病理检查存在工作量大、花费时间长、费用昂贵的问题，在临床工作中无法实现，故推荐临床在全瘤活检结合实体显微镜下靶向取材后再进行病理学检查。

五、血液检测

（一）血浆 ctDNA Sept9 甲基化检测

血浆 ctDNA Sept9 甲基化检测是第一项被 FDA 批准通过用于 CRC 筛查的血清学项目。研究表明，该技术对 CRC 检测的敏感性为 48%，但是对癌前病变如息肉的检测不敏感。该项技术操作简便、无创，但是价格昂贵，检测效能亦不如其他检测技术（如 FIT、全结肠镜检查等），并且无法检测进展期腺瘤，具有较低的成本效益比。需要注意的是，该技术对晚期 CRC 的检测比早期 CRC 更敏感。筛查间隔仍处于研究阶段，2017 年 USMSTF、2018 年 ACS 和 2020 年 NCCN 指南均不推荐将其作为人群筛查的 CRC 常规筛查项目。我国多个共识亦不推荐将其用于人群筛查，可作为个体化诊断的选择与补充。

（二）外周血循环肿瘤细胞检测

循环肿瘤细胞（circulating tumor cells，CTCs）是指自发或因诊疗操作导致实体肿瘤或转移灶释放进入外周血循环的游离肿瘤细胞。进入血循环后未被清除的肿瘤细胞通过迁移、黏附、相互聚集形成微小癌栓，最终发展为转移灶。CTCs 具有与原发肿瘤病灶高度相似的肿瘤特异性抗原和基因学特征，有极高的肿瘤特异性，可作为恶性肿瘤疾病的体外"液体活检"。目前，依赖影像学和肿瘤标志物的检查难以发现早期肿瘤的生长，而检测外周血中的CTCs对于早期肿瘤的发现、动态监测疗效和评估预后等都具有极高的临床应用价值，而且快捷、无创。CTCs在外周血中分布极其稀少，目前的检测策略一般分为两步，首先根据其特性进行分离富集，再对富集的可疑细胞进行鉴定，以确定是否为CTCs。CTCs在健康人及良性结直肠疾病患者的外周循环中含量极少，这使得CTCs检测作为CRC早期筛查的方法成为可能。

2018年美国临床肿瘤年会（American society of clinical oncology，ASCO）会议上的一项纳入620例受试者的前瞻性临床研究表明，使用CellMax仿生平台（CMx）检出CRC癌前病变的敏感性为76.6%，与结肠镜的筛查效果（76%～94%）接近；而对于CRC的敏感性高达86.9%，超过粪便潜血试验（FOBT）的筛查效果（62%～79%），与结肠镜检查的效果相同（75%～93%）。需要注意的是，由于CTCs检测平台的差异，CTCs在早期CRC筛查中的敏感性亦不相同。外周血CTCs检测无疑为早期CRC筛查的一项重要手段，但目前仍处于研究阶段，国内外多个CRC筛查指南均未推荐进行CTCs检测。

此外，CTCs检测在判断患者预后和疗效预测方面具有重要作用。外周循环中检测到CTCs提示CRC患者预后不良，外周循环中CTCs的数量与疾病的进展呈正相关，治疗过程中或术后复查时规范检测CTCs可帮助判断疾病的状态，与影像学检查及肿瘤标记物（如CEA）检测联合应用具有更高的临床指导价值。目前CRC术后复查进行CTCs检测时间点尚无公认标准，对于术后随访，我国《循环肿瘤细胞检测在结直肠癌中的应用专家共识（2018）》推荐根据NCCN结肠癌及直肠癌指南中所提到的随访时间，同时进行CTCs的检测：结合病史及查体，术后前2年，每3～6个月复查1次；术后3～5年，每6个月复查1次；术后5年后则根据情况决定是否需要继续行CTCs检测。

CTCs在血液循环中的数量、状态与疾病的早期诊断、肿瘤分期的细化、复发或转移风险的评估及治疗效果的判断等密切相关，尤其是对复发、转移性CRC具有更重要的意义。现阶段，CTCs检测仍面临一系列亟待解决的问题，仍需要更多的研究来证实其在CRC早期筛查和临床诊疗中的作用。

六、人工智能辅助检测

人工智能借助于新型算法和大数据的支持，在图像和语音识别领域不断取得突破，特别是深度学习（deep learning）和卷积神经网络（convolution neural network，CNN）的出现，使得数据特征的提取摆脱了人工提取低效和不完全的局限性，给人工智能的研究和发展带来了革命性推动。CNN由于其具有算法分类效果好、适应性强、可以有效识别图像并进行图像分割等优势而被广泛地应用于医学图像识别。

结直肠息肉人工智能检测，是人工智能消化内镜应用领域中发展最快的一个领域，也是最接近实用化的领域。从息肉的检出到息肉性质的判定（判定是肿瘤性或非肿瘤性）都已经进行了大样本的动态实时视频的检测，且准确率都达到了90%左右。早期息肉特征的获得主要通过人工设计程序提取息肉的边界（形状）、纹理、强度、颜色和时空特征等信息，但是只有保证完整准确地提取肠镜影像信息，才能减少对息肉特征的遗漏。然而在实际操作中，很难保证息肉智能识别的高度准确性，目前仍在不断研究和完善阶段。日本癌症中心的学者开发的基于人工智能的结直肠内镜辅助诊断系统，可辅助医师诊断图像中可能存在的病变，同时以警报的方式将病变部位告知医师。经对 705 张病变图像和 4135 张正常结直肠内镜图像进行测试，结果显示，人工智能系统对早期肠癌的检出率高达 98％。2019 年，日本奥林巴斯公司发布了一种搭载了人工智能的结肠镜，用于辅助内镜医师的诊断。

人工智能与消化内镜的结合，不仅能帮助基层医疗机构提高消化内镜的诊断水平，而且还有助于提高三甲医院的诊断效率，从而释放更多的医疗资源，解决医疗资源相对有限且分布不均的问题，将来在 CRC 筛查方面也有广阔的应用前景。

参考文献

[1] 许岸高，姜泊，余志金，等. 广东省社区人群大肠癌流行病学调查 [J]. 中华医学杂志，2007, 87(28): 1950−1953.

[2] 许岸高. 大肠癌高危人群分级筛查方案的应用 [J]. 中华医学杂志，2009, 89(48): 3385−3387.

[3] 许岸高，余志金，钟旭辉，等. 大肠癌高危人群筛查研究 [J]. 中华医学杂志，2010, 90(2): 116−118.

[4] 柏愚，杨帆，马丹，等. 中国早期结直肠癌筛查及内镜诊治指南 (2014 年，北京) [J]. 胃肠病学，2015, 20(06): 345−365.

[5] 中华医学会消化内镜学分会消化系早癌内镜诊断与治疗协作组，中华医学会消化病学分会消化道肿瘤协作组，中华医学会消化内镜学分会肠道学组，等. 中国早期结直肠癌及癌前病变筛查与诊治共识意见 (2014 年 11 月·重庆) [J]. 中华内科杂志，2015. 54(4): 375−389.

[6] 中华医学会消化病学分会肿瘤协作组，中华医学会消化病学分会. 中国结直肠癌预防共识意见（2016 年，上海）[J]. 胃肠病学，2016, 21(11): 668−686.

[7] 顾元婷，朱曙光，苏松，等. 磁控胶囊内镜 500 例胃部检查的临床应用分析 [J]. 中华消化内镜杂志，2016, 33(11): 778−783.

[8] MIN M, DENG P, ZHANG W H, et al. Comparison of linked color imaging and white−light colonoscopy for detection of colorectal polyps: A multicenter, randomized, crossover trial[J].Gastrointest Endosc, 2017, 86(4): 724−730.

[9] 郜玉兰，吴晓倩，郭磊磊，等. 磁控胶囊内镜的疾病筛查应用 [J]. 中国内镜杂志，2017, 23(07): 60−65.

[10] REX D K, BOLAND C R, DOMINITZ J A, et al. Colorectal Cancer Screening: Recommendations for Physicians and Patients From the U.S.Multi−Society Task Force on Colorectal Cancer [J]. Gastroenterology, 2017, 153: 307−323.

[11] SiEGEL R L, MILLER K D, JEMAL A.Cancer Statistics,2017 [J]. CA Cancer J Clin 2017, 67:7−30.

[12] 林泳，王红. 结直肠癌的筛查模式与筛查方法 [J]. 中华全科医师杂志，2017, 16(5): 342−345.

[13] 鹿志军，王伟强，蔡欢，等. 针对高危人群结直肠癌伺机性筛查的可行性分析 [J]. 胃肠病学，2017, 22(7): 423−425.

[14] REX D K, BOLAND C R, DOMINITZ J A. et al. Colorectal Cancer Screening: Recommendations for physicians and patients from the U.S. Multi−Society task force on colorectal cancer [J]. Am J Gastroenterol,

2017, 112(7): 1016−1030.

[15] DAWN P，SAMIR G, AHNEN D J, et al. NCCN Guidelines Insights: Colorectal Cancer Screening,Version 1.2018 [J]. J Natl Compr Canc Netw, 2018, 16(8): 939−949.

[16] LAM T H, WONG K H, CHAN K K L, et al. Recommendations on prevention and screening for colorectal cancer in Hong Kong [J]. Hong Kong medical journal, 2018, 24(5): 521−526.

[17] DOUBENI C A, CORLEY D A, QUINN V P, et al. Effectiveness of screening colonoscopy in reducing the risk of death from right and left colon cancer: a large community−based study [J]. Gut, 2018, 67(2): 291−298.

[18] 中国抗癌协会大肠癌专业委员会，中国结直肠肿瘤早诊筛查策略制订专家组. 中国结直肠肿瘤早诊筛查策略专家共识 [J]. 中华胃肠外科杂志, 2018, 21(10): 1081−1086.

[19] 兰平，李森茂，吴现瑞. 重视结直肠癌的筛查和预防 [J]. 中华消化外科杂志, 2018. 17(2): 121−126.

[20] WOLF A M D, FONTHAM E T H, CHURCH T R, et al.Colorectal cancer screening for average−risk adults: 2018 guideline update from the American Cancer Society[J].CA: A Cancer Journal for Clinicians, 2018, 68(4): 250−281.

[21] PROVENZALE D, GUPTA S, AHNEN D J, et al. NCCN Guidelines Insights: Colorectal Cancer Screening, Version 1.2018 [J]. J Natl Compr Canc Netw, 2018, 16: 939−949.

[22] WOLF A M D, FONTHAM E T H, CHURCH T R, et al.Colorectal cancer screening for average−risk adults: 2018 guideline update from the American Cancer Society[J].CA Cancer J Clin,2018,68:250−281.

[23] 薛鹏，乔友林，江宁. 人工智能在医学内窥镜诊断中的应用 [J]. 中华肿瘤杂志,2018,40(12): 890−893.

[24] 张政，张澍田，李鹏.2018 年美国癌症协会结直肠癌筛查指南解读[J]. 中国实用内科杂志, 2018, 38(09): 814−816.

[25] 王宇欣，杜奕奇，廖专，等. 胶囊内镜临床应用进展 [J]. 中华消化内镜杂志, 2018, 35(2): 150−152.

[26] 梁丽，于妍斐，张继新，等. 113 例早期结直肠癌及癌前病变内镜黏膜下剥离术标本处理及病理学评估 [J]. 中华消化内镜杂志, 2018, 35(7): 470−476.

[27] 中国研究型医院学会微创外科学专业委员会. 循环肿瘤细胞检测在结直肠癌中的应用专家共识 (2018) [J]. 腹腔镜外科杂志, 2019, 24(01): 74−80.

[28] 国家消化道早癌防治中心联盟联动成像技术临床应用专家组. 消化内镜联动成像技术临床应用建议 [J]. 中国实用内科杂志, 2019, 39(03): 239−244.

[29] 付一鸣，刘晓燕，韩泽龙，等. 人工智能辅助内镜在消化道早癌筛查应用研究进展 [J]. 中华消化内镜杂志, 2019, 36(4): 296−299.

[30] 郭林杰，胡兵. 消化内镜人工智能：风起与笃行 [J]. 中华消化内镜杂志, 2019, 36(4): 232−236.

[31] MILLER K D, NOGUEIRA L, MARIOTTO A B, et al. Cancer treatment and survivorship statistics,2019 [J]. CA Cancer J Clin , 2019, 69(5).

[32] 国家消化系统疾病临床医学研究中心 (上海)，国家消化道早癌防治中心联盟，中华医学会消化内镜学分会，等. 中国早期结直肠癌筛查流程专家共识意见 (2019, 上海)[J]. 中华消化内镜杂志, 2019, 36(10): 709−719.

[33] QASEEM A, CRANDALL C J, MUSTAFA R A, et al. Screening for Colorectal Cancer in Asymptomatic Average−Risk Adults: A Guidance Statement From the American College of Physicians [J]. Annals of internal medicine, 2019, 171(9): 643−654.

（卓静薇　黄思霖　靳丹丹）

第三节　结直肠癌筛查方案的制定

◆ CRC 筛查的主要目标是在疾病可治愈阶段发现癌症（减少死亡率）和摘除腺瘤（降低发生率）。确立筛查对象是制定筛查方案的第一步。

◆ 一般危险人群从 50 岁开始筛查，首选每 10 年进行 1 次结肠镜检查。炎症性肠病患者起病 8～10 年后应定期复查结肠镜，结果为阴性者每间隔 1～2 年复查，如果连续两次均为阴性，则改为每间隔 1～3 年复查 1 次，结肠镜检查 20 年后每年复查 1 次并行多处活检。

◆ 家族性腺瘤性息肉病（FAP）遗传学检测结果呈阳性的个体应该从 10 岁或 12 岁开始进行每年 1 次的乙状结肠镜随访。对于衰减型 FAP 的家族，由于息肉多分布在近端结肠且发病较晚，应当从 18～20 岁开始每年行 1 次结肠镜检查。如果基因突变的检测结果呈阴性，则同散发性 CRC 的筛查。

◆ 遗传性非息肉病性结肠癌（HNPCC）可疑家系均应进行 hMLH1、hMSH2 免疫组化和 MSI 检测。两者均呈阴性者，无需进行基因突变检测分析；两者有其一为阳性者，则需进行 hMLH1 和 hMSH2 基因种系突变检测分析。对于实验室筛查结果为阴性的人群，其筛查同散发性 CRC，而阳性者应当从 20～25 岁起或比家族中被诊断为 HNPCC 年纪最小患者的年龄提前 10 年开始结肠镜检查，每间隔 1～2 年进行 1 次。从 40 岁起，每年均应进行 1 次结肠镜检查。乳腺 X 线检查和卵巢超声波检查也适用于 Lynch 综合征 II 型具有乳腺癌及卵巢癌倾向的家族成员。

◆ 结肠癌术后患者建议术后 1 年内进行结肠镜检查复查，结果正常则下一次的结肠镜检查应在 3 年内；如果第 3 年检查结果也正常，则再下一次的结肠镜检查应在 5 年内。我国建议结肠癌术后患者术后 1 年内复查 1 次肠镜，之后每 2～3 年复查 1 次。直肠癌术后患者的最佳监测方法尚不清楚，但结合我国国情和疾病特征，建议直肠癌术后患者前 3 年内每 3～6 个月复查 1 次肠镜，以后每 2～3 年复查 1 次肠镜。

◆ 结肠镜检查是腺瘤性息肉摘除术后推荐的监测方法，随访间隔时间应该根据被摘除的腺瘤性息肉的数目、大小、病理结果而定。

　　CRC的生物学特性为其预防和筛查提供了条件，如前所述，其发生发展是一个多阶段、多步骤的过程。从癌前病变到癌症的各个阶段通常需要5～15年的时间，这就为CRC的筛查和早诊早治提供了可能。筛查的主要目标是在疾病可治愈阶段发现病变并及时处理。西方国家通过筛查、早期病变的处理及监测已取得巨大成效，其CRC的死亡率呈下降趋势；而未采取相应措施的亚洲国家结直肠死亡率却持续攀升。因此，亚洲各国需要根据国际共识和国内实际情况制定相应筛查和处理方案。

　　所谓筛查，是指应用快速的试验、检查或其他方法对未被识别的疾病或缺陷作出可能与该病有关的推断。筛查的目的有三方面：①早发现、早诊断、早治疗；②研究疾病的自然史；③发现处于高危状态的人群。对被筛查的个体而言，其目的在于在疾病的可治愈阶段检出癌症或癌前病变状态，从而采取相应的治疗措施，以提高生存质量和治愈率。对于有 CRC 或息肉症状和体征的个体，无需进行筛查而直接进行正确的诊断性检查。

完整的 CRC 筛查流程应该包括筛查人群的确立、筛查方法的选择、不同人群的筛查监控等。CRC 的筛查手段多种多样，加上各区域的疾病流行特征、筛检和诊治水平等方面差异较大，导致全球在应采取何种方式或何种方案最有效上未形成统一的认识。1980 年，美国癌症协会发布了第一篇关于 CRC 一般危险人群筛查的指南；自 1995 年以来，USPSTF 极力推荐普及肿瘤筛查。ACS、联邦结直肠癌协作组、美国消化内镜学会和美国国家综合癌症网等均各自发表了 CRC 的筛查指南，英国、加拿大也都有自己的筛查指南。各个指南在数据来源和指导意见上存在一定的差异，近年来各组织对指南都做了相应的更新。我国也根据国情制定了相应的指南。中华医学会消化内镜学分会消化系早癌内镜诊断与治疗协作组、中国医学会消化病学分会消化道肿瘤协作组以及中华医学会消化内镜学分会肠道学组于 2014 年共同发布了《中国早期结直肠癌及癌前病变筛查与诊治共识》，中华医学会消化病学分会和中华医学会消化病学分会肿瘤协作组也于 2016 年发布了《中国结直肠癌预防共识意见（2016 年，上海）》。2018 年《遗传性结直肠癌临床诊治和家系管理中国专家共识》和《中国结直肠肿瘤早诊筛查策略专家共识》相继出台，为我国的 CRC 筛查工作提供了指导文件。本节的撰写基于上述指南和共识以及笔者团队的研究数据。

完整的 CRC 筛查内容包括筛查目标、筛查对象、人群 CRC 风险分层、筛查方法及筛查间隔、筛查流程和确诊后的规范治疗和随访等。根据 2011 年由中华医学会消化病学分会颁布的《中国结直肠肿瘤筛查、早诊早治和综合预防共识意见》，我国 CRC 筛查策略包括：①人群筛查，采用在一般人群中初步筛查高危人群，对于高危人群行全结肠镜检查的序贯式筛查策略；②伺机性筛查，也称机会性筛查或个体筛查，可以是受检者主动就医，也可以是医师根据受检者的危险水平决定筛查方式和策略；③遗传性 CRC 的筛查和检测，包括 APC 基因相关性息肉病（包括经典家族性腺瘤性息肉病、轻型家族性腺瘤性息肉病、Gardner 综合征和 Turcot 综合征等）及遗传性非息肉病性结直肠癌（如 Lynch 综合征）等，其筛查对象除患者本人外，还应重视对有血缘关系亲属的 CRC 筛查；④ CAC 的筛查，IBD 是 CRC 发生的高危因素，可根据炎症性肠病的不同危险度分级，决定全结肠镜筛查的时间间隔。

一、筛查目标

CRC筛查的最终目标是降低人群CRC发病率和死亡率。筛查中期目标是提高早期癌在CRC总体中所占的比例，降低筛查间期CRC的发病率。筛查的短期目标着眼于提高人群筛查率，提高早期CRC及重要癌前病变（进展期腺瘤、广基锯齿状腺瘤及其他伴有高级别上皮内瘤变的病变）的检出率和提高结肠镜检查的质量。亚太结直肠癌筛查共识曾明确提出：结直肠癌筛查项目的各个环节都应进行审查和质量控制，主要通过监测多个短期指标实现。而且，筛测的短期目标在我国现阶段的可操作性较强。为了即时观察到CRC筛查项目或活动的成效，建议用短期目标代替最终目标。因此，我国2019年制定的CRC筛查指南推荐评估短期指标以促进CRC筛查项目质量持续改进，并酌情兼顾中、长期指标。

二、筛查对象

确立筛查对象，是制定筛查方案的第一步。需要注意的是，筛查和普查是两个需要区分的概念。筛查的主体是高危人群，而普查则是全体人群。此外，不同人种 CRC 的患病风险也并不完全相同。有研究发现，相较于白种人而言，非洲裔美国人 CRC 的发病率和死亡率要高很多，而且发病年龄也相对较年轻，其患侵袭性强、进展迅速的肿瘤的可能性更高，因此在非裔群体中需加强筛查力度。

需要注意的是，如果患者具有下列两项或以上症状者，应进行 CRC 诊断性检查而非筛查：①排便习惯改变（腹泻、便秘等）；②大便性状改变（变细、血便、黏液便等）；③肛门下坠（里急后重，有残便感）；④腹部肿块；⑤肠梗阻；⑥不明原因的下腹部不适或腹痛；⑦不明原因的贫血；⑧不明原因的消瘦或肿瘤全身症状（如乏力、低热等）。

三、筛查的起始年龄

研究资料显示，CRC 的发病率和死亡率是随着年龄增长而增加的，其危险基线在不同国家各不相同，因此国际上对 CRC 筛查的起始年龄目前也无统一标准。以往国外普遍把 50～75 岁作为 CRC 早诊筛查的目标年龄段，76～85 岁人群则根据个人健康状况选择是否参加筛查，大于 85 岁人群因筛查风险高于获益，故不再建议筛查。但在 2018 年 ACS 的 CRC 筛查指南中，建议一般风险人群的筛查启动时间应从 45 岁开始，这一建议较 2008 年 CRC 筛查指南推荐时间提前了 5 年，其主要依据是：①大量研究数据表明美国的 CRC 新发病例趋于年轻化，20～49 岁的美国人 CRC 发病率自 1989 年开始逐年上升，而 50 岁以上的新发病例逐年减少；②微观模拟模型分析显示，自 45 岁开始筛查，其获益大于风险，且 45～49 岁人群与 50 岁以上人群个人筛查意愿相似。而 2017 年 ASGE、2018 年 ACR 和 2020 年 NCCN 关于结直肠癌的筛查年龄则与早期指南一致，推荐除非洲裔美国人筛查始于 45 岁外，一般风险人群筛查年龄均从 50 岁开始。

然而，由于引起发病的高危因素、筛查技术、诊治技术等方面的差异，在界定筛查对象的起始年龄时需要根据我国的国情。2013 年中国肿瘤登记地区的 CRC 发病数据显示：在 40 岁以下，无论城市或农村，男性或女性，CRC 发病率基本无差异；但从 40 岁开始，农村与城市人群的 CRC 发病率开始出现分化，城市地区发病率开始高于农村地区，特别是城市男性。从整体上来看，我国 CRC 人群发病率从 30 岁开始到 80 岁均处于上升阶段，80 岁后转而下降，其中从 40 岁开始，随着年龄的增长发病率上升速度加快。此外，有观点认为，我国 CRC 发病年龄比国外早 8～10 年，建议将一般危险人群的起始筛查年龄定为 40 岁。

但我国人口基数大，不同地区的医疗条件与水平差异较大，在实际操作中还存在成本-效益的问题，因此，不同的筛查指南中关于筛查对象的起始年龄的界定尚存在一定的争议。2018 年由中国抗癌协会大肠癌专业委员会中国结直肠肿瘤早诊筛查策略制订专家组发布的《中国结直肠肿瘤早诊筛查策略专家共识》和 2019 年由中国临床肿瘤学会指南工作委员会制定的《中国临床肿瘤学会结直肠诊疗指南》中建议将起始筛查年龄定为 40 岁，但2011 年由中华医学会消化病学分会发布的《中国结直肠肿瘤筛查、早诊早治和综合预防共识意见》、2014 年由中华医学会消化内镜学分会消化系早癌内镜诊断与治疗协作组发布的《中国早期结直肠癌及癌前病变筛查与诊治共识意见》、由中华医学会消化内镜学分会发布的《中国早期结直肠癌筛查及内镜诊治指南》及 2019 年由国家消化系统疾病临床医学研究中心（上海）牵头制定的《中国早期结直肠癌筛查流程专家共识意见》中则建议将起始筛查年龄定为 50 岁。

四、筛查间隔时间

筛查的间隔时间取决于所采用的筛查方法。有研究认为，与"菜单选项"式的方法相比，被筛检者更愿意接受"首选方案"式的筛查。为了提高筛查率，建议采用"首选方案"式的筛查方法，简化和缩短与患者的讨论，从而提高患者接受筛查的可能性。但多种筛查方式的存在使得患者可以根据自身意愿以及可用资源进行选择。

各指南对筛查项目和筛查间隔的推荐意见存在一定争议。2018 年 ACG 指南推荐每 10年进行 1 次肠镜检查，每 5 年做 1 次 CT 结肠造影术（虚拟结肠镜），每 5 年做 1 次乙状结肠镜检查，每年做高敏 FIT、高敏 gFOBT，每 3 年行 1 次多靶点粪便 DNA 检测。需要注意的是，该版指南不再推荐将气钡双重造影作为 CRC 的筛查手段，关于以上筛查项目亦未做优先级推荐，但强调任何异常筛查结果均应后续及时跟进，实施肠镜检查。2019 年ACP 指南推荐一般风险人群每 10 年行 1 次结肠镜或乙状结肠镜检查，每 2 年行 1 次高敏gFOBT、高敏 FIT。2020 年 NCCN 指南推荐每 10 年行 1 次结肠镜检查，每 5～10 年行 1 次乙状结肠镜检查，每 5 年行 1 次 CT 结肠造影术，每年行 1 次高敏 FIT、高敏 gFOBT，每 3年行 1 次粪便 DNA 检测（包括高敏 FIT）。

在我国，结肠镜检查收费较低且大部分可以做到无痛，因此结肠镜是我国序贯式筛查的首要筛查手段。CT 检查由于费用较贵、存在辐射，并未在临床大规模使用；而乙状结肠镜则由于其无法进行近端结肠检查，故在国内罕有使用；胶囊结肠镜因肠道清洁程序复杂以及费用昂贵等原因，不适合在国内开展筛查。2018 年《中国结直肠肿瘤早诊筛查策略专家共识》和 2019 年《中国早期结直肠癌筛查流程专家共识意见》推荐一般风险人群每 5～10 年行 1 次高质量结肠镜检查，每年行 1 次 FIT 检测，每 1～3 年行 1 次多靶点粪便 DNA 检测。

本部分主要介绍 CRC 切除术后和大肠腺瘤摘除术后的随访监测方案，对于一些特殊情况的筛查见下文。

（一）结直肠癌切除术后的随访监测

研究显示，CRC 患者的同步结肠癌发生率为 3%～5%，CRC 根治患者术后约 19% 于10 年后、47% 于 20 年后、69% 于 30 年后，其剩余部分肠管可再发生癌变。因此，CRC 术后实施结肠镜监测对发现具有临床意义的同步或异时结直肠肿瘤和有治疗可能的复发癌具有重要意义。这里主要介绍CRC切除术后的消化内镜随访方案。

可治愈性结肠癌切除术后的紧密结肠镜检查随访理论基于最近研究发现这些患者异时癌的发生率比普通人群和患腺瘤性息肉的患者都要高，而且在术后的1年内行结肠镜检查以发现异时癌或异时腺瘤的效果最好。2015年《中国早期结直肠癌及癌前病变筛查与诊治共识》中建议结肠癌根治后的患者术后1年内复查肠镜，以后每2～3年复查肠镜。2016年USMSTF指南建议在根治性结肠癌切除术后1年内行结肠镜检查，若结果正常，则下次结肠镜检查的间隔时间为3年(即术后4年)，之后应每隔5年进行1次结肠镜检查。2019年欧洲胃肠内镜学会/欧洲消化肿瘤学会指南建议在CRC手术前或手术后（术前未行结肠镜检查者）6个月内进行高质量的围手术期结肠镜检查，根治术后1年内行结肠镜检查。若结果正常，下一次检查时间为3年后（即术后4年），在患者年龄≤80岁时，每隔5年复查1次结肠镜。2019年英国胃肠病学会/大不列颠及爱尔兰结直肠协会/英国公共卫生指南建议在术后1年内行结肠镜检查，若无异常发现，则每隔3年行1次结肠镜检查。2019年中国临床肿瘤学会指南建议：术后1年内行结肠镜检查，如果术前因为肠梗阻无法行全结肠镜检查，术后3～6个月检查。每次结肠镜检查时，若发现进展期腺瘤（绒毛状腺瘤，直径＞1cm，或是高度不典型增生）需在1年内复查；若未发现进展期腺瘤，则3年内复查，然后每5年1次。2019年日本结直肠癌研究学会指南建议根治性结肠癌术后第1年和第3年各进行1次结肠镜检查，该指南未强调后续的结肠镜监测方案。2020年NCCN指南建议：在根治性结肠癌切除术后1年内行结肠镜检查，若患者术前因为肠梗阻未能行全结肠镜检查，应在术后3～6个月内行结肠镜检查；若发现进展期腺瘤则应在1年内再次复查结肠镜；若结果正常，下次结肠镜检查的间隔时间为3年(即术后4年)，以后应每隔5年进行1次结肠镜检查。

直肠癌手术切除后患者的最佳监控方法尚不清楚。直肠癌患者术后局部复发的概率为2%～30%，复发概率的高低主要取决于肿瘤分期和治疗方案，也和手术方式密切相关，完整的直肠系膜切除可以明显降低术后复发率。研究显示，对局部进展期病变单独使用外科手术治疗2年的复发率为8.2%，而联合使用术前放疗和行完整的直肠系膜切除术则可使复发率降至2%。由于盆腔放疗的病人较少出现局部肿瘤复发的现象，美国临床肿瘤学会不主张对行盆腔放疗的术后患者行乙状结肠镜检查。美国结直肠外科医师学会建议行周期性的内窥镜检查来了解外科手术治疗后患者的吻合口情况，然而没有明确指定首选的检查方法和检查时间。目前没有高质量的前瞻性研究证实乙状结肠镜检查可以提高患者的生存率或复发性直肠癌的切除率。直肠癌术后的结肠镜随访的主要目的是发现新生腺瘤或异时癌，高位直肠癌的吻合口局部复发很少发生，而低位直肠癌的吻合口局部复查可以通过肛门直肠指检来监测。2015年的《中国早期结直肠癌及癌前病变筛查与诊治共识》中建议直肠癌根治后患者前3年内每3～6个月复查1次结肠镜，以后每2～3年复查1次肠镜。2016年USMSTF指南中指出，除了接受结肠镜随访方案外，没有接受放疗等新近辅助治疗方法的局部进展期患者和没有行完整直肠系膜切除术的局部进展期患者还应该在术后前2～3年内每3～6个月行1次乙状结肠镜检查或超声内镜局部监测。2017年欧洲肿瘤学会指南建议：一般风险人群在直肠癌术后1年内行结肠镜检查，之后每5年复查1次结肠镜直至患者75岁；术前因为肠梗阻未行全结肠镜检查者应在术后6个月内完善结肠镜检查；高危人群需要更积极地监测局部复发情况（未明确规定监测方案）。2019 年 JSCCR 指南建议根治性结肠癌术后 3 年内每年行 1 次结肠镜检查，该指南未强调后续的结肠镜监测方案。2019 年 ESGE/ESDO 指南、2019 年 ACPGBI/BSG/PHE 指南、2019 年 CSCO 指南及 2020 年 NCCN 指南均建议直肠癌根除术后患者采取类似结肠癌根治术后的结肠镜随访方案。各指南对 CRC 术后结肠镜监测建议如表 3-3-1 所示。

表3-3-1　结直肠癌术后结肠镜监测建议

临床指南	肿瘤类型	首次随访（距术后）	第2次随访（距上次肠镜）	后续随访（距上次肠镜）
USMSTF，2016 年	结直肠癌	1 年	3 年	5 年
ESMO，2017 年	直肠癌	1 年		5 年
ESGE/ESDO，2019 年	结直肠癌	1 年	3 年	5 年
ACPGBI/BSG/PHE，2019 年	结直肠癌	1 年	3 年	3 年
CSCO，2019 年	结直肠癌	1 年	3 年	5 年
JSCCR，2019 年	结肠癌	1 年	2 年	—
JSCCR，2019 年	直肠癌	1 年	1 年	1 年
NCCN，2020 年	结肠癌	1 年	3 年	5 年
NCCN，2020 年	直肠癌	1 年	3 年	5 年

注：USMSTF—美国结直肠癌多学会工作组；ESMO—欧洲肿瘤学会；ESGE/ESDO—欧洲胃肠内镜学会 / 欧洲消化肿瘤学会；ACPGBI/BSG/PHE—英国胃肠病学会 / 大不列颠及爱尔兰结直肠协会 / 英国公共卫生；CSCO—中国临床肿瘤学会，JSCCR—日本结直肠癌研究学会；NCCN—美国国家综合癌症网。

（二）结直肠腺瘤摘除术后的随访监测

结肠镜检查可以显著降低腺瘤性息肉摘除术后的 CRC 发生率，因此，结肠镜检查是腺瘤性息肉摘除术后推荐的首选监测方法。结直肠腺瘤摘除术后的随访间隔时间应该根据被摘除的腺瘤性息肉的数目、大小、病理性质而制定。一般认为，只要病理学具备下列任一条件者则认为是进展期腺瘤：①腺瘤直径≥ 1cm；②含绒毛成分为主；③重度不典型增生。进展型腺瘤多有恶变倾向，Winawer 等人主张检出进展期腺瘤患者应作为 CRC 筛查的首要目标人群。因此，《中国早期结直肠癌及癌前病变筛查与诊治共识》中对于无症状的息肉切除术后的患者推荐以下随访方案：①对于 1 ~ 2 个小管状腺瘤（直径＜ 10mm）以及低级别不典型增生的患者在息肉切除术后 5 ~ 10 年进行初次随访，具体间隔时间视患者意愿、医生的选择而定；②对于 3 ~ 10 个腺瘤，并且任何一个腺瘤的直径≥ 10mm、有绒毛结构、高级别不典型增生的患者，如果确定息肉史完全切除且整块切除的，在息肉切除术后的第 3 年进行随访，若随访结果如第①条，则随访间隔时间可延迟至 5 年；③在 1 次检查中发现 10 个以上的腺瘤的患者，则随访间隔时间应在 3 年以内，并考虑是否有潜在的家族息肉病史的可能；④对于接受分块切除无蒂型息肉的患者应该在术后的 2 ~ 6 个月进行随访，从而验证息肉是否被完全切除;⑤推荐对于疑有 HNPCC 的患者应加强随访。表 3-3-2 和表 3-3-3 分别展示了 2020 年 NCCN 和 2020 年 USMSTF 指南所推荐的肠息肉切除术后的随访监测方案。

表3-3-2　2020年NCCN推荐结直肠息肉切除术后监测方案

肠镜结果	第1次随访时间	长期随访计划
低危腺瘤(直径<1cm、数量≤2个)	5～10 年	未发现腺瘤或 SSP:10 年 发现腺瘤或 SSP:按照相关结果进行长期随访
低危 SSP(直径<1cm、数量≤2个、无不典型增生)	5 年	未发现腺瘤或 SSP:10 年 发现腺瘤或 SSP:按照相关结果进行长期随访
高危(多发或进展期息肉):TSA、高度异型增生的 SSP 或腺瘤、直径≥1cm 的 SSP、3～10 个腺瘤性息肉或 SSP、绒毛状或管状 - 绒毛状腺瘤或 SSP、直径≥1cm 的增生性息肉	3 年	未发现腺瘤或 SSP:5 年 发现腺瘤或 SSP:按照相关结果进行长期随访
≥ 10 个腺瘤		实行个性化管理,并建议参考息肉综合征监测标准
直径≥ 20mm 的无蒂或侧向发育性结直肠息肉	1. 能完全切除病变: (1)整块切除:1 年 (2)分次切除: ① 有高危因素(直径≥40mm 的侧向发育性息肉、术中出血、高度不典型增生或外侧 / 深切边缘阳性、宏观组织消融):6 个月 ②无高危因素(组织学上切缘未见异常):1 年 ③浸润性癌、低分化癌或淋巴管浸润且外侧或深切缘呈阳性:转外科手术治疗 2. 不能完全切除病变:转诊至具有内镜治疗肠息肉经验的医疗中心	①复发:重新进行内镜治疗或转诊至具有内镜治疗肠息肉经验的医疗中心 ②无复发:术后 1 年内行内镜检查,以后每 3 年复查一次

注:TSA—传统锯齿状腺瘤;SSP—无蒂锯齿状息肉

表3-3-3　2020年USMSTF推荐肠息肉切除术后监测方案

肠镜检查结果	建议行结肠镜检查的间隔时间
未发现腺瘤、SSP 或结直肠癌，发现 20 个以下直径 < 10mm 的 HP	10 年
1 ～ 2 个直径 < 10mm 的管状腺瘤	7 ～ 10 年
1 ～ 2 个直径 < 10mm 的 SSP	5 ～ 10 年
3 ～ 4 个直径 < 10mm 的管状腺瘤或 SSP，直径 ≥ 10mm 的 HP	3 ～ 5 年
5 ～ 10 个直径 < 10mm 的管状腺瘤或 SSP，直径 ≥ 10mm 的腺瘤或 SSP，绒毛状腺瘤或管状 - 绒毛状腺瘤，高度不典型增生性腺瘤，不典型增生性 SSP，TSA	3 年
病变直径 ≥ 20mm 的腺瘤或 SSP	6 个月后行第 1 次检测，第 1 次检测 1 年后进行第 2 次检测，第 2 次检测 3 年后进行下一次检测

注：TSA—传统锯齿状腺瘤；SSP—无蒂锯齿状息肉；HP—增生性息肉。

五、筛查的终止年龄

目前全球正逐步进入老年化社会，世界范围内老年人占的比例逐渐升高，相应地，适合 CRC 筛查的人数也越来越多，这也意味着 CRC 筛查的社会经济负担在逐渐增加。当前，各筛查指南对筛查起始年龄有相对统一的意见，但在筛查的终止年龄方面较少涉及。USPSTF 指南认为筛查适用于 50 ～ 75 岁的人群，76 ～ 85 岁人群不适合常规筛查，年龄大于 85 岁的人群则不必进行筛查。相较于 2008 年版本，2018 年 ACG 指南提出明确的筛查终点：对于身体健康状况良好、预期寿命超过 10 年的无特殊风险人群，定期 CRC 筛查终点应持续到 75 岁；对于年龄在 76 ～ 85 岁之间的人群，临床医生可根据患者的意愿、健康状况和病史给予个性化筛查建议；而对于年龄大于 85 岁的患者，不建议再行持续的 CRC 监测。我国结直肠肿瘤发病率从 50 岁开始明显上升，75 ～ 80 岁达到高峰，然后缓慢下降。2018 年《中国结直肠肿瘤早诊筛查策略专家共识》中建议将 40 ～ 74 岁的一般人群作为我国结直肠肿瘤早诊筛查对象，并建议将城市人群作为优先筛查对象。2019 年《中国临床肿瘤学会结直肠癌诊疗指南》中建议一般人群 CRC 筛查目标年龄段为 50 ～ 74 岁。但 2019 年《中国早期结直肠癌筛查流程专家共识意见》中建议一般人群筛查将 50 ～ 75 岁作为目标年龄段，无论有无高危症状。值得注意的是，随着人们生活水平的提高和人均寿命的延长，筛查的终止时间仍会不断变化。

六、特殊情况筛查建议

(一)炎症性肠病患者的结直肠癌筛查与监测

随着病程的延长,IBD 合并 CRC 的风险明显增加。因此,患病时间较长的 IBD 患者应该进行结肠镜筛查。同时需要指出的是,CAC 及癌前病变内镜下的形态往往多样且不典型,多为扁平状或锯齿状(Ⅱa 或侧向生长型)、边界不清,病灶呈多灶性且由于炎症、狭窄的存在而不易识别,容易漏诊。因此,结肠镜筛查难度更大。

关于进行内镜初筛的时间、筛查间隔时间、检测不典型增生的最佳方法和治疗不典型增生病变的措施,目前大部分的学会指南意见并不一致,但大多数指南均推荐在出现症状8 ~ 10 年后对患者开始进行第 1 次内镜检查和活组织检查(以下简称活检),评估疾病的严重程度并确认是否有必要进行下一步检查和治疗,部分共识意见推荐在症状出现 6 年后开始采取相应措施。所有的学会指南均推荐对患有左半结肠炎的 UC 患者和累及超过 1/3 结肠的 CD 患者进行内镜监测,筛查应该在病情稳定、炎症好转的阶段再开始实施。

关于内镜初检后的内镜监测间隔时间,各国推荐指南的意见也不同。对于有 IBD 相关癌变危险因素的患者,包括原发性硬化性胆管炎、广泛性结肠炎、内镜下或者组织学持续活动性炎性反应、发病年龄 < 50 岁、CRC 家族史、不典型增生病史或者结肠狭窄,所有指南均推荐患者每年进行 1 次内镜检查。如果病变仅限于直肠,则不需要监测。英国胃肠病协会(British society of gastroenterology, BSG)、欧洲克罗恩病和结肠炎组织(ECCO)推荐根据危险因素分层决定内镜监测的间隔时间。例如,2018 年 ECCO 指南建议高危患者[广泛性结肠炎伴中重度内镜和(或)组织学炎性反应、一级亲属 < 50 岁诊断为 CRC、有原发性硬化性胆管炎病史(包括原位肝移植术后患者)、5 年内有不典型增生或结肠狭窄病史者]每年进行 1 次内镜检查;中危患者[如广泛性结肠炎伴中度内镜和(或)组织学炎性反应、一级亲属 > 50 岁诊断为 CRC]每 2 ~ 3 年进行 1 次内镜检查。而低危患者(如广泛性结肠炎伴轻度内镜或组织学炎性反应、结肠炎病变累及 < 50% 的肠段)则每 5 年进行 1 次内镜检查;自 2014 年起,美国胃肠内镜学会建议连续两次内镜检查内镜及组织学黏膜无明显异常者可适当延长内镜监测间隔时间。中华医学会消化病学分会建议在 IBD 发病 8 ~ 10 年后进行常规结肠镜筛查,左半肠炎患者在发病 15 ~ 20 年后应开始进行定期筛查,建议每 2 年行结肠镜检查。

对于内镜筛查活检的要求目前也在不断改进。2010 年美国胃肠病学会建议 IBD 癌变的筛查推荐内镜下每隔 10cm 在结肠肠腔的四个象限分别活检至少 1 块(全结肠不少于 33 块),以便检出异型增生。2018 年 ECCO 指南建议:如果使用白光内镜,则应该对任何可见病变进行随机活检(每隔 10cm 在结肠肠腔的四个象限取样活检)和靶向活检。该指南提及靶向活检能提高异型增生检出率,如有条件建议使用高分辨率内镜进行活检。2019 年 BSG 指南建议使用高分辨率白光内镜或染色内镜进行靶向活检而非随机活检,若进行随机活检则建议每 10cm 进行 2 ~ 4 次活检。2020 年 NCCN 指南建议:内窥镜下(高分辨率/常规白光内镜)每隔 10cm 进行肠腔四个象限随机活检,全结肠活检数目不少于 32 块,对狭窄和肿块部位可进行额外的大量取样活检；如条件允许，建议进行染色内镜下靶向活检，且进行染色内镜下活检时，建议对每部分肠段分别进行 2 次组织活检。但是随机活检取样多、工作量大，且取样仅占整个结肠的 1% 左右，并不适合中国目前的国情。近期有研究提示，IBD 患者的多数不典型增生病变都是可见的，随着新型内镜技术如高分辨率内镜（high-definition endoscopy）、染色内镜（staining endoscopy）、图像增强内镜（image-enhanced endoscopy）和放大内镜（magnifying endoscopy）在临床中的应用日益广泛，胃肠道病变的识别率正不断提高。因此，内镜下的靶向活检可能比随机活检更有意义，尤其适合中国国情。目前推荐高分辨率染色内镜用于 IBD 相关性 CRC 和癌前病变的筛查，但不推荐窄带成像技术和激光共聚焦内镜用于筛查。

如果在随机活检中发现异型增生，则建议由一名对 IBD 监测有丰富经验的内镜医生重新检查。而对于内镜下不可见的低级别上皮内瘤变（low-grade intraepithelial neoplasia，LGIN）的处理仍存争议，需要内、外科充分沟通。尤其是中国患者，由于手术的依从性较欧美国家更低，大多数患者无法接受手术治疗。如果患者不愿意进行手术治疗，也可以考虑监测。如果发现内镜下可见 LGD 病灶，应在 3 个月内重新进行染色内镜检查和随机活检。不推荐采用全结肠切除的方法来预防 IBD 癌变，但对于一些特殊人群，如药物对于炎性控制情况不满意、病变反复发作、发现高级别上皮内瘤变（high-grade intraepithelial neoplasia，HGIN）或 CRC 者，则建议全结肠切除。

2020 年 NCCN 指南建议在 IBD 患者出现症状 8 年后进行第 1 次高分辨率内镜下靶向活检以进行内镜初检，并根据初检结果及患者发生 CRC 的风险制定进一步的随访计划（见表3-3-4）。

表3-3-4　IBD患者的结直肠癌筛查建议

检查结果	结果分类	结肠镜随访计划
内镜下不可见的不典型增生	胃肠道病理学专家确诊为不典型增生	参考 IBD 专家意见；行染色内镜检查；考虑外科手术治疗
	胃肠道病理学专家排除不典型增生	①低风险（无内镜下或组织学活动性炎性反应、左半结肠病变）：2～3 年 ②高风险（原发性硬化性胆管炎、广泛性结肠炎、活动性炎症、家族成员患结直肠癌年龄＜50 岁、假性息肉）：1 年
不可切除的息肉样病变或肿块		与 IBD 专家一起探讨行外科手术切除方案
可切除的病灶：无蒂或带蒂息肉、扁平病变	内镜下能完整切除	①低风险（增生性黏膜或正常黏膜、无内镜下或组织学活动性炎性反应、左半结肠病变）：2～3 年 ②高风险（原发性硬化性胆管炎、广泛性结肠炎、活动性炎症、家族成员患结直肠癌年龄＜50 岁、假性息肉、不典型增生）：1 年（注意：伴高度不典型增生或小块切除的增生性病变随访时间为 3～6 个月）
	内镜下不能完整切除	参考 IBD 专家意见；行染色内镜检查；考虑外科手术治疗

检查结果	结果分类	结肠镜随访计划
无不典型增生		①低风险（无内镜下或组织学活动性炎性反应、左半结肠病变）：2～3年 ②高风险（原发性硬化性胆管炎、广泛性结肠炎、活动性炎症、家族成员患结直肠癌年龄＜50岁、假性息肉）：1年
狭窄	穿透性狭窄	①低风险（增生性黏膜或正常黏膜、无内镜下或组织学活动性炎性反应、左半结肠病变）：2～3年 ②高风险（原发性硬化性胆管炎、广泛性结肠炎、活动性炎症、家族成员患结直肠癌年龄＜50岁、假性息肉、不典型增生）：1年（注意：伴高度不典型增生或小块切除的增生性病变随访时间为3～6个月）
	非穿透性狭窄	与IBD专家一起探讨外科手术切除方案

（二）遗传性结直肠癌的筛查与监测

有资料表明，20%～30%的CRC有明显遗传倾向。遗传性结直肠癌根据有无息肉大致可分为两类：第一类是以息肉病为特征，包括FAP等；第二类为非息肉病性结直肠癌，Lynch综合征是其中的典型代表。息肉综合征进一步细分为家族性腺瘤性息肉病（FAP）、错构瘤性息肉综合征和锯齿状息肉病综合征等。FAP包括疾病本身及其亚型，如Gardner综合征和Turcot综合征。错构瘤性息肉综合征包括遗传性色素沉着消化道息肉病综合征和幼年性息肉综合征。非息肉病综合征主要包括Lynch综合征和家族性结直肠癌X型。在临床上非息肉病综合征很难与没有家族史或未进行基因检测的散发腺瘤和癌区分开来。目前的CRC筛查指南建议主要涉及FAP和HNPCC这两种常见的家族性结直肠癌，故本节主要介绍这两者的CRC筛查和监测策略。

1.家族性腺瘤性息肉病

FAP是由APC基因突变引起的常染色体显性遗传病，约占所有CRC的1%，以遍布整个结直肠、数目大于100个的腺瘤性息肉和微腺瘤为临床表现，包括经典型家族性腺瘤性息肉病、减轻型家族性腺瘤性息肉病和MYH相关性息肉病。被诊断为FAP的个体最早发病年龄为6岁，平均年龄为15岁，至50岁时发展为CRC的风险几乎为100%。因此，应当对FAP患者及其家族成员进行APC基因、mutY DNA糖基化酶基因（mutY DNA glycosylase，MUTYH）突变检测等遗传学检测及专门咨询，主要检测方式包括一代测序（first generation sequencing，又称Sanger测序）联合多重连接依赖探针扩增法（multiplex ligation-dependent probe amplification，MLPA）或高通量测序（high-throughput sequencing，又称下一代测序，next generation sequencing，NGS）。

2018年中国《遗传性结直肠癌临床诊治和家系管理中国专家共识》建议如下：①对于腺瘤性息肉综合征的患者和突变基因携带者，建议从10～15岁开始，每年进行1次乙状结肠镜或结肠镜筛查，并从25～30岁开始随访相关肠外肿瘤；②如果20岁之前行结肠切除术，则监测时间也应提前；③对于基因检测结果为阴性的非突变携带者家系成员，与一般风险人群筛查策略相同；④对于未行基因检测的家系成员，建议从 10～15 岁开始，每年进行 1 次乙状结肠镜或结肠镜筛查，直到 24 岁；⑤对于基因检测持续阴性结果的成员，推荐在 24～34 岁每 2 年进行 1 次乙状结肠镜检查或结肠镜筛查、35～44 岁每 3 年 1 次、大于 44 岁每 3～5 年 1 次；⑥对于减轻型家族性腺瘤性息肉病家系成员，由于发病年龄较晚，突变基因携带者可从 18～20 岁开始，每 1～2 年行 1 次乙状结肠镜或全结肠镜检查，并持续终生。

2019 年英国胃肠病学会 / 大不列颠及爱尔兰结肠直肠协会 / 英国癌症遗传学小组指南中建议：①FAP 突变基因携带者应从 12～14 岁开始行结肠镜检查，每 1～3 年行 1 次结肠镜检查；②已行结肠切除术的 FAP 突变基因携带者应从手术当年开始接受结肠镜检查，筛查周期为每 1～3 年 1 次；③一级亲属确诊为 FAP 但未检测到 FAP 突变基因的儿童，应从 12～14 岁开始每 5 年进行 1 次结肠镜检查，直至诊断为 FAP 后按 FAP 突变基因阳性者进行管理或者 50 岁后按照一般人群的筛查进行管理；④不建议将乙状结肠镜用于常规 FAP 的筛查 / 监测。

2020 年 NCCN 指南推荐：①APC 基因检测结果阳性个体应从 10～15 岁开始进行每年 1 次的结肠镜（首选）或乙状结肠镜检查；②APC 基因检测结果阴性的个体，同一般人群的 CRC 筛查；③未行遗传学检测的个体应从 10～15 岁开始行每年 1 次的结肠镜检查（首选），24 岁以后每 2 年 1 次，34 岁以后每 3 年 1 次，44 岁以后每 3～5 年 1 次；④对于 AFAP 家系成员，APC 基因检测结果阳性者自青春期晚期开始每 1～2 年行结肠镜检查，未行基因检测者自青春期晚期开始每 2～3 年行结肠镜检查；⑤若病人行结肠切除术 + 结肠直肠吻合术则每 6～12 个月复查直肠情况，若病人行全结肠切除术和回肠储袋肛管吻合术则每 1～3 年复查回肠储袋情况；⑥基因突变的检测结果阴性的个体，则同散发性 CRC 的筛查。

2.Lynch 综合征

Lynch 综合征（LS）LS 是一种常染色体显性遗传肿瘤综合征，可引起结直肠及其他部位（包括子宫内膜、卵巢、胃、小肠、肝、胆、上尿道、脑和皮肤等）发生肿瘤，风险高于正常人群。LS 占所有 CRC 的 2%～4%，是最常见的遗传性结直肠癌综合征。其国际临床诊断标准一直基于 Amsterdam 标准，包括 1991 年的 Amsterdam 标准 I 和 1999 年的 Amsterdam 标准 II。2003 年全国遗传性结直肠癌协作组提出了中国人群 HNPCC 家系标准（后改为中国人 Lynch 综合征家系标准）（见表 3-3-5）。凡符合表中标准的患者，均应进行 LS 相关的基因筛查。

表3-3-5　Lynch综合征诊断标准的比较

诊断标准	家系描述	附加条件
中国人 Lynch 综合征家系标准	家系中至少有 2 例组织病理学明确诊断的结直肠癌患者，其中 2 例为父母与子女或同胞兄弟姐妹的关系（一级亲属）	符合以下任何一项：①至少 1 例为多发性结直肠癌（包括腺瘤）；②至少 1 例结直肠癌发病年龄＜50 岁；③家系中至少 1 例患 HNPCC 综合征相关肠外恶性肿瘤（包括胃癌、子宫内膜癌、小肠癌、输尿管和肾盂癌、卵巢癌和肝胆系统癌）

诊断标准	家系描述	附加条件
Amsterdam 标准 I	家系中至少 3 例明确诊断的结直肠癌患者	同时满足以下所有条件：①其中 1 例为其他 2 例的一级亲属；②至少累及连续的两代人；③至少 1 例发病年龄 < 50 岁；④排除 FAP
Amsterdam 标准 II	家系中至少有 3 例确诊为 Lynch 相关肿瘤（结直肠癌、子宫内膜癌和小肠癌等）的患者	同时满足以下所有条件：①其中 1 例为其他 2 例的一级亲属；②至少累及连续的两代人；③至少 1 例发病年龄 < 50 岁；④排除 FAP

注：HNPCC—遗传性非息肉性结直肠癌；FAP—家族性腺瘤性息肉病。

在分子遗传学上，LS 患者往往携带多个 DNA 错误修复基因（MMR），当其中一个或几个发生种系突变后疾病发生。将近 90% 的突变位点位于 MLH1、MSH2、MSH6 及 PMS2 基因上，其中 hMLH1 和 hMSH2 突变约占检出的种系突变的 90%，hMSH6 突变占 7% ～ 10%，hPMS2 突变占比不到 5%。2018 年《遗传性结直肠癌临床诊治和家系管理中国专家共识》中推荐对所有 CRC 患者进行肿瘤组织的 4 个 MMR 蛋白免疫组化或微卫星不稳定（MSI）检测来进行初筛，其中肿瘤组织 MMR 蛋白（MLH1、MSH2、MSH6、PMS2）免疫组化检测为基本推荐，肿瘤组织 MSI 检测为可选推荐。

LS 患者筛查 CRC 的起始年龄应根据患者在特定年龄发展成晚期腺瘤及 CRC 的风险来估计，已证实其发展成早期 CRC 的风险以及总的 CRC 风险均取决于所涉及的 MMR 基因。2018 年《遗传性结直肠癌临床诊治和家系管理中国专家共识》中建议：①对于实验室筛查结果为阴性的人群，其筛查同散发性 CRC；②对于 MLH1 或 MSH2 基因突变的携带者，应当从 20 ～ 25 岁起开始行结肠镜检查，每 1 ～ 2 年复查 1 次，若家族中 CRC 初发年龄 < 25 岁，则筛查初始年龄较其提前 2 ～ 5 年；③对 MSH6 或 PMS2 基因突变的携带者，则建议从 30 ～ 35 岁开始行结肠镜检查，每 1 ～ 2 年复查一次，若家族中 CRC 初发年龄 < 35 岁，则筛查初始年龄较其提前 2 ～ 5 年。

2019 年 ESGE 指南建议：① MLH1 或 MSH2 基因突变的携带者，应从 25 岁起开始行结肠镜检查，MSH6 或 PMS2 基因突变的携带者，应从 35 岁开始行结肠镜检查；②对无症状的 LS 患者每 2 年进行 1 次高质量的结肠镜检查，如果结肠镜检查质量不佳（肠道准备不佳或未能完全完成内镜操作过程），则建议在 3 个月内再次进行完全的结肠镜检查；③若患者出现特定症状（如贫血、直肠出血、腹痛），则建议把原定的监测计划提前，更早地进行结肠镜检查；④在 CRC 高危家族（一级亲属中至少有 2 位 CRC 患者或者至少 1 位在 50 岁前诊断为 CRC）中，其一级亲属应从 40 岁开始接受每 5 年 1 次的结肠镜检查。

关于终止年龄，2019 年 BSG、ACPGBI、UKCGG 指南建议：① MLH1 或 MSH2 基因突变的携带者，25 岁开始接受每 2 年 1 次的结肠镜检查；② MSH6 或 PMS2 基因突变的携带者，35 岁开始接受每 2 年 1 次的结肠镜检查；③在 CRC 高危家族（家系中至少有 3 位一级亲属确诊为 CRC，至少累及连续两代人）中，家族成员应从 40 岁开始接受每 5 年 1 次的结肠镜检查；④该指南明确提出筛查终止年龄为 75 岁。

2020 年 NCCN 指南中建议，LS 患者的监测计划需根据患者的随访结果适当调整：①未发现异常病理改变者，保持每 1～2 年复查 1 次结肠镜；②腺癌患者，根据临床情况考虑行部分或全肠段结肠切除术；③腺瘤患者，每 1～2 年复查 1 次结肠镜并完全切除肠息肉；④若患者的癌瘤不适合行内镜切除，建议根据临床情况行部分或全肠段结肠切除术，剩余肠段每 1～2 年复查 1 次；⑤伴高度不典型增生的腺瘤患者，每 1～2 年行复查 1 次肠镜或行结肠切除术。

另外，需要特别注意的是，女性 LS 患者易发生其他癌症，其发生 CRC 的风险达 24%～63%；其次是子宫内膜癌，其发生风险为 21%～70%，它是除 CRC 外女性 LS 患者最常见的肿瘤类型；再者，卵巢癌发生率为 6%～12%，乳腺癌也存在一定的发生风险。因此，乳腺 X 线检查和卵巢超声波检查也适用于患有 LS 并具有乳腺癌及卵巢癌倾向的家族成员，以便及早发现、及时干预、及早治疗。对于其他肿瘤，也需要采取相应的筛查策略。

七、筛查流程

结直肠肿瘤早诊筛查的实施不仅与筛查技术相关，也与医患双方对于筛查的认识程度、国家医保等相关政策、经济水平、当地医疗资源配置、人文风俗等密切相关，这也是目前 CRC 筛查存在诸多困难和争议的重要原因。基于此，目前我国 CRC 筛查仍未广泛开展。现有的 CRC 筛查技术各有优劣，在敏感性、特异性、经济性及患者依从性等方面均有不同程度的局限性。虽然结肠镜检查联合镜下病理活组织检查是目前公认的诊断 CRC 的最重要手段和金标准，但是鉴于我国人口因素、地区经济差异、医疗资源配置及技术不均一等国情，目前无法直接采用结肠镜进行大规模筛查。

因此，绝大多数开展 CRC 筛查的国家或地区普遍使用两步法筛查，我国多个指南也推荐人群筛查采用两步法。2018 年中国抗癌协会大肠癌专业委员会中国结直肠肿瘤早诊筛查策略制订专家组制定的《中国结直肠肿瘤早诊筛查策略专家共识》中推荐：在有组织的大规模人群筛查中（目标人群年龄为 40～74 岁），选择问卷风险评估和免疫法粪便隐血进行初筛，对于粪便隐血试验阳性者进一步行多靶点粪便检测，再对多靶点粪便检测阳性者行结肠镜检查，可在同样的人群筛查率的基础上进一步缩小高危人群，提高结肠镜下肿瘤检出率，减少不必要的结肠镜检查；对于体检中心开展的个性化结直肠肿瘤早诊筛查，则可选择多靶点粪便检测或直接结肠镜检查。《中国早期结直肠癌筛查流程专家共识意见（2019，上海）》亦推荐通过 CRC 筛查评分、问卷和（或）常用初筛试验筛选出高危人群。评分、问卷评定为高风险或 FIT、粪便 DNA 检测阳性者归为高危人群，其 CRC 及癌前病变的发生风险明显升高，需接受结肠镜检查；无任一项者为非高危人群（包括部分评分系统的低风险和中等风险人群），风险相对较低，建议采取多轮非侵入筛查和定期随访策略，可优化资源配置，提高筛查效率。参考国内外的 CRC 筛查策略，结合最新的高质量临床研究证据，该共识建议我国早期 CRC 人群筛查流程按图 3-3-1 执行。伺机性筛查的筛查方法则更加灵活，流程更体现个体化。

但值得注意的是，国外结肠镜检查成本远远高于国内，且在国外多靶点粪便DNA检测已列入医保报销项目，因此，多靶点基因检测更容易为患者接受。在国内的情况则不同，结肠镜检查费用相对较低，基于成本－效益的考虑，笔者认为是否有必要在问卷风险评估和免疫法粪便隐血阳性的基础上进一步行多靶点粪便检测仍值得商榷。

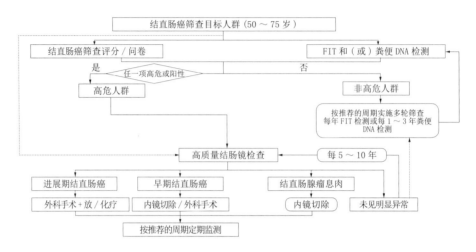

图3-3-1　早期结直肠癌筛查的简易流程

八、问题与挑战

尽管CRC筛查已经取得了一定成效，但在筛查的实施过程中仍存在诸多问题需要解决和完善。

（一）筛查起始年龄的性别差异

将年龄标准化后，女性患CRC和较大息肉（直径＞9mm）的风险低于男性。对年龄进行标准化前与男性相比，女性发生CRC在年龄上有7～8年的滞后。有证据表明，女性在绝经前其患CRC的风险相对较低；绝经后，可通过激素替代疗法继续维持较低的CRC发病率。此外，日本的一项前瞻性研究发现，女性怀孕可以降低CRC的发病率。上述证据都支持激素对延缓CRC的发生具有积极作用这一假说。同时，从社会经济学的角度出发，男、女性CRC的筛查起始年龄应该有所区别。然而，因为女性的平均寿命长于男性，延后筛查起始年龄可能会漏诊那些50岁以前患CRC的女性；而且将不同性别的筛查起始年龄进行区分会增加筛查的复杂性，对筛查的人群依从性影响尚不清楚。因此，必须进行更多的研究来评估是否有必要根据性别差异制定相应的筛查起始时间。

（二）筛查的间隔时间

筛查的间隔时间不仅依赖于结直肠肿瘤形成和进展的生物学情况，也和筛查方法的敏感性、特异性密切相关。由于可直接观察病变部位和检取组织标本，结肠镜联合病理学检查被视为 CRC 诊断的金标准，也用于其他筛检方法阳性时的最终确认。但结肠镜的准确率也无法达到 100%，依腺瘤大小的不同，其在常规结肠镜检查中的漏诊率高达 6%～25%，由此推论单纯 1 次的结肠镜筛查最高可能漏诊 25% 的结直肠腺瘤患者。同时，由于我国人口众多、各地发展不平衡、部分基层医院的内镜医师没有经过规范的内镜操作培训、缺少随访数据等原因，实际漏诊率可能更高。而目前大多数指南均建议普通风险人群在 1 次结肠镜检查结果为阴性后不超过 10 年应再进行筛查，那么漏诊的部分患者很可能进展为 CRC。筛查间期癌指筛查间期发展的进展期癌，是必须面对和攻克的问题。缩短筛查间隔时间和联合运用不同筛查机理的方法可能可以减少筛查间期癌的发生，但尚无法得知该策略对社会经济学及人群依从性的影响。有研究发现，在结肠镜、粪便 DNA 检测和粪便潜血试验三者中，患者更乐于接受粪便 DNA 检测作为常规筛查；而多靶点粪便 DNA 检测对 CRC 有较高的敏感性（83%）和特异性（82%）。综上所述，有望通过改进筛查方法来调整筛查间隔时间，在今后的研究中需要更多的临床数据来评估该问题。

（三）筛查方法的风险评估

尽管筛查可以降低 CRC 的发病率和死亡率，但各种筛查方法均存在一定的局限性，目前对 CRC 筛查方法本身带来的风险评估的研究有限。虽然粪便检测本身并不会直接导致身体伤害，但假阴性带来的漏诊和假阳性带来的后续确认检查可能会带来意想不到的不良后果。

如果所有的初始筛查方法均为阳性，那么最终都会被建议进行结肠镜检查。但即使是由经过正规培训的医师来进行结肠镜检查，在 1000 例检查中仍有 3～5 例患者有穿孔或出血等严重不良事件发生。穿孔可能发生在诊断或治疗的过程中，而消化道出血则主要和息肉摘除相关，可发生在操作过程中（术中出血）和操作过程后（术后迟发性出血）。当受检者年龄较大或同时合并其他严重身心疾病（如肾功能衰竭或肝功能不全）时，进行结肠镜筛查的风险增加，由于预期寿命的缩短，筛查的获益也明显降低。因此，在评估受检者的基础条件的前提下选择合适的筛检方法，或许有助于提高 CRC 的筛查效能。

（四）筛查路径的制定

我国人口基数庞大、医疗资源分布不均衡，对 CRC 自然人群进行筛查仍存在众多问题，主要表现在以下几个方面：①经济负担重。有资料显示，即便使用费用最低的粪便隐血试验、仅筛查 60 岁以上人群，每年全国性 CRC 筛查仍需要花费 180.81 亿元，这显然是目前的国家财政和医疗保险无法承受的。其他检查方法则花费更高。②卫生资源稀缺。我国目前尚缺乏专门针对 CRC 筛查的机构。国内相关文献报道显示，即便是在北京、浙江及广东这类一线城市和省份，大多是由当地疾病预防控制专家连同有条件的医疗单位对 CRC 进行筛查以作为示范性研究工作，而非国家层面的大规模筛查。③医务人员不足。目前国内都是由临床医务人员来兼职完成自然人群 CRC 筛查研究，如果进行全国性适龄自然人群结肠镜直接筛查则需要大量的专职医务人员和专门的医疗设施，将产生大量的结肠镜应检人群，无法与当前的医疗队伍相匹配，也无法满足这种需求。④检查水平参差不齐。目前国内结肠镜检查技术水平各地区之间、不同医疗机构之间存在较大差异，病变检出率亦存在差别。

通过初筛确定高危人群，对高危人群进行全结肠镜诊断性筛查的方法，可节约大量人力和物力。将适龄人群进行有效分层和精准初筛，在有效选择的高危人群中进行结肠镜检查并不断提高受检人群依从性，是更符合中国国情的人群筛查策略。在国内，建议系统性筛查与伺机性筛查有机结合，按照两步法的筛查模式开展筛查方案。

（五）筛查工作的人群依从性

国内外研究显示，CRC 的筛查情况受经济、居民对筛查手段的接受性及筛查对象的依从性等因素影响。国内研究表明，癌症筛查人群依从性较低，与人群筛查意识不强、受检人群对疾病的认知不足、宣传工作不到位、经济负担重、恐惧心理等因素有关。研究显示，美国 1974—2014 年 CRC 发病率下降 40%，死亡率下降 51%；而在这期间结肠镜检查率从 2000 年的 21% 提高到 2015 年的 60%。更值得注意的是，未普及肠镜筛查的青年人群，其 CRC 发病率以约 2% 的比例逐年增加。与此同时，由于人群依从性差而导致的筛查效率低仍是一个不容忽视的问题，即使是在欧美等发达国家，也存在同样问题。国内的一项研究显示，在影响 CRC 高危人群结肠镜检查依从性的原因中，前几项依次是结肠镜检查痛苦、花费高、害怕查出 CRC、单位体检已查。粪便隐血试验是目前国际上使用最广泛的筛查试验，但多次送检的方式大大降低了人群依从性。为提高筛查灵敏度，CRC 筛查一般要求行 2～3 次粪便隐血检查。例如 2020 年 NCCN 指南推荐连续 3 次收集粪便标本进行 gFOBT 检测，2015 年我国指南推荐采用连续 3 次 FIT，2019 年我国指南提及连续 2 个粪便样本的 FIT 检测成本效益更佳。由此可见，即使是国际上大力推荐的筛查技术，其人群依从性也不尽如人意，如何提高筛查方案的人群依从性、提高筛查效率是自然人群筛查所面临的一个普遍亟待解决的问题。为更好地开展 CRC 筛查工作，必须进一步研究影响人群依从性的因素并采取相应的措施来提高人群依从性。

（六）筛查工作的政府支持力度

CRC 筛查属于公共卫生事业，能有效降低患者死亡率，提高全社会居民的健康水平。目前我国还没有建立完整的全国性 CRC 筛查统计数据库，这对制定全国性筛查策略是一个不利因素。邓尚新等人对 15 项相关研究进行荟萃分析，结果提示筛查费用昂贵是导致患者依从性较低的一个重要因素。政府对相关工作的支持力度尚不足，筛查所需的高额费用让一些无症状患者不愿参与其中。居民对支付 CRC 筛查的接受度较低，支付额度有限，如需在更大范围人群中推广 CRC 筛查，需要政府和社会的支持。USPSTF 关注的重点已从筛查的特异性转移到筛查的重要性和普及性方面来，中国学者也应联合呼吁政府和社会关注我国的 CRC 筛查工作，呼吁将 CRC 的筛查纳入医保项目，争取得到国家基本医疗保险的支持，这有利于我们大规模开展 CRC 的筛查工作，达到早诊早治的目的。因此，希望政府部门不仅要在政策上进行鼓励，推动建立完善的 CRC 筛查体系，而且要给予足够的资金支持，完善医疗保险制度，使得更多人群享受到筛查服务。

参考文献

[1] 许岸高，余志金，钟旭辉，等. 自然人群大肠癌筛查方案的比较研究 [J]. 中华健康管理学杂志，2009，3(3)：155-158.

[2] 许岸高. 大肠癌高危人群分级筛查方案的应用 [J]. 中华医学杂志，2009，89(48)：3385-3387.

[3] 许岸高，余志金，钟旭辉，等. 大肠癌高危人群筛查研究 [J]. 中华医学杂志，2010，90(2)：116-118.

[4] 邓尚新，蔡全才，安薇，等. 结直肠癌筛查依从性影响因素定性研究的系统评价 [J]. 中华医学杂志，2010，90：2679-2683.

[5] FARRAYE F A, ODZE R D, EADEN J, et al. AGA medical position statement on the diagnosis and management of colorectal neoplasia in inflammatory bowel disease [J]. Gastroenterology, 2010, 138: 738-745.

[6] SUNG J J Y, NG S C, CHAN F K L, et al. An updated Asia Pacific Consensus Recommendations on colorectal cancer screening [J]. Gut, 2015, 64: 121-132.

[7] LAINE L, KALTENBACH T, BARKUN A, et al. SCENIC international consensus statement on surveillance and management of dysplasia in inflammatory bowel disease[J]. Gastroenterology, 2015, 148: 639-651.

[8] 中华医学会消化病学分会，中华医学会消化病学分会肿瘤协作组. 中国结直肠癌预防共识意见(2016年，上海) [J]. 中华消化杂志，2016，36(11)：721-733.

[9] 吴东，李景南，钱家鸣. 炎症性肠病患者结直肠癌前病变的内镜诊治——美国炎症性肠病不典型增生监测与管理国际专家共识解读 [J]. 中国实用内科杂志，2016，36(3)：195-198.

[10] KAHI C J, BOLAND C R, DOMINITZ J A, et al. Colonoscopy surveillance after colorectal cancer resection: recommendations of the U.S. multi-society task force on colorectal cancer [J]. Gastroenterology, 2016, 150(3): 758-768.

[11] ROBERTSON D J, LEE J K, BOLAND C R, et al. Recommendations on fecal immunochemical testing to screen for colorectal neoplasia: a consensus statement by the U.S. multi-society task force on colorectal cancer [J]. Gastroenterology, 2017, 152: 1217-1237.

[12] REX D K, BOLAND C R, DOMINITZ J A, et al. Colorectal cancer screening: recommendations for physicians and patients from the U.S. multi-society task force on colorectal cancer [J]. The American journal of Gastroenterology, 2017, 112: 1016-1030.

[13] GLYNNE-JONES R, WYRWICZ L, TIRET E, et al. Rectal cancer: ESMO clinical practice guidelines for diagnosis, treatment and follow-up [J]. Annals of Oncology : OFficial Journal of the European Society for Medical Oncology, 2017, 28: 22-40.

[14] 中国抗癌协会大肠癌专业委员会中国结直肠肿瘤早诊筛查策略制订专家组. 中国结直肠肿瘤早诊筛查策略专家共识 [J]. 中华胃肠外科杂志，2018，21(10)：1081-1086.

[15] 袁瑛. 遗传性结直肠癌临床诊治和家系管理中国专家共识 [J]. 实用肿瘤杂志，2018,33(1)：3-16.

[16] 唐碧玮，王学梅，吴静. 癌症筛查的现状及进展 [J]. 中国公共卫生管理，2018,34(06)：746-750.

[17] MORENO C, KIM D H, BARTEL T B, et al. ACR appropriateness criteria colorectal cancer screening [J]. J Am Coll Radiol, 2018, 15: S56-68.

[18] LAM T H, WONG K H, CHAN K KI, et al. Recommendations on prevention and screening for colorectal cancer in Hong Kong[R]. Hong Kong medical journal = Xianggang yi xue za zhi, 2018, 24: 521-526.

[19] SUN A, TSOH J Y, TONG E K, et al. A physician-initiated intervention to increase colorectal cancer screening in Chinese patients [J]. Cancer, 2018, 124: 1568-1575.

[20] TOSHIYA N, MASAMI A, AKIKO C, et al. Feasibility of segmental colectomy followed by endoscopic surveillance as a treatment strategy for colorectal cancer patients with Lynch syndrome [J]. Digestive Surgery,

2018, 35: 448−456.

[21] ANDREW M D W，ELIZABETH T H F，Timothy R C, et al. Colorectal cancer screening for average−risk adults: 2018 guideline update from the American Cancer Society[J]. CA: A Cancer Journal for Clinicians, 2018, 68: 250−281.

[22] 王润东, 许智超, 李兆申, 等. 提高结直肠癌筛查率相关方法的研究 [J]. 胃肠病学和肝病学杂志, 2019, 28(05): 489−493.

[23] MAASER C, STURM A, VAVRICKA S R, et al.ECCO−ESGAR guideline for diagnostic assessment in IBD Part 1: Initial diagnosis, monitoring of known IBD, detection of complications [J]. Journal of Crohn's & Colitis, 2019, 13(2): 144−164.

[24] 国家消化系统疾病临床医学研究中心 (上海), 国家消化道早癌防治中心联盟, 中华医学会消化内镜学分会, 等. 中国早期结直肠癌筛查流程专家共识意见 (2019, 上海)[J]. 中华消化内镜杂志, 2019, 36(10): 709−719.

[25] 中国临床肿瘤学会指南工作委员会. 中国临床肿瘤学会（CSCO）结直肠癌诊疗指南 [M]. 北京 : 人民卫生出版社, 2019.

[26] VAN L M E, ROOS V H, VAN H J E, et al. Endoscopic management of Lynch syndrome and of familial risk of colorectal cancer: European Society of Gastrointestinal Endoscopy (ESGE) Guideline [J]. Endoscopy, 2019, 51(11): 1082−1093.

[27] GUPTA S, PROVENZALE D, LLOR X, et al. NCCN Guidelines Insights: Genetic / Familial High−Risk Assessment: Colorectal, Version 2. 2019[J]. Journal of the National Comprehensive Cancer Network : JNCCN, 2019, 17(9): 1032−1041.

[28] MONAHAN K J, BRADSHAW N, DOLWANI S, et al. Guidelines for the management of hereditary colorectal cancer from the British Society of Gastroenterology (BSG)/Association of Coloproctology of Great Britain and Ireland (ACPGBI)/United Kingdom Cancer Genetics Group (UKCGG) [J]. Gut, 2020, 69(3): 411−444.

[29] GUPTA S, LIEBERMAN D, ANDERSON J C, et al.Recommendations for Follow−Up After Colonoscopy and Polypectomy: A Consensus Update by the U.S. Multi−Society Task Force on Colorectal Cancer [J]. Gastroenterology, 2020, 158(4): 1131−1153. e5.

[30] RUTTER M D, EAST J, REES C J, et al. British Society of Gastroenterology/Association of Coloproctology of Great Britain and Ireland/Public Health England post−polypectomy and post−colorectal cancer resection surveillance guidelines [J]. Gut, 2020, 69(2): 201−223.

[31] HASHIGUCHI Y, MURO K, SAITO Y, et al. Japanese Society for Cancer of the Colon and Rectum (JSCCR) guidelines 2019 for the treatment of colorectal cancer [J]. International journal of clinical oncology, 2020, 25(1): 1−42.

（余中贵　王新颖）

第四节　伺机性筛查

◆ 目前国际上主要有两种CRC筛查模式：系统性筛查和伺机性筛查。二者的目的都是减少癌症死亡率，但所采取的策略不同。系统性筛查面对一定区域的全部人群，而伺机性筛查主要面对临床就诊人群。

◆ 伺机性筛查人群依从性高，可改善患者预后、减轻家庭和社会医疗负担，适合我国国情，但是不能覆盖所有人群，人群不具有代表性，其得出的结论意义有局限性。CRC高危人群分级筛查方案，可推荐用于CRC伺机性筛查。

◆ 推荐全结肠镜检查作为伺机性筛查的首选方案，愈创木脂化学法粪便潜血试验或粪便免疫化学检测－肠镜作为次选方案。

如前所述，国内外循证医学研究结果均表明，筛查是降低CRC发病率和死亡率的有效措施。目前国际上CRC的筛查模式主要有两种：系统性筛查和伺机性筛查。本章前文已详细阐述系统性筛查的相关内容，本节主要介绍伺机性筛查。

伺机性筛查也称机会性筛查或个体筛查（individual screening）、个案筛查（case-finding）、个例检出（case-finding）。它是一种医患面对面的临床筛查方式，即将日常的医疗服务与目标疾病的筛查相结合，在医院、社区门诊和乡镇卫生院对就诊者及体检人群进行目标疾病的筛查，可以是受检者主动找医生寻求筛查，也可以由医生根据受检者的危险水平决定筛查方式和策略。其目的主要在于早期检出结直肠病变（包括部分癌前病变或疾病），优化治疗效果，但无法判断是否可降低某一人群或地区的CRC发病率。结构化的伺机性筛查，指由官方政策支撑、医疗保险系统支持，广泛覆盖目标人群，通过各种手段推动完成并关注质量、监测结果的目的性筛查。结构化的伺机性筛查以美国的广泛结肠镜筛查为典型代表，在我国尚未开展。

作为一种基于临床的结直肠肿瘤筛查模式，伺机性筛查的优点是方法简便、实用、可操作性强，不需要特殊经费支持和额外工作人员，且患者依从性较好、总费用低、可常年进行。缺点是无法判断筛查是否可降低某一人群或地区的CRC发病率，其得出的结论指导意义有局限性。但总体而言，伺机性筛查简便、实用、人群依从性较好，能明显缩小目标筛查人群，节省卫生资源，是我国CRC筛查的重要组成部分和有效措施，特别是在资源有限的情况下，建议集中力量开展伺机性筛查。加强CRC预防宣传和健康科普教育，结合当地实际情况，将系统性筛查与伺机性筛查有机结合，是符合我国国情的筛查模式。

一、筛查对象

在美国，伺机性筛查的工作主要由社区医生来完成，每个社区医生负责所在社区的卫生保健，对于来就诊的患者或保健者，根据其危险水平决定是否进行 CRC 筛查。目前其筛查对象主要分为三类：①主动到医院（社区或体检机构）进行健康体检的个体；②因其他疾病就诊，但有 CRC 高危因素的个体（本人无提示结直肠肿瘤的临床表现，但有明确的阳性家族史或个人史）；③非结直肠肿瘤症状的门诊患者等。筛查对象按照罹患 CRC 的危险性分成一般个体和高危个体，分别采用不同的策略进行筛查。本章第一节已对伺机性筛查的高危个体进行详细阐述，此处不再赘述。

需要注意的是，确定伺机性筛查人群时不需要考虑性别差异，不应作严格的年龄限制。国内学者韩英针对门诊患者进行研究，发现 35 岁以下的 CRC 患者占全部 CRC 患者的 5.78%，其癌前病变发生率占 20.47%。此外，广东地区的研究发现，6.1% 的 CRC 住院患者年龄小于 30 岁，提示年轻人群患有结直肠肿瘤占一定的比例。如果伺机性筛查的对象年龄限制过于严格，则易漏诊或误诊，但如果筛查的对象年龄门槛放得过低，则会增加筛查的社会成本。2019 年《中国早期结直肠癌筛查流程专家共识意见》推荐：进行伺机筛查时，无症状的一般个体参照人群筛查年龄范围，可酌情放宽，作为人群筛查未覆盖的年轻个体和高龄个体的补充；对于有相关症状和体征的个体，特别是便血、黏液脓血便、排便习惯改变、不明原因贫血、体重下降等高危症状的个体，则不作年龄限制。

二、筛查策略

2011 年《中国大肠肿瘤筛查、早诊早治和综合预防共识意见》指出结直肠肿瘤伺机性筛查的实施要点：①社区、医院门诊及健康体检中心均可实施初筛。②筛查方式和策略可因人而异。③结直肠肿瘤伺机性筛查分为初筛和精查两个步骤。初筛方法包括粪便隐血试验（免疫法 FOBT）和问卷调查（见伺机性筛查流程图）；初筛对象包括门诊就医及健康体检者。精查方法为全结肠镜检查；精查对象包括 FOBT 阳性者和问卷调查判定为高危的个体。不同人群的筛查策略如下：①一般个体。门诊及健康体检者常规进行粪便隐血试验（免疫化学法），结果呈阳性者建议行结肠镜精查。②高危个体。作为重点筛查对象，不必拘束于粪隐血试验（免疫或化学法）结果，建议进行高质量的结肠镜检查，必要时行肿瘤标志物检测和（或）遗传学检查。所有精查对象都应登记建档并根据后述具体条款安排定期随访。伺机性筛查流程图如图 3-4-1 所示。我国后期陆续推出的相关临床指南均未涉及伺机性筛查实施要点及细节。

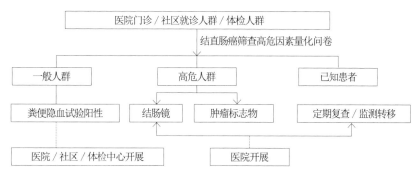

图3-4-1 伺机性筛查流程图

澳大利亚的研究推荐专科医生先对患者进行临床风险评估，然后根据国家卫生和医学研究委员会制定的指南选择合适的筛查方式。国内学者房静远等人支持通过前文所提及的方法，先将筛查对象分为一般个体和高危个体，再分别采用不同的筛查策略。一般个体先行粪便隐血试验，结果呈阳性者建议行结肠镜检查。而高危个体作为CRC筛查的重点对象，建议直接行结肠镜检查，必要时辅以肿瘤标志物和（或）遗传学检查。

许岸高等在广东惠州地区比较了高危问卷－肠镜筛查方案（见表3-4-1）与粪便隐血－肠镜筛查方案，发现前者比后者具有更高的效价关系（阳性预测值为0.43％vs0.22％），推荐CRC高危人群伺机筛查首选"高危问卷－肠镜筛查方案"。另外，我们对高危人群进行了分级，总结制定了CRC高危人群分级筛查方案（见表3-4-2），推荐用于CRC伺机性筛查。

伺机性筛查多在社区医院进行，考虑到多数社区医院不能进行内镜治疗和FAP遗传学实验，我们简化了CRC高危人群分级筛查方案，用于指导社区医院进行伺机性筛查（见表3-4-3）。当筛查检出结直肠肿瘤后，转上级医院治疗，术后由上级医院制定随访方案。

表3-4-1 结直肠癌筛查高危因素量化问卷

ID编号： 判定结果：①高危 ②一般

调查对象姓名		性别	①男 ②女	年龄	
住址	_____街道（乡镇）_____社区（村）_____幢（组）_____单元 _____室			邮编	
出生日期	_____年_____月_____日			家庭电话	
身份证号码				单位电话	
婚姻状况	①已婚 ②未婚 ③离婚 ④丧偶 ⑤未说明的婚姻情况（打"√"，下同）			手机号码	
文化程度	①文盲 ②小学 ③中专、中学 ④大学、大专 ⑤研究生				
职业	①农民 ②工人 ③ 个体户 ④各类专业技术人员 ⑤其他				

说明：请在下述相应的栏目打"√"或填写内容

一、本人有无慢性腹泻史：①有 ②无

二、本人有无慢性便秘史：①有 ②无

三、本人有无黏液便和（或）血便史：①有 ②无

四、本人有无慢性阑尾炎或阑尾切除史：①有 ②无

五、本人有无慢性胆囊炎或胆囊切除史：①有 ②无

六、近二十年来本人有无不良生活事件史：①有 ②无

　　如有，请打"√"：①离婚 ②配偶死亡 ③一级亲属死亡 ④子女失业 ⑤其他

七、本人有无癌症史：①有 ②无

　　如有，请具体回答癌症名称：　　　发病年龄：　　　诊断医院：

八、本人有无肠息肉史：①有 ②无

九、一级亲属（父、母、兄弟姐妹、子女）有无肠癌史：①有 ②无 ③不详

　　谁：　　　发病年龄：　　　在世与否：

　　谁：　　　发病年龄：　　　在世与否：

　　谁：　　　发病年龄：　　　在世与否：

十、本人有无吸烟史：①有 ②无

　　如有连续吸烟的时间：　　　每天吸烟量：

十一、你认为本人患有与其相关其他的重要疾病：

十二、大便隐血检查　第一次 FOBT ① + ② -　　第二次 FOBT ① + ② -

　　　　　　　　调查员签名：　　　调查日期：　　年　　月　　日

备注：

1.慢性腹泻指近 2 年内腹泻累计持续超过 3 个月，每次发作时间持续 1 周以上。

2.慢性便秘指近 2 年内便秘每年累计持续 2 个月以上。

3.不良生活事件史须发生在近 20 年内，并在事件发生后对调查对象造成较大精神创伤或痛苦。

表3-4-2　结直肠癌高危人群分级筛查方案

危险分级	筛查开始时间	结肠镜筛查时间间隔(替代方案)
一、高危Ⅰ级		
1. 大于 50 岁	50 岁	每 10 年 1 次（FOBT 每年 1 次或 FS 每 5 年 1 次）
二、高危Ⅱ级		
1. 结直肠癌家族史		
①一级亲属＜50 岁患癌，或 2 个以上一级亲属患癌无论年龄	40 岁起或比受累亲属中最年轻发病者早 10 年	如果正常，每 3～5 年 1 次
②一级亲属≥60 岁患癌，或 2 个以上二级亲属患癌无论年龄	50 岁	如果正常，每 5 年 1 次
③一级亲属患病年龄在 50～60 岁之间	40 岁	如果正常，每 3 年 1 次

危险分级	筛查开始时间	结肠镜筛查时间间隔(替代方案)
2. 大肠腺瘤家族史		
①一级亲属＜60岁患腺瘤	40岁起或比受累亲属中最年轻发病者早10年	如果正常,每5年1次
②一级亲属≥60岁患腺瘤	起始年龄个体化	如果正常,每10年1次(FOBT每年1次或FS每5年1次)
3. 个人患结直肠癌史 ①个人患结肠癌	切除术后1年	如果正常,以后每2～3年复查1次
②个人患直肠癌	切除术后1年	如果正常,术后第4年复查,以后每5年1次; 在低位切除术后,如果没有行盆腔放疗或直肠系膜切除术,则在头3年内每3～6个月检查1次,以后每2～3年复查1次
4. 个人患结直肠腺瘤史 ①患结肠腺瘤≤2个、直径＜1cm和仅有轻度不典型增生	不早于术后5年	头5～10年检查1次,如果正常,每10年复查1次
②进展期肿瘤或腺瘤＞3个	术后1年	头3年检查1次,如果正常,每5年复查1次
③绒毛状腺瘤伴可能切除不完全	术后2～6个月内	每3年检查1次
5. 胆囊切除10年以上	确诊时	每5年1次
6. 下腹部放疗史10年以上	确诊时	每5年1次
7. 结肠慢性血吸虫病	确诊时	每5年1次
8. 慢性阑尾炎	确诊时	每5年1次

三、高危Ⅲ级

1.HNPCC家族史	20～25岁起或比家族中最年轻发病者早10年	每1～2年1次,40岁以后每年1次
2.FAP家族史 ①FAP先证者遗传学试验(+)		
FAP亲属遗传学试验(+)	10～12岁	每年1次,如果没有息肉,每年1次到40岁,而后每3～5年1次(或FS同样间隔)
FAP亲属遗传学试验(−)	10～12岁	40岁前每7～10年1次,而后每5年1次(或FS同样间隔)
②FAP先证者遗传学试验(−)	10～12岁	每年1次,如果没有息肉,每年1次到40岁,而后每3～5年1次(或FS同样间隔)
3. 炎症性肠病(溃疡性结肠炎或广泛的克罗恩结肠炎)	发病8～10年后	每1～2年1次

注:FOBT—免疫法粪便潜血试验;FS—可屈式乙状结肠镜;HNPCC—遗传性非息肉病性结肠癌;FAP—家族性腺瘤性息肉病。

表3-4-3 社区结直肠癌伺机性筛查方案

危险分级	筛查开始时间	首选筛查方案
一、高危Ⅰ级		
大于 50 岁	50～75 岁	结肠镜每 10 年 1 次
	76～85 岁	FOBT 每年 1 次
二、高危Ⅱ级		
1. 大肠癌家族史	40 岁	结肠镜每 3～5 年 1 次
2. 大肠腺瘤家族史	40 岁	结肠镜每 5 年 1 次
3. 胆囊切除术	术后 10 年	结肠镜每 5 年 1 次
4. 腹部放疗术	术后 10 年	结肠镜每 5 年 1 次
5. 结肠慢性血吸虫病	确诊时	结肠镜每 5 年 1 次
6. 慢性阑尾炎	确诊时	结肠镜每 5 年 1 次
三、高危Ⅲ级		
1. HNPCC 家族史	20～25 岁起或比家族中最年轻发病者早 10 年	结肠镜每年 1 次
2. FAP 家族史者	10～12 岁	结肠镜每年 1 次
3. 炎症性肠病	发病 8～10 年后	结肠镜每 1～2 年 1 次

注：①对于有结肠镜检查禁忌证者，可选用免疫FOBT-气钡双重造影方案。
　　②76～85岁者，根据其健康情况决定是否筛查。
　　③FAP家族史者如果进行了遗传学试验，按相应筛查方案进行。
　　④结直肠癌和腺瘤性息肉术后者，按术后随访方案进行。

三、伺机性筛查的优势

人群依从性是影响筛查效果的重要因素。多项研究显示，在实际筛查工作中，伺机性筛查的人群依从性明显高于系统性筛查。国内学者韩英等人对 3389 例 50 岁以上参加年度体检的个体进行了结直肠肿瘤的伺机性筛查，统计发现受检人群依从性为 81.32%，粪便隐血试验阳性人群接受结肠镜检查的依从性为 50.31%，高于既往系统性筛查人群依从性。Harnett 等人对候诊大厅患者所做的一项研究报道，粪便隐血试验的依从性为 61.8%。目前我国社区人群对 CRC 筛查的依从性明显低于伺机性筛查受检人群，接受结肠镜的依从性分别为 33.25% 和 90.05%，结肠镜下结直肠肿瘤检出率分别为 10.59%～25.84% 和 37%～58%，其中 CRC 检出率分别为 0.43%～1.71% 和 4.8%～8.9%。

一项加拿大的研究认为，伺机性筛查之所以有那么高的依从性，可能与筛查实施者为社区医生或家庭医生，与被检人群相互熟悉有关。统计发现，绝大部分的人群 3 年内至少 1 次就诊于社区诊所寻求医疗意见，而有 70% 的人群每年会反复就诊。另外，长期服务于同一目标人群，使社区医生或家庭医生能够有机会观察到干预措施的效果和人群所获得的益处，而且可以为患者进行评估，从而决定最合适的筛查方式，避免筛查资源的浪费，节约医疗成本。

由此可见，开展结直肠肿瘤伺机性筛查可以更多地发现结直肠肿瘤，从而提高 CRC 的治愈率，这也是适合我国现行医疗制度和国情的筛查模式。

四、问题和建议

虽然系统性筛查是最理想的 CRC 筛查模式，但我国 20 多年来的实践证明，以人群为基础的无症状人群筛查 CRC 的模式不符合我国目前的国情及医疗体制。韩英等人通过结肠镜检查门诊人群发现大肠肿瘤检出率为 58.82%，其中 1 例 CRC、29 例结直肠癌前病变。另一项研究联合 4 家医院对门诊患者进行筛查，结果发现癌检出率为 8.91%，其中早期癌占 48.55%。因此，她们认为开展结直肠肿瘤伺机性筛查可以更多地发现早期癌和癌前疾病，从而提高 CRC 治愈率，符合我国现行医疗保险制度的主旨，是提高筛查效率和覆盖率的一种切实可行的方案，具有现实意义。但是，在实际工作中仍有一些问题是我们必须要重视的，笔者整理了一些主要的问题及建议。

（一）不能覆盖全部目标人群

伺机性筛查最大的缺点就是仅能检查到那些主动到医院就诊或进行健康体检的患者，而不能纳入没有就医的患者，从而有可能将一部分危险人群遗漏到筛查系统之外，降低了伺机性筛查的效能。使用设计良好的计算机程序系统来保证常规的预防工作登记和记录未参与筛查的个人信息，进而邀请这部分人群来进行筛查，则可弥补其不足。为解决这一问题，建议根据实际情况，将系统性筛查与伺机性筛查有机结合。

（二）提高筛查意识，规范筛查队伍

成功应用伺机性筛查的必要条件是开展足够的教育和培训，提高患者及医师的筛查意识，尤其是医师的筛查意识。Mandel 等人发现通过医师的咨询和劝告，81% 的 FOBT 阳性患者愿意接受随后的结肠镜检查。因此，加强全科医师和消化科医师的教育和培训工作对于提高筛查效率非常重要。目前 CRC 筛查工作大都由社区医生等一线基层医护人员来进行，他们往往缺乏流行病学方面的知识和培训。有研究显示，美国社区医生选择 CRC 筛查方案时往往是根据患者的意愿，而不是遵循国家有关筛查指南的意见。因此，规范筛查队伍，设立 CRC 筛查指导和监控机构或许有利于临床医生对筛查指南的贯彻和执行。

五、总结

目前国际上普遍应用的筛查模式主要包括系统性筛查和伺机性筛查。系统性筛查的实施主要是由政府支持作为一项预防性政策在一个区域开展，它需要计划实施的责任干预，如人口登记、有质量保证的随访追踪和评估，在这方面很多国家都还没有发展为成熟的系统性筛查。伺机性筛查取决于人群筛查中的个体成员或者他们的健康咨询员的推荐，虽然目前还没有充足的证据表明其有效性，但在临床单位中已经有不同的模式实施，有很好的应用前景。对二者的特征总结列于表 3-4-4。

总之，CRC 的筛查模式是目前国内外研究的热点。就目前中国医疗制度的特点来说，伺机性筛查更适合我国当前的国情。此外，伺机性筛查的人群依从性较高，进行伺机性筛

查的医疗机构往往具有较高的疾病诊断和治疗能力，通过有效的随机分组和人群匹配设计，也可以获得大量有指导意义的数据，值得我们进一步探索和推广。

表3-4-4　系统性筛查和伺机性筛查的比较

筛查模式	系统性筛查	伺机性筛查
目的	减少人群水平的癌症死亡率	减少个体水平的癌症死亡率
实施者	当地健康委员会的决策者	没有固定实施者
概要	预防性公共卫生	临床单位自发的医疗服务
目标人群	在一定范围内的所有人群	无症状患者
筛查方式	基于当地的癌症筛查指南选择	由个体或医师选择
敏感性	通常不选择最敏感的方法	通常选择最敏感的方法
特异性	为减少不必要的假阳性结果和相关的不良作用，特异性高是很重要的	特异性要求相对没那么高
质量监督	持续监督	没有监督
有效的经济来源	健康政策和卫生保健支持	个体支付
好处	人群获益最大	个体获益最大
害处	减少到最小或尽量避免	没有必要减少

参考文献

[1] 李世荣, 田素丽, 武子涛, 等. 序贯粪便隐血试验在自然人群连续性大肠癌普查中的应用 [J]. 世界华人消化杂志, 2004, 12: 137-139.

[2] 许岸高, 姜泊, 余志金, 等. 广东省社区人群大肠癌流行病学调查 [J]. 中华医学杂志, 2007, 87: 1950-1953.

[3] 徐永成, 许岸高. 遗传性非息肉病性大肠癌6家系临床分析 [J]. 现代消化及介入诊疗, 2007, 12: 13-15.

[4] KATIC M. Opportunistic screening carried out in the family medicine settings [J]. Croatian medical journal, 2008, 49: 110-113.

[5] 李世荣. 现阶段我国大肠癌筛查策略的思考 [J]. 胃肠病学和肝病学杂志, 2008, 17: 261-262.

[6] 韩英, 武子涛, 李世荣. 应倡导大肠肿瘤的"伺机性筛查"[J]. 中华内科杂志, 2008, 47: 725-726.

[7] 韩英, 武子涛, 李世荣, 等. 伺机性筛查2 756例大肠肿瘤结果分析 [J]. 中国误诊学杂志, 2008, 8: 2130.

[8] 许岸高 . 大肠癌高危人群分级筛查方案的应用 [J]. 中华医学杂志 , 2009, 89: 3385−3387.

[9] 许岸高 , 余志金 , 钟旭辉 , 等 . 自然人群大肠癌筛查方案的比较研究 [J]. 中华健康管理学杂志 , 2009, 3: 155−158.

[10] 韩英 , 李世荣 , 盛剑秋 . 开展大肠肿瘤 "伺机性筛查" , 提高早诊早治水平 [J]. 胃肠病学和肝病学杂志 , 2010, 19: 581−583.

[11] 韩英 , 武子涛 , 盛剑秋 , 等 . 大肠肿瘤伺机性筛查的临床应用探讨 [J]. 中华内科杂志 , 2010, 49: 618−619.

[12] 许岸高 , 余志金 , 钟旭辉 , 等 . 大肠癌高危人群筛查研究 [J]. 中华医学杂志 , 2010, 90: 116−118.

[13] XU A G, YU Z J, JIANG B, et al. Colorectal cancer in Guangdong Province of China: A demographic and anatomic survey [J]. World Journal of Gastroenterology, 2010, 16: 960−965.

[14] 中华医学会消化病学分会 . 中国大肠肿瘤筛查、早诊早治和综合预防共识意见 [J]. 胃肠病学和肝病学杂志 , 2012, 29: 61−64.

[15] 韩英 . 国内外大肠癌筛查回顾与现状—推荐 "伺机性筛查" 模式 [J]. 胃肠病学和肝病学杂志 , 2012, 21: 99−102.

[16] 刘阳成 , 陈娅蓉 . 不同人群大肠肿瘤筛查现状研究与思考 [J]. 医学信息 , 2015, 9: 351−353.

[17] BRAY C, BELL L N, LIANG H, et al. Colorectal Cancer Screening[M]. WMJ : official publication of the State Medical Society of Wisconsin,2017.

[18] 王振军 , 付李缘 . 大肠癌筛查共识与争议 [J]. 临床外科杂志 , 2018, 26(10): 721−723.

[19] 李燕 . 自然人群大肠癌筛查及危险因素的病例对照研究 [D]. 宁夏医科大学 , 2018.

[20] 王锡山 . 中美结直肠癌流行病学特征对比及防控策略分析 [J]. 中华结直肠疾病电子杂志 , 2019, 8: 7−11.

[21] 国家消化系统疾病临床医学研究中心 (上海), 国家消化道早癌防治中心联盟 , 中华医学会消化内镜学分会 , 等 . 中国早期结直肠癌筛查流程专家共识意见 (2019, 上海)[J]. 中华医学杂志 , 2019, 99(38): 2961−2970.

（张晓慧　陈昭）

第四章

早期结直肠癌的诊断与内镜下治疗

第一节 早期结直肠癌概念的变迁及病理学诊断

◆ 早期结直肠癌指的是浸润深度局限于黏膜及黏膜下层的结直肠上皮性肿瘤，无论有无淋巴结转移。其中，高级别上皮内瘤变指的是肿瘤局限于结直肠黏膜隐窝上皮内、未突破基底膜侵犯黏膜固有层，亦有文献称之为上皮内癌。癌肿浸润黏膜固有层、可累及但未突破黏膜肌层的称为黏膜内癌（intramucosal carcinoma）；浸润至黏膜下层但未侵犯固有肌层的癌称为黏膜下癌（submucosal carcinoma）。

◆ 异型性（atypia）是指肿瘤组织无论在细胞形态还是在组织结构上，都与其来源的正常组织有不同程度的差异。

◆ WHO 2000年分类最早将用于描述宫颈癌前病变的"上皮内瘤变"（intraepithelial neoplasia, IN）一词纳入消化道癌前病变诊断，用来代替不典型增生或异型增生等名称；把胃肠黏膜从反应性增生到浸润性癌的系列变化分为反应性增生、不能确定的IN（即难以区分是反应性增生还是异型增生）、低级别IN（low-grade, LGIN）、高级别IN（high-grade, HGIN）及浸润性癌五大类。

◆ 由于黏膜内癌的转移风险接近于零，故在结直肠癌的TNM肿瘤分期中将其视为原位癌以避免过度治疗。

一、早期结直肠癌的定义

早期结直肠癌指的是浸润深度局限于黏膜层或黏膜下层的结直肠上皮性肿瘤，无论有无淋巴结转移。其中，肿瘤局限于黏膜层、未突破黏膜肌层的为黏膜内癌（pTis），浸润至黏膜下层但未侵犯固有肌层的为黏膜下癌（pT1）。由于大肠黏膜层淋巴管稀少，因此黏膜内癌一般无淋巴结转移，内镜下或手术局部切除可完全治愈，但累及黏膜下层的早期结直肠癌有5%～10%发生局部淋巴结转移，因此，在内镜治疗后需要进行充分的评估。

早期结直肠癌按组织学可分为腺癌（低分化、中分化、高分化）、黏液腺癌、印戒细胞癌、锯齿状腺癌、髓样癌、腺鳞癌和未分化癌等类型。

二、癌前癌变相关的病理术语

（一）异型性

这是一个病理学概念，指肿瘤组织无论在细胞形态还是组织结构上，都与其来源的正常组织有不同程度的差异，这种差异称为异型性。肿瘤异型性的大小反映了肿瘤组织的成熟程度（分化程度）。任何癌组织中都会出现细胞的异型性，为描述上皮细胞的这种恶性特征，过去先后采用过间变（anaplasia）、非典型增生（atypical hyperplasia）、异型增生（dysplasia）等术语。间变指的是恶性肿瘤细胞缺乏分化的状态，异型性显著。间变的肿瘤细胞具有明显的多形性（pleomorphism），即瘤细胞之间的大小和形状有很大变异。非典型增生指细胞增生并出现类似肿瘤的异型改变，但还不足以诊断为肿瘤的一些病变，需明白在细胞修复、炎症等情况下也可以出现非典型增生。异型增生专用于表述肿瘤细胞或组织的形态变化，其特征性的表现为上皮细胞核大深染、核浆比例增大、细胞核可由上皮层基底侧排列至异常增生占据上皮全层，根据细胞核和组织结构的异型程度，可分为轻度、中度、重度三级。

（二）上皮内瘤变与癌变

单纯的异型增生并不能直接诊断为癌变，因为癌必须具备侵袭或转移的恶性行为。按照目前对结直肠癌的认识，只有当癌细胞突破黏膜肌层，浸润至黏膜下层时，才能称为浸润癌，需要手术根除及辅助化疗。那么，异型增生局限于黏膜层内，同时基底膜突破出现所谓的局灶癌变或息肉癌变时，究竟应称为早期癌还是异型增生，历来国际上争议较多。日本学者将重度异型的腺体定义为癌变（黏膜上皮内癌或癌在腺瘤中），而欧美学者则强调异型细胞需有明确的浸润证据方能确诊为癌。为了统一不同的诊断术语，学界先后召开了多次国际研讨会，以规范治疗方案。1998年维也纳国际研讨会上提出了一个国际统一的胃肠上皮性肿瘤分类建议标准，2002年又对此标准进行了部分修订，称为 Vienna 2002分类。世界卫生组织2000年分类最早将用于描述宫颈癌前病变的"上皮内瘤变"一词纳入消化道肿瘤的诊断，用来代替不典型增生或异型增生等名称，把胃肠黏膜从反应性增生到浸润性癌的系列变化分为反应性增生、不能确定的 IN（不具备异型增生的形态特点，但具有特定的可被识别出来的组织学形态）、LGIN、HGIN 及浸润性癌五大类。LGIN 相当于轻度和中度异型增生，形态学上表现为上皮细胞核呈梭形、紧密排列于上皮层基底膜侧，腺体稍不规则，可有出芽和分支，腺体分泌常减少；HGIN 则表现为细胞核大深染，占据上皮层全层 1/2 以上或累及全层，腺体排列紧密、形状不规则，可出现筛状结构或呈背靠背排列，核仁明显、核分裂象易见，腺体分泌减少或消失。结直肠高级别肿瘤（high-grade neoplasia）包括重度异型增生、原位癌、原位癌可疑浸润、黏膜内癌 4 种病变。由于癌细胞在黏膜层出现转移的风险几乎为零，因此异型增生的细胞限于上皮内或瘤细胞即使突破腺体基底膜侵犯黏膜固有层内而无穿透黏膜肌层者，均可视为伴有 HGIN 的高级别肿瘤或原位癌（pTis），以避免过度治疗。

参考文献

[1] 中华医学会消化内镜学分会,中国抗癌协会肿瘤内镜学专业委员会.中国早期结直肠癌筛查及内镜诊治指南（2014,北京）[J].中华医学杂志,2015,95 (28): 2235−51.

[2] 中华医学会消化内镜学分会消化系早癌内镜诊断与治疗协作组,中华医学会消化病学分会消化道肿瘤协作组,中华医学会消化内镜学分会肠道学组,等.中国早期结直肠癌及癌前病变筛查与诊治共识 [R].中国实用内科杂志,2015, 35(3): 211−227.

[3] 李玉林.病理学 [M].7 版.北京:人民卫生出版社,2008.

[4] 张亚历.实用消化病学 [M].北京:清华大学出版社,2009.

[5] DIXON M F. Gast rointest inal epithelial neop lasia:V ienna revisited [J]. Gut, 2002, 51(1): 30−131.

[6] HAMILTON S R, AALTONEN L A. World Health Organization classification of tumours. Pathology and genetics of tumours of the digestive system[J]. Lyon: IARC Press, 2000, 105−119.

[7] 朱雄.学习和掌握肿瘤的 WHO 分类,提高病理诊断和研究的水平 [J].中华病理学杂志,2006, 35(11): 646−650.

（黄思霖　王新颖）

第二节 早期结直肠癌的内镜诊断

◆ 早期结直肠癌的内镜下形态分型以巴黎分型为主，主要分为隆起型、平坦型及凹陷型三大类。
◆ 放大染色内镜对结直肠肿瘤的分型包括腺管开口分型、佐野分型、广岛分型、昭和分型、慈惠分型、NICE 分型、JNET 分型。
◆ 在结直肠肿瘤的筛查、诊断中，常用的特殊内镜技术除了放大染色内镜之外，还有超声内镜、共聚焦激光显微内镜等。
◆ 影响结肠镜检查质量的因素包括肠道准备质量、患者的配合程度、内镜医师的技术和经验以及内镜设备等。

一、早期结直肠癌内镜下形态分类及表现

早期结直肠癌的内镜下形态分类以巴黎分型为主，主要分为隆起型、平坦型及凹陷型三大类（图 4-2-1）。

（一）隆起型

隆起型病变可表现为明显隆起于肠腔，基底部直径明显小于病变的最大直径（有蒂或无蒂型）；或病变呈半球形，其基底部直径明显大于病变头部直径。可进一步细分为以下 3 个亚型：① I p 型（有蒂型），瘤体基底部与肠壁之间可见明显的蒂连接；② I sp 型（亚蒂型），瘤体基底部与肠壁之间可见亚蒂连接；③ I s 型（无蒂型），瘤体呈明显的半球形隆起，基底部直径明显大于病变头端的最大直径，基底部与肠壁之间无蒂连接。

（二）平坦型

平坦型病变可表现为轻微隆起、平坦或轻微凹陷，与周围黏膜无明显的高低差。并可进一步细分为以下 4 个亚型：① II a 型（浅表隆起型），病变高度略高于周围黏膜，若在 II a 型病变上伴有线样凹陷，凹陷深度极浅、界限不清、范围小的情况，则称为 II a+dep 型；② II b 型（浅表平坦型），病变与周围黏膜几乎无高低差；③ II c 型（浅表凹陷型），病变略低于周围黏膜；④侧向发育型肿瘤（laterally spreading tumor, LST），一般为直径 ≥ 10mm 的平坦型病变，可根据肿瘤表面是否有颗粒聚集，进一步分为非颗粒型 LST（表面没有颗粒及结节者）及颗粒型 LST（表面可见颗粒或者结节者）。

（三）凹陷型

凹陷型病变其实就是肿瘤呈溃疡样改变，病变的高度明显低于周围正常黏膜。

在临床实际工作中，常发现单个结直肠肿瘤存在多种不同的形态学表现，较为常见的有：①Ⅱc+Ⅱa型，浅表凹陷病灶中伴有略隆起性改变的边缘；②Ⅱa+Ⅱc型，浅表隆起病变中央伴有略凹陷性病灶；③Ⅰs+Ⅱc，隆起型病变中有略凹陷性病灶；④Ⅱc+Ⅲ型，在浅表凹陷型病变中央可见溃疡形成；⑤Ⅲ+Ⅱc型，在溃疡边缘可见短的浅表凹陷病灶。在临床工作中应仔细辨认。

巴黎分型中，Ⅰs型和Ⅱa型均为隆起型，Ⅱc型和Ⅲ型均为凹陷型，如何进行区分？内镜检查时，活检钳的钳杯是个很好的参照物。一般情况下，2个钳杯闭合时的活检钳直径约为2.5mm。呈隆起性改变的病灶，其高度大于2个钳杯闭合状态下的活检钳者直径为Ⅰs型，反之为Ⅱa型；呈凹陷性改变的病灶，其深度小于1个钳杯直径（一般约为1.2mm）者为Ⅱc型，反之为Ⅲ型。

二、腺管开口分型在早期结直肠癌诊断中的应用

腺管开口分型又称工藤分型（Kudo's classification），由工藤进英先生首先提出，随着放大内镜的应用而得到推广。自20世纪90年代开始，日本专家将腺管开口分型应用于结肠镜检查过程中发现的结直肠病变，此后该分类方法得到不断完善，如今已在全球得到普及并形成统一的分类类型。内镜下采用腺管开口分型对结直肠肿瘤的腺管开口进行观察，可以实时判断结直肠肿瘤的大致病理类型，对需要且可进行内镜下治疗的病变立即采取相应的内镜下治疗，大大提高了临床工作效率。此法已被证实是一种行之有效的内镜下结直肠肿瘤分类方法。

（一）基本分型及其意义

腺管开口分型分为5种类型，其中Ⅲ型包括Ⅲs和Ⅲ_L两个亚型，Ⅴ型包括Vᵢ和Vₙ两个亚型。腺管开口Ⅰ型呈圆形；Ⅱ型呈星芒状或乳头状；Ⅲ_L型呈管状或椭圆状，比正常腺管开口大；Ⅲs呈管状或椭圆状，比正常腺管开口小；Ⅳ型呈沟槽状、分支状、脑回状；Vᵢ型腺管开口排列不规则、不对称，腺管开口大小不一；Vₙ腺管开口消失或无结构（图4-2-2）。

对应的病理学类型分别是：①Ⅰ型，通常是正常黏膜的腺管开口，也可见于炎性病变的时候，另外需特别注意黏膜下肿物由于起源于黏膜下层或肌层，通常腺管开口类型不会产生变化，故呈Ⅰ型。②Ⅱ型，增生性病变、无蒂锯齿状腺瘤，可以见于部分腺瘤的早期阶段。③Ⅲ_L型，多呈隆起性改变的腺瘤；Ⅲs型，多见于凹陷型病变，病理组织学类型多为腺瘤或早期结直肠癌；④Ⅳ型，多见于绒毛管状腺瘤、绒毛状腺瘤，也可见于部分早期结直肠癌。⑤Vᵢ型，多为早期结直肠癌；Vₙ型，多见于黏膜下深层浸润癌，当炎性息肉、幼年性息肉表面附着黏液或出现糜烂时也可出现类似Vₙ型的无结构区域，此时需进行仔细鉴别。

（二）不断完善的腺管开口分型

随着腺管开口分型的普及，在临床应用中也发现了该分型的局限性及一些不足之处，但消化内镜工作者并未因此而摒弃该分类方式，而是不断提出新的议题并解决问题，使其日臻完善。

根据腺管开口分型，Ⅱ型最初被认为是增生性病变（非肿瘤性病变）的腺管开口类型，该类型的病变可以不进行内镜下处理。但是随着研究的深入，人们发现无蒂锯齿状病变（SSL）不仅外形与增生性息肉相似，而且腺管开口也呈Ⅱ型改变。而SSL是癌前病变，若不及时进行内镜下治疗，可进展为结直肠癌，这就与最初认为Ⅱ型是非肿瘤性病变，可以不需内镜下治疗的结论相矛盾。随着研究的深入，后来发现SSL的腺管开口与增生性息肉的Ⅱ型腺管开口还是存在着差异，前者的腺管开口更圆、更宽，这可能与SSL的隐窝分泌的大量黏液充满腺腔，导致腺管畸形扩张有关。该腺管开口特征多见于SSL，将其命名为Ⅱ-O型，其与传统的Ⅱ型腺管开口的区别见图4-2-3。

Ⅲ$_L$型腺管开口最初被认为是隆起性腺瘤的腺管开口，而随着结直肠LST及传统锯齿状腺瘤（traditional serrated adenoma, TSA）概念的提出，发现这两类病变的腺管开口与隆起性腺瘤的腺管开口同样也可以呈Ⅲ$_L$改变，但这些病变在肿瘤的发生、发展方式上却是不同的，因此有必要对其进行进一步区分。进一步对比研究发现，隆起性腺瘤的腺管开口即传统的Ⅲ$_L$型腺管开口，以管状或椭圆状为主，比正常的要粗，组织学上是由向上方生长的腺瘤的腺管构成，命名为Ⅲ$_L$-1；而非颗粒型的LST的腺管开口除了有传统的Ⅲ$_L$型外，还混杂有Ⅰ型，呈"鲑鱼卵"样改变，组织学上为肿瘤腺管在正常腺管的上方或者在正常腺管与正常腺管之间延伸，呈置换性生长，其特征为黏膜内的双层结构，命名为Ⅲ$_L$-2（图4-2-4）。部分TSA也有这样的腺管开口类型；部分TSA在传统的Ⅲ$_L$基础上有细小分支或毛刺感，命名为Ⅲ$_L$-h。

Ⅳ型腺管开口又可进一步细分成Ⅳ-b、Ⅳ-v和Ⅳ-h三个亚型。腺管开口呈分枝状或脑回状的，命名为Ⅳ-b，对应的病理类型是绒毛管状腺瘤；腺管开口呈绒毛状或指状的，命名为Ⅳ-v，对应的病理类型是绒毛状腺瘤；腺管开口呈松塔状或蕨叶状的，命名为Ⅳ-h，是TSA的特征性腺管开口（图4-2-5）。

V$_i$型腺管开口对应的病理类型较多，包括了HGIN、黏膜内癌、黏膜下癌。黏膜下癌的黏膜下浸润深度以1000μm为界，<1000μm者为黏膜下浅层浸润癌，≥1000μm者为黏膜下深层浸润癌。前者极少出现淋巴结转移，可以采用内镜下治疗，但后者多存在淋巴结转移，需要采取外科手术治疗。V$_i$型不能对这两者进行区分，不利于制定治疗策略。针对这一问题，日本学者通过深入研究，最终将V$_i$型细分为两个亚型，分别是V$_i$-L和V$_i$-h。前者表面呈Ⅱ、Ⅲ、Ⅳ型腺管开口的不规则排列，主要对应的病理类型是高级别上皮内瘤变、黏膜内癌及黏膜下浅层浸润癌（图4-2-6）；后者表面腺管开口呈内腔狭小、边缘不规则、轮廓不清晰，主要对应的病理类型是黏膜下深层浸润癌（图4-2-7）。这样进行细分后更有利于临床制定治疗策略，可以使部分患者避免不必要的外科手术治疗。但仍需注意的是，V$_i$-h中也包括一部分黏膜内癌及黏膜下浅层浸润癌，根据现有研究成果，单纯依靠腺管开口分型很难将其与黏膜下深层浸润癌区分开。在实际工作中，我们可以结合更多的内镜分型，比如

结合佐野分型、JNET 分型等，从多个角度对病灶进行分析、判断，能够更准确地判断早期结直肠癌的浸润深度，这将使更多患者获益。同时，在将来，我们也应进一步观察、总结黏膜下浅层浸润癌及黏膜下深层浸润癌的形态学特征，进一步完善、丰富 V_i 型腺管开口的内容。

（三）腺管开口分型结合实体显微镜靶向取材在早期结直肠癌诊断中的意义

随着内镜技术的发展，内镜下黏膜切除术（endoscopic mucosal resection, EMR）、内镜黏膜下剥离术（endoscopic submucosal dissection, ESD）已广泛应用于早期结直肠癌及癌前病变。在临床工作中，有时候内镜医师在内镜下对一个结直肠病灶进行观察、分析后高度怀疑是早期癌，但完整切除病变、送病理学检查后，却不支持早期癌的诊断。这种情况在基层医院更为常见，一方面可能与内镜医师的经验不足有关，另一方面也可能与病理学检查有关。病理医师对完整切除的大块病灶进行组织固定后，无法准确判断可疑病灶的位置，往往只能随机取材，而整块病灶可能仅存在一两处癌变病灶，这样取材极有可能取不到癌变病灶而造成漏诊。如果对整块病灶进行连续切片可以提高结直肠癌的检出率，假设一个直径为 10mm 的组织标本，常规 5μm 切片，则需连续切 2000 张才能完整观察整个病灶，这在临床工作中显然是不切实际的，因此靶向取材就显得尤为重要。

实体显微镜有助于靶向取材，提高早期结直肠癌诊断的准确性。首先将内镜下切除的完整病变标记好远近端，30 分钟内用生理盐水冲洗标本表面黏液，先用丁溴东莨菪碱或者肾上腺素滴在标本上，再用细针撑开并固定标本，以 10％甲醛浸泡固定，根据标本大小浸泡 12～24 小时。观察前用水冲洗后，用 0.05％结晶紫染色 1～2 分钟，先在实体显微镜下观察判断病变的腺管开口类型，并与放大内镜结果对比，再根据腺管开口类型选择可疑癌变部位进行标记，最后在实体显微镜指导下进行靶向纵行取材、制片、观察。

三、窄带成像技术结合放大内镜对结直肠肿瘤的分型

随着窄带成像技术结合放大内镜（narrow-band imaging magnifying endoscopy, NBI-ME）的推广，越来越多内镜医师得以使用该新型内镜对结直肠肿瘤进行观察，并在此基础上陆续提出多个结直肠肿瘤 NBI-ME 分型。根据这些分型，可在内镜下对结直肠病变进行肿瘤或非肿瘤性病变、良性或恶性肿瘤、浅层浸润或深层浸润癌等方面的判断，有助于靶向活检及指导后续的内镜或外科手术治疗。目前较常见的新型内镜有以下几种分型。

（一）佐野分型

佐野分型（sano classification/capillary pattern classification）发布于 2006 年，是第一个关于结直肠肿瘤表面微血管的 NBI 放大内镜分型。佐野分型是通过对结直肠黏膜表面的微血管形态进行观察并将其作为分型依据，总共分为三种类型，其中Ⅲ型还包括ⅢA和ⅢB两个亚型。Ⅰ型：病灶黏膜表面无法看到明显的网格状毛细血管；Ⅱ型：病灶黏膜表面可以看到围绕在腺管开口周围，且分布均匀的网格状毛细血管；ⅢA型：病

灶黏膜表面的网格状毛细血管呈分支样，有盲端，短而不规则，分布缺乏均匀性，毛细血管的密度增加；ⅢB型：病灶黏膜表面的网格状毛细血管呈分支样，有盲端，短而不规则，分布不均匀，局部出现疏松血管网，甚至无血管区域（图4-2-8）。

对应的病理类型：Ⅰ型多为正常黏膜或增生性息肉；Ⅱ型多为腺瘤性息肉；ⅢA型多为黏膜内癌或黏膜浅层浸润癌；ⅢB型多为黏膜深层浸润癌。

（二）广岛分型

广岛分型（hiroshima classification）发布于2008年，通过对结直肠黏膜表面微结构及微血管进行观察并将其作为分型依据，总共分为A、B、C三种类型，其中C型包括C1、C2、C3三个亚型。①A型：微血管模糊不清或看不见；微结构表现为腺管开口呈棕色或黑色的点状、星状、圆形。②B型：微血管呈规则的网格状毛细血管；微结构表现为规则的腺管构造。③C1型：微血管呈不规则的网格状毛细血管，但血管的粗细、分布均一；微结构表现为不规则的腺管构造；C2型：微血管呈不整齐的网格状毛细血管，且血管的粗细、分布不均一；微结构表现为更不规则的腺管构造；C3型：血管粗细、分布不均一，出现无血管区域及散乱的血管片段；腺管结构看不清（图4-2-9）。

对应的病理类型：A型多为增生性息肉；B型多为腺瘤；C1型多为黏膜内癌；C2型多为黏膜内癌或黏膜下深层浸润癌；C3型多为黏膜下深层浸润癌。

（三）昭和分型

昭和分型（showa classification）发布于2009年，通过对结直肠黏膜表面微血管进行观察并将其作为分型依据，总共分为六种类型。正常结构型：腺管开口周围见蜂窝状血管；模糊结构型：不能清晰观察微血管形态；网状结构型：微血管的直径一致，环绕在腺管开口周围，呈网状；稠密结构型：微血管粗大、分布密集，病灶表面充血明显；不规则结构型：微血管粗细不一，高度扭曲，分布不均、有盲端；稀疏结构型：微血管分布稀疏，甚至缺失（图4-2-10）。

对应的病理类型：正常结构型多为正常黏膜；模糊结构型多为增生性息肉；网状结构型多为管状腺瘤；稠密结构型多为绒毛状腺瘤或管状绒毛状腺瘤、LST；不规则结构型多为HGIN或结直肠隆起型癌变；稀疏结构型多为黏膜深层浸润的结直肠癌。

（四）慈惠分型

慈惠分型（jikel classification）发布于2009年，通过对结直肠黏膜表面微血管进行观察并将其作为分型依据，总共分为四种类型，其中3型包括3V和3I两个亚型。①1型：看不见微血管；②2型：血管轻度扩张，排列规则；③3V型：血管明显扩张，排列规则，呈绒毛状结构；3I型：血管明显扩张，排列不规则；④4型：血管明显扩张，分布稀疏或难以看到（图4-2-11）。

对应的病理类型：1型多为增生性息肉；2型多为管状腺瘤；3V型多为黏膜内癌；3I型多为黏膜下浅层浸润癌或黏膜下深层浸润癌；4型多为黏膜下深层浸润癌。

（五）NICE 分型

NICE 分型（NICE classification）发布于 2012 年，可以在没有放大内镜的情况下，通过对结直肠黏膜颜色、血管结构及表面结构进行观察并作为分型依据，总共分为三种类型（图 4-2-12）。①1 型。颜色：与背景黏膜相似或更浅；血管结构：缺乏血管或仅有少许丝状血管；表面结构：均匀一致的深色或白色圆点，或没有明显结构。②2 型。颜色：与背景黏膜对比偏棕色；血管结构：棕色血管围绕白色结构；表面结构：卵圆形、管状或分支状的白色结构。③3 型。颜色：与背景黏膜对比呈棕色或深棕色，有时可见散在白色区域；血管结构：部分区域血管明显扭曲或缺失；表面结构：无定形或缺失。

对应的病理类型：1 型多为增生性息肉或锯齿状息肉；2 型多为腺瘤、LGIN、HGIN 或黏膜下浅层浸润癌；3 型多为黏膜下深层浸润癌。

（六）JNET 分型

之前的 NBI-ME 分型存在着以下不足：①对同一病变或类似病变的描述同时存在多个术语；②未对病变的表面结构进行描述；③不同分型对隆起型病变和平坦型病变的诊断存在差异。日本 NBI 专家团队经过多年努力，于 2015 发布 JNET 分型（JNET classification），以期能够形成全球统一的结直肠肿瘤 NBI 放大内镜下分型。JNET 分型通过对结直肠黏膜表面微血管及微结构进行观察并将其作为分型依据，总共分为三种类型，其中 2 型包括 2A 和 2B 两个亚型（图 4-2-13）。①1 型。微血管：不可见，或同周围正常黏膜相似；微结构：规则的黑色或白色圆点，与周围正常黏膜相似。②2A 型。微血管：粗细、分布规则，呈网格状或螺旋状；微结构：规则，呈管状、分支状或乳头状；2B 型。微血管：粗细不一，分布不规则；微结构：不规则或不清晰。③3 型。微血管：稀疏的血管区域，粗的血管中断；微结构：无定形区域。

对应的病理类型：1 型多为增生性息肉或 SSL；2A 型多为 LGIN；2B 型多为 HGIN 或黏膜下浅层浸润癌；3 型多为黏膜下深层浸润癌。

目前临床上使用较多的有佐野分型、NICE 分型及 JNET 分型。NICE 分型由于不需要放大内镜即可进行，更有利于在基层医院推广，文献显示其能高效地鉴别肿瘤及非肿瘤性病变，但不适用于锯齿状腺瘤，且非放大内镜下对肿瘤的浸润深度的判断仍需谨慎。佐野分型只是对黏膜表面的微血管进行分型，并未涉及对微结构的描述，因此临床使用中经常联合腺管开口分型对病变进行分析，有助于提高对病变性质判断的准确性。JNET 分型是目前为止较为完善的，且其可行性也得到了证实，但 2B 型的敏感度及阳性预测值较低，需结合腺管开口分型进行分析。

四、放大内镜及染色内镜在早期结直肠癌诊断中的应用

结肠镜检查在结直肠癌筛查中具有重要意义。其一，及时接受结肠镜检查，可发现早期结直肠癌，部分患者可行内镜下治愈性切除，即使不能行内镜下治愈性切除，多数患者在接受外科手术后仍可治愈。其二，结肠镜检查可以发现结直肠癌的癌前病变并对其进行

内镜下切除，可起到预防结直肠癌的作用。结直肠癌主要经过"腺瘤—癌"途径进展而来，因此结肠镜检查发现腺瘤并将其切除，对预防结直肠癌具有重要意义。研究显示，随着美国 50 岁以上人群接受结直肠癌筛查比例的上升，结直肠癌发病率以每年 2%～3% 的速度下降。这足以证明结肠镜检查并行内镜下腺瘤切除术可以显著降低结直肠癌的发病率。但是在结肠镜检查过程中经常存在腺瘤甚至是结直肠癌漏诊的情况。有研究发现，在结肠镜检查过程中，腺瘤漏诊率可达到 22%，直径＞10mm、5～10mm 和 1～5mm 的腺瘤漏诊率分别为 2.1%、13% 和 26%。漏诊的一个重要原因是普通结肠镜检查难以辨别微小、平坦型病变。相关研究显示，随着结肠镜筛查的开展，结直肠癌发病率下降主要是由于左半结肠癌发病率下降导致的，右半结肠癌发病率无明显变化。同时，研究也显示右半结肠息肉及腺瘤漏诊率要高于左半结肠。而一些平坦型病变如 LST 及 SSL 则好发于右半结肠。这类病变往往只是稍微隆起于黏膜表面，黏膜仅轻度发红、褪色或粗糙，血管网模糊不清或中断，与正常黏膜相比没有显著差别，普通结肠镜检查难以发现这类病变。因此，开展结肠镜筛查后右半结肠癌发病率并未下降，可能与结肠镜检查漏诊这类病变相关。为了更好地发现这类病变，同时对结直肠病变性质进行判断，以指导相应的内镜下治疗，放大内镜、染色内镜及其他新型内镜技术层出不穷。这些新型内镜技术的发展，有助于提高早期结直肠癌及癌前病变的检出率，并推动该类病变的内镜下治疗进展。

（一）放大内镜

结直肠放大内镜的历史可以追溯到 20 世纪 70 年代。1975 年多田等人率先研究出具有 10 倍放大功能的 CF-MB-M。随后陆续推出的 FCS-ML、CF-HM、CF-UHM 放大内镜，放大倍数不断增大。虽然这些放大内镜曾用于观察大肠息肉，但其实用性并没有得到认可，故未能得到普及。1993 年由 Olympus 公司研制的 CF-200Z 具有划时代意义，其在普通内镜的基础上通过放大旋钮的操作即可放大 100 倍，实用性大大提高，使得放大内镜在日本迅速普及，相关研究也层出不穷。目前常用的放大内镜有 Olympus 的 CF-H260AZI、CF-HQ290ZI 以及 Fujifilm 的 EC-760ZP-V/M 和 EC-600ZW。

放大内镜可对病变黏膜表面微结构及微血管进行放大观察，有助于判断病变的性质。进行放大操作时需佩戴专用的先端帽，应注意对焦、逐级放大。放大内镜常与染色内镜联合使用，更有助于病变性质的判断。

（二）染色内镜

染色内镜包括化学染色内镜和电子染色内镜。化学染色内镜是指在内镜检查过程中喷洒相应的某种化学染色剂，这种方法可以使正常组织与病变组织的对比度增强，更易于发现病变并指导内镜下活检或治疗。电子染色内镜则是采用滤过器或滤波算法对消化道黏膜显像进行光学处理，即"电子染色"，达到与化学染色内镜相似的效果。

1. 化学染色内镜

结肠镜检查中用于辅助观察结直肠病变性质时常用的黏膜染色剂主要有：①吸收性染色剂，如醋酸、亚甲蓝和结晶紫，这种染色剂被消化道黏膜吸收后着色；②对比性染色剂，如靛胭脂。

常用的醋酸染色浓度是 2% 左右，醋酸可使病变表面黏膜的细胞内染色质及胞浆中细胞内角蛋白空间结构发生一过性改变，产生白化效应，并对细胞间结构产生影响。醋酸通过腺体及隐窝开口渗入，增加了细胞暴露于醋酸的表面积，使得腺体黏膜变厚、发白，清晰显示小凹形态。同时，醋酸还可以溶解病变黏膜表面的黏液，起到清洁黏膜的作用。通过以上作用，醋酸染色可以更清晰地显示病变的边界及表面腺管开口情况，使内镜医师不仅能更容易发现普通肠镜下难以发现的平坦型病变或微小病变，而且更易于判断病变的pit pattern，从而指导相应的内镜下治疗。醋酸具有价格低、易获得等优点，这使得醋酸染色易于开展。

常用的亚甲蓝染色浓度是 0.05%～0.2%。亚甲蓝是吸收性染色剂，喷洒 1 分钟左右后进行观察，正常黏膜、良性病变不着色。癌前疾病或癌性病灶呈蓝色，病灶的 DNA 含量越高，染色后蓝色越深。不典型增生为浅蓝色，癌变病灶为深蓝色。

常用的结晶紫染色浓度是 0.025%～0.05%。结晶紫可与细胞核中的 DNA 结合，使上皮细胞胞浆着色呈紫色，而腺管开口不着色呈白色，进而清晰显示出黏膜腺管类型，对分析复杂的腺管开口尤为重要。

常用的靛胭脂染色浓度是 0.1%～0.4%。靛胭脂喷洒后不被吸收，受重力和高低差影响，沉积在凹陷处或低洼处。在结肠病变中，靛胭脂沉积处为腺管开口所在，能清晰显示腺管开口及病灶边缘，有助于判断病灶的性质，但是对复杂的腺管开口判断效果不佳。

2. 电子染色内镜

电子染色内镜采用滤过器或滤波算法对消化道黏膜显像进行光学处理，即"电子染色"，使病变黏膜与正常黏膜区分明显，从而达到检出疾病的目的。电子染色内镜只需在内镜检查过程中启动相应按钮即可，无需额外喷洒染色剂，较化学染色内镜更省时、方便。目前主要包括窄带成像技术（narrow band imaging，NBI）、智能电子分光技术（fuji intelligent chromoendoscopy，FICE）、自体荧光图像（autofluorescence imaging，AFI）、智能光学染色技术、蓝激光成像（blue laser imaging，BLI）和联动成像（linked color imaging，LCI）等。

窄带成像技术是应用最广泛的电子染色技术之一，也是第一代图像增强内镜技术的典型代表。利用光学滤过器将普通光源中的红光过滤掉，只保留 415nm 的蓝光和 540nm 的绿光这两种窄带光谱。根据不同波长对黏膜照射深度及血红蛋白吸收率的不同，使得病变与正常黏膜之间的颜色对比度增强。它强调了毛细血管模式和黏膜表面结构。NBI 光照局限于组织浅层，可清晰显示黏膜层及黏膜下层的结构。

智能电子分光技术以光谱分析为基础，利用不同波长的光可以穿透到不同黏膜深度的原理，在 400～600nm 内，FICE 技术可设定 5nm 间隔任意波长的红绿蓝三色光，组合显示黏膜不同深度的结构，根据病变的不同，选择不同的分光图像，再还原成 FICE 图像。该技术突显黏膜表面结构及毛细血管形态，有利于区分非肿瘤性病变及肿瘤性病变。

自体荧光图像是利用短波长的蓝色激光照射到人体组织，激发组织的内源性荧光成分，各种不同的内源性荧光分子可产生自体荧光辐射，经 AFI 系统处理后形成实时模拟图像。正常细胞向癌细胞转化的过程要经过多个步骤，在这个转化过程中周边生化环境发生变化，如内源性荧光基团的浓度、黏膜厚度、微血管分布等。这些变化影响荧光图像的色彩和荧光光谱曲线，使正常黏膜与肿瘤表面黏膜产生不同的荧光光谱，正常黏膜表现为绿色，新生组织表现为品红色，从而达到突显病变的目的。

智能光学染色技术是一种新型电子染色技术，包含表面增强（surface enhancement, SE）、对比增强（contrast enhancement, CE）和色调增强（tone enhancement, TE）3种图像处理模式。SE 通过获取每个像素发光强度，增强黏膜表面的明暗对比度，使黏膜表面的细节观察变得更清晰。CE 通过数字处理清晰显示病灶表面微小变化。SE 和 CE 模式不改变黏膜色泽，可用于发现早期病变。TE 对图像的红绿蓝光组合进行重新分析，经数字化处理后，改变每一个颜色组分的频率分布，并将其重新组合成新的图像。该图像能够增强病变黏膜表面的颜色变化，更清晰地显示病变表面微结构。

蓝激光成像技术是第二代图像增强内镜，于 2013 年在日本率先投入使用，近年来在我国许多医院也开始陆续引进。BLI 使用激光光源代替传统内镜的氙气光源，选用波长为450nm 的白光观察用激光光源通过荧光刺激形成的白光图像，可呈现自然色彩下的病变图像，反映黏膜全层信息；同时选用波长为 410nm 的窄带光观察用激光光源形成的窄带图像，通过与自然色彩图像对比，清晰显示病灶黏膜表面微血管及微结构形态。两者结合能产生清晰、明亮、富有层次感的图像，可提高内镜下对病变性质的判断能力。BLI-brigt 模式克服了 NBI 光源较弱、图像较暗的缺点，可用于观察比较广泛的黏膜区域。

联动成像技术是富士 LASEREO 蓝激光内窥镜系统的另一种模式。LCI 是在 BLI 基础上加入红色强调信号。首先，特定短波长的窄带光与白光结合照射黏膜表面，保证了视野的光亮度，同时可清晰显示黏膜表面微血管和微结构的特征。其次，加入红色强调信号后，病灶红色部分更红，白色部分更白，黏膜表面颜色对比进一步加强，能更好地识别黏膜表面颜色的微小色差，有利于寻找及发现结直肠平坦型病变及微小病变。

（三）放大内镜及染色内镜的操作

1. 操作前准备

对已知病灶或可疑病灶进行放大观察或染色观察前均应仔细去除黏膜表面的粪便残渣、黏液及泡沫，以免影响观察效果。首先要吸净局部肠腔中的潴留液体，必要时应再次对病灶进行清洗。清洗过程需注意以下几点：①洗净液一般不直接冲洗观察区域，以免诱发出血，可冲洗其上方区域，使洗净液依靠重力作用流经病灶，达到清洗病灶的目的；②经上述方法多次冲洗后，病灶表面仍未洁净的，可直接冲洗病灶，但此时应调低水压和冲水速度；③当肠腔见较多泡沫时，可于洗净液中加入祛泡剂；④洗净液最好选择用温水，若用冷水冲洗则容易诱发局部痉挛。另外，放大内镜及染色内镜检查属于内镜下精细操作，检查时间较长，检查前应向患者详细说明，取得患者的配合。对于惧怕内镜检查的患者，可在行放大内镜及染色内镜前考虑使用镇静或麻醉药。

2. 操作及观察方法

放大染色观察是建立在规范的结肠镜检查且发现病灶的基础上进行的，因此应首先在白光、不放大模式下进镜至盲肠；然后退镜仔细观察，发现病灶后需吸净周围的残留的粪水、冲洗病灶；将病灶摆在视野中央，依次进行白光观察、局部放大观察、电子染色观察、局部放大观察、化学染色观察、局部放大观察。在观察过程中需要注意以下几点：①不放大状态下观察时，应对病灶进行远景及近景摄图，远景摄图有助于判断病灶所处的位置及周围黏膜情况，近景摄图有助于观察病灶的形态学特征；②局部放大观察时，重点观察病变程度最严重的区域或可疑癌变的部位，放大时应从低倍率逐级放大观察，每个步骤应仔细留图；③放大观察时，需要维持一个正面观察的最佳距离才能获得清晰的图像，当侧面观察难以获得最佳距离或病灶位于皱襞后方时，可用专用管或钳子对病灶周围进行压迫或牵拉，使得病灶正对镜头，方便观察；④麻醉患者腹式呼吸时，较小的病灶易随着患者的呼吸在镜头前来回晃动，不利于放大观察，可采用活检钳钳夹病灶肛侧的正常黏膜，将病灶拉近，与镜头保持固定距离，然后再进行放大观察；⑤化学染色观察时，应将染色剂覆盖整个病灶，同时应尽量减少染色范围，否则会使整个视野变暗，不利于观察。

　　另外，在放大染色观察时可以几种染色方法联合使用。如使用醋酸染色联合 NBI 观察，先对病灶进行醋酸染色后再进行 NBI 观察，能更清晰地显示病灶且更易于判断病灶的边界（图 4-2-14）。也可以序贯使用几种染色方法，如先进行 NBI 观察，然后对病灶进行靛胭脂染色后观察，最后对病灶进行结晶紫染色后观察。但在化学染色观察时需注意化学染色剂使用的先后顺序，应先使用可清洗的染色剂如靛胭脂，再使用不易清洗的染色剂如亚甲蓝、结晶紫。进行下一种染色剂染色前应对病灶进行重新清洗，直到上一种染色剂染色消失。

（四）放大染色内镜在早期结肠癌及癌前病变的应用

　　放大染色内镜在发现早期结直肠癌及癌前病变方面有两个优点。其一，提高病变的检出率；其二，对已发现的病变进行观察、分析，更准确地判断病变的性质。

　　已有诸多研究显示染色内镜可以提高早期结直肠癌或癌前病变的检出率。一项欧美国家多中心研究显示，口服亚甲蓝对肠道进行染色的患者，其腺瘤检出率、非息肉样病变检出率、直径≤5mm 腺瘤检出率与未口服亚甲蓝的对照组患者相比，分别高出 8.5%、8.9%、6.2%，有显著差异；但是在息肉样病变或大的病变方面，二者的检出率无显著差异。另一项研究显示，在退镜时使用靛胭脂对全结直肠进行染色后观察，与常规结肠镜退镜观察对比，前者的腺瘤检出率显著高于后者（46.2% vs 36.3%），且前者对于平坦型病变及锯齿状腺瘤的检出率甚至比后者高出 1 倍多，但在直径超过 1cm 的腺瘤检出率方面，二者无明显差异。这提示染色内镜更加容易发现普通结肠镜检查时易漏诊的平坦型病变和微小病变。

　　另外，全大肠染色观察也常被用在炎症性肠病患者的结肠镜筛查过程中。一篇 meta 分析显示，全结直肠染色观察与常规结肠镜检查相比，可将单个患者不典型增生病变检出率提高 7%，且在平坦型的不典型增生病变方面，前者检出率比后者高出 27%。后续更多的研究结果也支持染色内镜在 IBD 患者结肠镜筛查中的应用价值。相较于全结直肠染色观察，临床更多时候是在普通结肠镜检查发现局部黏膜色泽改变、黏膜粗糙、血管纹理改变、皱襞外形改变等可能存在病变的情况下对局部进行染色观察，必要时再进行放大观察，以提高平坦型病变及微小病灶的检出率。除了化学染色内镜，电子染色内镜在腺瘤和息肉的检出率方面也同样具有优势。

除了提高病变检出率之外，染色内镜常常联合放大内镜对已发现的病变进行观察，以期能更准确地判断病变的性质。例如锯齿状病变中的增生性息肉与 SSL，前者是非肿瘤性病变，可不需内镜下处理；而后者是癌前病变，需要进行内镜下治疗，因此有必要将二者区分开来。但二者在白光内镜下的形态学改变都可以表现为扁平状、稍苍白，很难进行鉴别。此时如果用放大染色内镜观察，可以发现前者腺管开口呈 II 型改变，而后者除了腺管开口呈更大更圆的 II-O 型之外，尚可看到红帽征、积云样外观、表面黑点征、表面血管不规则改变等特征性改变，此时则容易将两者鉴别开来，分别采取相应的治疗策略。

需要注意的是，放大染色内镜在判断一个病变是否存在癌变以及存在癌变时的浸润深度等方面尤为重要。目前常用于内镜下的结直肠肿瘤分型有腺管开口分型、佐野分型、JNET 分型、NICE 分型等，前三种分类结合放大内镜对病变分型可以判断得更为简便和准确，而 NICE 分型虽然无需放大内镜的辅助，但也需要在 NBI 下观察，且在不进行放大观察的情况下判断早期结直肠癌的浸润深度的准确性仍受到质疑。因此，虽然白光内镜检查是发现早期结直肠癌及其癌前病变的主要手段，但单纯依靠白光内镜很难对一个病变是否癌变及癌变时的浸润深度进行准确的判断。

日本一项回顾性研究表明，假设将手术指征限定为：①内镜下所见病变 ≥ 40mm；②染色内镜所见凹陷或溃疡；③放大染色内镜所见呈 JNET 分型的 3 型，腺管开口分型的 V_i-H 或 V_N；然后分别采用上述 3 个指征判断源自 2693 名患者的 3509 个病变是否有手术指征，并对照最终病理结果进行回顾性分析，发现上述 3 个指征分别可导致 9.2%、5.1%、2.9% 的原本可采用内镜下治疗的病灶进行了外科手术治疗。由此可见，放大染色内镜，甚至单纯依靠染色内镜能提高判断病变是否存在癌变及癌变浸润深度的准确性。因此，在 2019 年的《日本消化内镜学会结直肠 ESD/EMR 指南》中也推荐使用放大染色内镜辅助判断病变的性质及癌的浸润深度。

采用放大染色内镜对一个病变进行观察时，应注意各分型提示对应的病理类型，尤其是 HGIN、黏膜内癌、黏膜下浅层浸润癌及黏膜下深层浸润癌的分类，如腺管开口分型中的 III_s、V_i-L、V_i-H、V_N，佐野分型中的 IIIA 和 IIIB，JNET 分型中的 2B 型和 3 型等。发现这类病变时应仔细观察，可根据获取的信息结合多种内镜下的分型进行分析。另外，即使进行了放大染色观察，也应重视白光下或染色后未放大的观察，它们可以提供病变的位置、整体形态、颜色、表面凹凸情况，以及是否存在皱襞集中、肠壁是否僵硬、是否存在自发出血、周围是否有鸡皮征等信息。因此，综合考虑白光、染色及放大的图片，有助于更全面、更准确地判断一个病变的性质，从而尽量避免原本可行内镜下切除的病灶却行外科手术治疗，而需要外科手术治疗的病灶却进行了内镜下治疗的情况。

五、超声内镜在早期结直肠癌诊断中的应用

如前所述，对于消化道早期肿瘤的术前评估应该包括肿瘤大小、浸润深度、病理类

型、分化程度、有无相关性溃疡等，其中浸润深度对于手术方式和治疗策略的选择至关重要。通常，浸润深度＜T1b可以考虑内镜下治疗，而浸润深度≥T1b则应选择外科手术。对于早期结直肠癌浸润深度的判断，NBI和基于腺管开口分型的放大色素内镜（magnifying chromoendoscopy，MCE）的诊断体系已为大家所熟知。近年来，超声内镜（endoscopic ultrasonography，EUS）的诊疗价值已得到越来越多的重视，但也存在诸多争议。

1980年，Dunagnoey及Strohm首先将EUS用于诊断消化道疾病。EUS探头的频率范围为5～30MHz，分辨率较体表超声高，但穿透距离小。EUS可以帮助判断黏膜下肿瘤（submucosal tumor，SMT）的大小，还可以准确判断肿瘤的位置与管壁的起源层次，鉴别黏膜下肿瘤与消化道管壁以外的生理性压迫（主动脉、肝、脾、胆囊等）及病理性压迫（肿瘤、囊肿）。EUS对黏膜下肿瘤的良恶性鉴别具有一定作用，通常良性腺瘤黏膜层内呈均匀低回声影，癌变时回声不均匀，肠壁一层或多层结构不清，或消失、扭曲、中断或增厚，不规则的低回声影突入肠腔内（外）或位于肠壁内形成肿块，周围器官和淋巴结受到侵犯。在EUS的引导下进行穿刺诊断，并对穿刺组织进行病理学检查，能提高EUS对黏膜下良、恶性肿瘤的鉴别作用。

一些研究对EUS、MCE和NBI的诊断效能进行了比较，大多数研究认为EUS与MCE和NBI的诊断效能相当，甚至超过后两者。尽管如此，由于除直肠外其他肠管的蠕动性较强，也存在气体的干扰，会在不同程度上影响EUS的效果，因此，除直肠外，不推荐对其他部位的早期结肠癌进行常规术前EUS检查。

直肠腔内超声（endorectal ultrasound，ERUS）最初是用来检查前列腺的，随着超声技术及设备的不断发展，后逐渐应用于直肠病变的检查。ERUS能清晰显示直肠壁的各层结构。与环扫超声内镜相比，线阵型超声内镜可以明显提高早期直肠癌浸润深度诊断的准确性。但线阵型超声内镜在检测淋巴结转移方面与环扫相比并无优势，在选择上需要注意。直肠癌的ERUS表现主要为低回声光团或光带伴正常肠壁结构回声的消失。T1期肿瘤表现为低回声光团或光带侵犯黏膜下层（第3层），但黏膜下层高回声尚连续（图4-2-15）。T2期肿瘤表现为低回声光团或光带穿透黏膜下层、侵犯固有肌层（第4层），但浆膜层高回声连续、光整（图4-2-16）。T3期肿瘤表现为低回声光团或光带导致浆膜层回声呈波浪状、不光整，但未穿透浆膜层（肿物位于腹膜返折以上）；当肿物位于腹膜返折以下时，即使其穿透浆膜层，也应判为T3期（图4-2-17）。T4期肿瘤表现为低回声光团或光带呈蟹足样或锯齿样，穿透浆膜层（第5层）（腹膜返折以上，定义为T4a）；或低回声病变直接侵犯邻近器官（定义为T4b）（图4-2-18）。ERUS目前被认为是直肠癌局部T分期最准确的影像学手段之一，但是其对区域淋巴结（N分期）的诊断准确性低于T分期；主要原因是其探头的穿透力有限，对于远离肿物的淋巴结探测较为困难。该方法具有无辐射、操作简便、价格相对低廉的优点，目前已成为直肠癌治疗前评估的一个重要手段。

六、共聚焦激光显微内镜在早期结直肠癌诊断中的应用

共聚焦激光显微内镜（confocal laser endomicroscopy，CLE）是一种将显微成像技

术整合于普通内镜的新型内镜，它可以放大 1000 倍观察组织表面的形态学结构，呈现活体细胞和组织的图像，帮助内镜医师作出类似组织病理学的诊断，被誉为"光学活检"。

目前应用于临床的 CLE 主要有两种形式。①整合式 CLE：将 CLE 镜头整合于普通内镜，激发蓝光波长为 488nm，可检测波长为 205～585nm，检测深度为 250 μm。内镜头端直接接触病灶，注射荧光显示剂后可由浅入深逐层进行扫描，所采集的图片为静态图像，图像较清晰，可进行三维重建，放大倍数较大，扫描深度较深，但操作不如普通内镜灵活。②探头式 CLE：将可活动性微探头插入普通内镜活检孔道对靶组织进行检查，可与市面上大多数型号的内镜相兼容，激发及检测蓝光波长范围 > 505nm，检测深度 40～350 μm。操作灵活，可与普通白光内镜、放大内镜等多种内镜成像技术联合应用，能对病灶进行动态观察，观察范围广，但动态图像分辨率较低。CLE 共聚焦内镜成像时，通过激发出相应波长的低功率蓝光光束，聚焦于被观察组织。组织中的荧光对比剂在激光的激发下发出荧光，只有物镜共焦点平面发出的荧光才能通过探头孔到达探测器，主机通过一系列信号传导途径分析采集到的信号，得到相应层面的光学横断面图像，放大倍数可达 1000 倍。

（一）结直肠病变的共聚焦激光显微内镜下表现

1. 不同病变的共聚焦激光显微内镜判断标准

已有研究发现，正常组织、再生组织和瘤变组织在共聚焦图像中的表现不同（图 4-2-19）。正常黏膜隐窝开口为圆形，分布规则，柱状上皮细胞围绕隐窝开口均匀分布，血管排列呈六角形、蜂窝状；再生黏膜的隐窝呈星形或形状规则，可有局部聚焦，伴或不伴有杯状细胞减少，血管仍为六角形、蜂窝状外观，毛细血管无或轻度增加；肿瘤性病变则表现为隐窝和杯状细胞缺失，上皮细胞结构异常，出现嵴样排列的不规则上皮细胞层，腺管出现共壁、背靠背现象，血管扩张、扭曲且伴有荧光素渗漏，微血管结构紊乱，与相邻组织中的微血管同源性减少或消失等。CLE 应用于结肠镜检查中，发现结肠瘤样病变的敏感性、特异性和准确性均可达 97% 以上。

2. 不同腺管开口分型的共聚焦激光图像特点

①Ⅰ型腺管开口：共聚焦图像显示隐窝呈圆形的"野菊花状"，排列规整，内覆盖了单层柱状上皮，隐窝间分界明显，可见杯状细胞。②Ⅱ型腺管开口：隐窝结构基本正常，可见杯状细胞，细胞间质增宽，见微血管增多。③ⅢL型腺管开口：隐窝排列不规则，隐窝扩张，并可见扭曲，上皮层亮度显著降低，杯状细胞减少或消失，微血管数目增多，直径增粗。④Ⅳ、Ⅴ腺管开口：隐窝排列更不规则，明显扩张并扭曲，可见长管状隐窝，微血管明显增多，直径明显增粗，排列紊乱。

（二）荧光对比剂的应用

使用 CLE 时需要加入荧光对比剂，使成像对比鲜明。目前在人体组织内可用的荧光对比剂可全身应用的有荧光素钠或四环素，可黏膜局部应用的有及吖啶黄或甲酚紫。其中最常用的是 10% 荧光素钠，其价廉、无致突变作用，静脉注射后，可与血清蛋白结合，随血液运行，使血管呈明亮的白色，未与血清蛋白结合者，可渗透、深入消化道黏膜，主要分布于胃肠道上皮细胞的细胞质、微血管及结缔组织间隙内，但不能穿过黏膜上皮细胞的类脂膜与细胞核的酸性物质结合。杯状细胞内含有大量黏液，也不能与荧光素钠结合，故能清晰显示黏膜隐窝、上皮细胞、固有层结缔组织、血管形态和血管内的红细胞等；上皮细胞核和杯状细胞不染色，呈黑色。吖啶黄有潜在的致癌作用，目前已较少使用。

少数人群对荧光素钠过敏，使用前需进行皮试，阴性者方可使用。在普通结肠镜检查时发现可疑病灶后用清水冲洗，清除表面泡沫、黏液、粪水后静脉注射 10%荧光素钠5 ～ 10mL，15 秒左右即可启动 CLE 进行扫描观察，荧光素钠作用时间约为 30 分钟。

（三）共聚焦激光显微内镜在早期结直肠癌筛查中的运用

发现早期结直肠癌及癌前病变并及时治疗，可以有效降低结直肠癌的发病率及死亡率。结肠镜检查在这一过程中发挥重要作用，但其本身仍存在不少缺陷，如难以区分肿瘤性及非肿瘤性病变等，往往需要配合活检才能确诊。但活检存在着以下几点不足：①活检部位出血、取材失误、活检组织块挤压破碎会影响诊断结果；②口服抗血小板药物或抗凝药物时，不能进行活检；③活检后活检部位易出现组织纤维化，影响后续内镜下治疗；④活检可能引起肿瘤转移；⑤活检后需等待数日方有病理结果，若活检失误，或病理组织破碎，或病理结果与内镜下表现不符，则需再次进行结肠镜检查、活检，增加了患者的痛苦、费用及时间成本。CLE 的诞生可以很好地解决这些问题。由于 CLE 在内镜检查过程中不但能实时观察可疑病灶特征，而且能对可疑病灶放大 1000 倍进行共聚焦显微观察，在人体中即可获取黏膜及黏膜下结构的组织学图像，达到"光学活检"的目的。它可以准确地在人体中鉴别正常黏膜、炎性病变、腺瘤、分化型及未分化型结直肠癌，其结果与病理诊断高度一致，可以指导内镜下治疗，必要时可进行靶向活检。CLE 既可以减少活检的次数，又可提高活检的有效性。

另外，CLE 联合色素内镜在 IBD 人群中进行结直肠癌筛查方面具有重大意义。IBD 是结直肠癌明确的危险因素，研究表明，约 20%的 IBD 患者可在发病后 10 年内发生结直肠癌，其罹患结直肠癌的风险是正常人群的 2 ～ 4 倍。在这类人群中结肠镜检查是筛查结直肠癌的重要手段，但普通结肠镜检查难以发现癌前病灶或早期癌变，因此要求每隔 10cm 在 4个象限分别取 1 块组织，若发现可疑隆起型病变则需额外活检。这种方法存在不少缺陷，如检查耗时长，患者花费多，多处活检增加了出血、穿孔等风险，而且仍有三分之一的肿瘤病灶可能被漏诊。但如果先采用色素内镜检查发现可疑病变，再用 CLE 进一步观察可疑病灶，必要时再进行靶向活检，则不仅可以减少一半的活检量，还可以发现更多的肿瘤病灶。

七、肠道准备对早期结直肠癌检出率的影响

结肠镜检查是发现和诊断早期结直肠癌最重要的手段，而高质量的结肠镜检查取决于是否能进行全结直肠检查以及检查时能否清晰、完整地对黏膜进行观察。因此，结肠镜检查前，充分的肠道准备显得尤为重要。

但肠道准备不充分在现实中却十分常见，有研究报道在接受结肠镜检查的人群中，肠道准备不充分者占 1/4 左右，甚至可达到 35%～ 40%。在结肠镜检查过程中，肠道准备

不充分时可能导致以下几个问题：①不能完成全结肠镜检查。肠道准备差，由于视野不清，有时无法继续进镜，导致结肠镜检查只能进行部分肠腔检查。②延长检查时间。由于视野模糊，行结肠镜检查时需反复寻找肠腔走向，不断注水冲洗肠腔，再将粪水吸出，操作时间过长，既增加了患者感观上的痛苦，又可能导致肠道痉挛，影响进镜及观察。③增加潜在的相关性结肠镜检查风险。结肠镜检查时，由于视野模糊，不能循腔进镜，盲目进镜可能导致肠道黏膜损伤，甚至出血或穿孔。④增加费用。结肠镜检查失败后，需重新进行肠道准备后再次检查，从而增加患者费用。⑤漏诊。主要是指漏诊腺瘤或早期结直肠癌。肠道准备差、无法完成全大肠检查时，内镜医师未让患者重新清洁肠道就再次结肠镜检查，或者内镜医师已告知患者，但患者未遵医嘱复查结肠镜，导致未检查肠段的病变漏诊。即使勉强完成全结直肠检查，由于粪水残留会影响医师对肠道黏膜细微变化的观察，也容易漏诊微小病变、平坦型病变，如 LST、SSL 等。另外，进镜时间显著增加，患者不适感增加、肠腔痉挛、内镜医师心态变化等因素亦可能增加漏诊风险。肠道准备不佳导致在结肠镜检查过程中漏诊结直肠肿瘤的案例已有多方报道，Chokshi 等人报道腺瘤的漏诊率甚至可达 47%，其中高风险腺瘤的漏诊率为 18%（该文对高风险腺瘤定义为腺瘤数量 ≥ 3 个，至少一个腺瘤直径 ≥ 1cm，腺瘤含有绒毛状结构或高度不典型增生）。基于此，肠道准备的重要性不言而喻。

内镜医师应在结肠镜检查过程中对患者的肠道准备进行评估，对于肠道准备差的患者应建议 1 年内再次复查结肠镜。评估时可采用波士顿量表或渥太华量表。

八、内镜医师对早期结直肠癌及癌前病变检出率的影响

结肠镜检查在发现早期结直肠癌及癌前病变方面具有重要意义。而结肠镜检查的质量除了与患者的肠道准备情况、配合程度、内镜设备等相关外，还与内镜医师有着很大的关系。即使近年来有了更先进的内镜设备，但仍不能忽略人的因素，因为再先进的内镜设备还是要由人来操作。

结直肠息肉检出率与结直肠腺瘤检出率是评估结肠镜检查质量的重要指标。不同内镜医师，结直肠腺瘤检出率的差异很大，从 21%～86% 不等。即使是在同一单位，不同内镜医师的结直肠息肉、腺瘤或平坦型病变（如 LST、SSL 等）的检出率也各不相同。Maryan 等人报道，在同一单位的 30 名内镜医师中（绝大多数人都有 10 年以上经验），5 人腺瘤检查率低于 20%，12 人腺瘤检出率超过 30%；7 人锯齿状息肉检出率低于 4%，而 13 人锯齿状息肉检出率超过 10%。甚至有报道，结肠镜检查时结直肠癌漏诊率可达 2%～6%。而在临床实际工作中，许多患者在一次所谓"阴性"的结肠镜检查后很长时间不会再行结肠镜检查，如果检查期间漏诊腺瘤性息肉（尤其是高风险性腺瘤）等癌前疾病，可能会导致间期性结直肠癌的发生。

导致部分内镜医师结肠镜检查质量不高的因素有很多。①检查过程中不专心：检查过程中与助手交谈，其他员工进入检查室检查物件或咨询问题，接听电话，甚至背景音乐都可能导致内镜医师的注意力分散。②进镜技巧：尤其是对于无麻醉的患者，在进镜过程中

过度充气，不进行解袢等操作容易使患者感到痛苦，不能很好地配合后续检查。③进镜时间过长：进镜时间显著增加容易导致肠道痉挛，亦不利于退镜观察。④退镜时间过短：已有许多研究显示，延长退镜时间可以增加结直肠肿瘤的检出率。退镜时间为 3min、6min和 9min 的息肉检出率分别为 15.3%、31.6% 和 56.5%。结合我国国情，退镜时间应不低于 6min。退镜时间过短，容易漏诊结直肠肿瘤。⑤退镜技巧：退镜是寻找病变的关键，退镜时不对肠腔内残留的液体进行吸引，不对粪便残渣、黏液或泡沫附着的区域进行冲洗后观察，肠腔充气不充分，拉出式退镜等均极容易导致漏诊。⑥识别病变的经验不足：尤其是 LST、SSL 等平坦型病灶，表面黏膜与背景黏膜无明显色差。如果内镜医师经验不足，可能对这类病变视而不见。

可以通过以下举措来提高内镜医师的结肠镜检查质量：①加强自我学习，通过参加学术会议及阅读专业书籍，学习相关知识，了解前沿信息，提高对病变（尤其是平坦型病变）的认知度，提高发现病变的能力。②加强对内镜医师的规范化培训，包括结肠镜检查技巧及读片能力的培训。③严肃内镜检查过程的纪律，使结肠镜检查操作者的注意力更加集中。④相关学会应致力于推广染色内镜、放大内镜的应用。

结肠镜检查操作手法最开始出现的是双人肠镜法，之后才出现单人肠镜法，但后者快速得到了普及。双人肠镜法就好比两个人开一辆车，一个人把握着方向盘，另一个人踩着油门，两人之间很难达到完美配合。单人肠镜法如一个人驾驶一辆车，操作更加协调。虽然目前尚无确切的证据支持单人操作法可提高早期结直肠癌及癌前病变的检出率，但单人操作法相对于双人操作法具有许多优点：①单人操作法的内镜医师可以感知结肠镜在进镜过程的情况，能更好地运用左旋、右旋、回拉等技巧帮助进镜，同时减少出血、穿孔等并发症发生。②有利于操作放大内镜，因放大观察时，必须精确掌握内镜头端与黏膜间的距离（最适距离约为 2mm），且要保持镜身稳定，而双人操作法操作者与助手间的配合很难达到如此精确。③单人操作法更有利于一些精细操作的实施，如结肠倒镜观察、隐蔽位置的定位活检等。④单人操作法可减少检查过程中患者的不适感。因此，推荐内镜医师行结肠镜检查时采用单人操作法。

九、发现早期结直肠癌及癌前病变的技巧

如何提高早期结直肠癌及癌前病变的检出率一直是内镜医师攻克难关的重要方向，现已经取得了一定的成果。在美国胃肠内镜学会 GIE 编委会评选出的 2018 年消化内镜领域十大进展中，排在首位的就是提高结肠镜腺瘤检出率的方法。高质量的结肠镜检查可显著提高内镜下早期结直肠癌及癌前病变的检出率。影响结肠镜检查质量的因素包括肠道准备、患者的配合程度、内镜医师的技术和经验以及内镜设备等。

（一）肠道准备

肠道准备不充分时，肠腔内残留的粪水覆盖肠道黏膜，会影响内镜下对肠道黏膜的观察，因此，良好的肠道准备是结肠镜下进行早期结直肠癌及癌前病变筛查的前提条件。它

不仅有助于提高结直肠病变的检出率，还可以缩短内镜检查时间，提高进镜成功率，降低术中风险。然而目前肠道准备不充分者占结肠镜检查人群的25％左右，有些地区可能更高，因此肠道准备中存在的问题仍需引起我们的重视。

肠道准备可参考《中国消化内镜诊疗相关肠道准备指南（2019，上海）》。结肠镜检查前1天采用低纤维饮食。肠道清洁剂首选聚乙二醇（polyethylene glycol，PEG）电解质散，它具有安全性高、效果好等优点。它主要由PEG-4000和一定剂量的电解质混合而成，加水后即可配成PEG等渗性溶液。国内肠道准备一般推荐3L PEG分次剂量方案，分2次口服：检查前1天晚上8点左右服用1L，1h内服完；检查前4～6h服用2L，2h内服完。肠道准备不充分的低风险人群也可选择只在检查前服用2L PEG的方案。肠道清洁剂应在指定时间内服用完毕，服药期间应适当走动、轻揉腹部以促进肠道蠕动、加快排泄，直至排出清水样便。如果排便形状达不到上述要求，可加服PEG或清水。

肠道准备的质量与患者的依从性有很大关系。PEG口感不佳，且在较短时间内需服用大量液体，部分患者可出现恶心、呕吐、腹痛、腹胀等症状，有些患者甚至不愿意继续服用PEG，这将导致肠道准备欠佳。肠道准备前采用口头加书面（告知单、手册、图示等）的形式对患者进行充分的指导与宣教，可提高患者的依从性。另外，采用电话、短信、微信等通信方式加强对患者的宣教也有助于提高患者的依从性，从而提高肠道准备的质量。若经过充分宣教，患者仍不能耐受3L PEG方案，可尝试在添加辅助用药的基础上减少PEG的剂量。常见的辅助用药主要包括渗透性泻药、刺激性泻药和促胃肠蠕动药等，如维生素C、比沙可啶、蓖麻油、莫沙必利等。美国食品药品监督管理局已经批准了2L PEG联合维生素C的肠道准备方案，已有大量研究显示该肠道准备方案不仅可达到与4L PEG方案相媲美的肠道准备质量，还可以改善肠道清洁剂的口感，减轻患者的不适感，提高患者的耐受性及依从性。甚至有研究发现使用1L PEG添加维生素C及比沙可啶的肠道准备方案同样可以获得理想的肠道准备质量。低剂量PEG联合蓖麻油的肠道准备方案可达到理想肠道准备质量的研究也已见诸报道。在添加辅助药物之前应对拟添加药物及患者病史有详细的了解，比如维生素C会影响抗凝药的效果，因此服用华法林的患者就不宜选择该药作为辅助药物。另外，也可选择磷酸钠盐进行肠道准备，磷酸钠盐具有口服溶液少、口感较好的优点，但需注意该药物可能导致电解质紊乱、急性肾功能损伤、严重心律失常、肝功能不全等，青少年、老年人、心血管疾病、炎症性肠病、肝硬化等人群慎用。

患者进行肠道准备时，应教会患者使用肠道清洁自评图对自身肠道准备质量进行评估（图4-2-20）。当排泄物达到较好或好的状态，也就是排泄物呈淡黄色或无色的澄清水样时，方可安排结肠镜检查。进行结肠镜检查的理想时间为肠道准备完成后的3～4小时。时间过长，小肠内容物再次进入大肠，可影响右半结肠甚至全结肠的观察。

在临床工作中常遇到即使患者排泄物已呈无色或淡黄色的清水样便，但在结肠镜检查时却观察到肠腔内存在大量泡沫的情况。有报道称，超过30％的接受结肠镜检查的患者，肠道内存在大量气泡。泡沫可影响对肠道黏膜的观察，可能导致漏诊；内镜下反复进行冲洗，则会延长结肠镜操作时间，冲洗所致的肠道内积液也容易干扰黏膜的可视性且可能造成漏诊。西甲硅油是一种稳定的表面活性剂，可以通过降低气泡表面张力使气泡分解，分解后的气体通过胃肠蠕动排出体外。除此之外，它还可缓解患者服用泻药过程中的腹胀、腹痛等症状。西甲硅油已被证实是一种安全、有效的祛泡剂，用法上建议与最后一份泻药同时服用，或者泻药服用后 30 ～ 60min 内服用。

内镜医师在进行结肠镜检查时应用波士顿量表或渥太华量表对患者的肠道准备情况进行评估，再结合本单位肠道准备情况，提出持续改进意见，逐步提高肠道准备质量。

（二）术前患者耐受性评估及结肠镜检查难易程度评估

结肠镜检查是一项侵入性检查，许多患者（尤其是无结肠镜检查经验者）对该检查感到恐惧。门诊开单医生及内镜医护人员应对患者进行充分的术前宣教，以缓解患者的恐惧心理，有利于患者配合完成结肠镜检查。若经过宣教及指导后，患者仍对结肠镜检查感到恐惧、害怕疼痛，可能在结肠镜检查过程中无法配合完成全结直肠检查时，可以建议患者在镇静或麻醉下进行无痛结肠镜检查。若患者形体消瘦，有腹部手术史、长期便秘等病史，结肠镜进镜难度增加，可由经验丰富的内镜医师进行结肠镜检查或选择无痛结肠镜检查。所有拟行无痛结肠镜检查的患者均应进行术前麻醉风险评估，排除麻醉禁忌证后方可进行。

（三）结肠镜检查技巧

在内镜操作手法上推荐选择单人操作法。采用单人操作法，内镜医师能更好地感知内镜的状态，进行精细操作，还可减少患者的不适体验及术中并发症等，而这些正是进行早期结直肠癌及癌前病变筛查所需要的。早期结直肠癌及癌前病变筛查应贯穿整个结肠镜检查过程，包括进镜阶段及退镜阶段。

1. 进镜技巧

结肠镜检查一般采用单人操作法。进镜手法可参照工藤进英的《结肠镜插入法》，岩男泰、寺井毅的《图解大肠镜单人操作法：基础与应用》或者陈星的《结肠镜单人操作与技巧》。进镜阶段应达到两点要求：①用较短的时间进镜至盲肠；②检查过程中尽可能保证患者的舒适体验及安全。要达到以上两点，内镜医师在进行结肠镜检查时，动作应轻柔、少量充气，循腔进镜，采用"轴保持短缩法"的进镜方式，注意取直镜身。

若一直带祥进镜可能导致以下问题：①镜身失去灵活度，勉强进镜可能增加术中肠道黏膜损伤、出血、穿孔等风险。②对于无麻醉患者而言，容易增加腹痛、腹胀等不适体验，从而降低检查过程中患者的配合程度，影响结肠镜检查质量；患者还可能因不适体验而抵触今后的结肠镜复查，要知道一次"阴性"的结肠镜检查不能保证患者以后永远不会出现结直肠病变。③可能因镜身长度不够或进镜困难而无法完成全大肠检查，增加结直肠癌及癌前病变的漏诊率；即使勉强进镜至盲肠，在退镜过程中，也可能导致镜身在某段肠腔自动快速弹出，影响内镜下观察，增加病变漏诊的风险。

进镜过程中若肠腔内见较多粪水残留，一方面会影响视野，不利于循腔进镜，增加术中风险；另一方面不利于取直镜身，增加带祥进镜的风险，因此应予尽量吸除。若见泡沫残留，在不影响视野的情况下可暂不处理，待退镜观察时再一并处理，以免延长进镜时间。若进镜时发现病变，应通过进镜的长度及结合肠腔的半月皱襞等标志判断病变所处的位置，以便退镜时再次仔细观察。在临床工作中，常可在进镜时偶然发现某些平坦或较小的病灶，但退镜时却难以找到。采用上述方法，就可以于退镜时在某一特定的肠段内寻找病变，提高效率。进镜过程中遇到进镜困难或难以取直镜身时，可让助手帮忙按压患者腹部的相应部位，也可请非麻醉状态的患者变换体位，往往可取得不错的效果。

结肠镜进镜过程中还应注意以下两点：①进镜时不宜过度充气，以免肠腔伸展，增加进镜难度，同时增加患者的不适体验；有条件的单位，可采用 CO_2 充气，CO_2 较空气更易被肠道吸收，可减轻患者的腹痛、腹胀等症状。②进镜时间不宜过长，时间太长，患者难以忍受，可能无法配合完成全结肠检查；检查时间过长也会导致肠道痉挛，影响观察。行结肠镜检查前可以给予患者解痉药物，以缓解肠道痉挛，有利于进镜及后续的退镜观察。

2. 退镜技巧

观察结直肠黏膜、发现病变主要是在结肠镜退镜阶段，因此，掌握结肠镜退镜技巧至关重要。目前结肠镜检查尚未有与标准胃镜检查一样规范的流程，我们结合相关研究及自身临床经验总结了几点结肠镜退镜观察技巧。①清洁肠道：肠腔内残留粪水时，首先应用肠镜吸除，实在吸除不了的粪水残余冲水后再进行吸除，遇到泡沫和黏液时可用西甲基硅油散、链霉蛋白酶兑水后冲洗。②充足的退镜时间：退镜时间短是结直肠病变漏诊的重要因素，在一定范围内，退镜时间越长越有利于发现病变，结合我国国情，推荐退镜观察时间至少为 6min。③避免"拉出式退镜"：应采取"螺旋式退镜"，对肠腔进行 360° 观察。④充分充气后观察：充分充气直到可见血管网为宜，这样有利于通过黏膜细微的颜色改变或血管纹理改变发现诸如 SSL、LST 等平坦型病变。⑤回盲部观察：回盲部容易残留粪水，清理干净后仔细观察，应注意观察阑尾内口及回盲瓣下方的位置，此处容易漏诊平坦型病变。⑥拐弯处观察：结肠肝曲、结肠脾曲、降乙交界处、直乙交界处容易漏诊病变，观察时应来回退镜、进镜，充气、吸气对比观察，必要时可通过让患者变换体位来辅助观察；⑦吸引时的注意点：吸气、吸水时应避免长按吸引按钮导致吸引到黏膜，致使黏膜表面色泽等发生改变，影响观察；吸引残留液体时应充气后吸引，采用半吸引状态。⑧直肠倒镜观察：倒镜观察时更容易发现直肠靠近肛管处的病变。⑨病灶的冲洗：发现病灶表面附着黏液或粪水，冲水时应在病灶的上方区域，让水流借助重力作用自然流经病灶，对病灶表面进行清洗，不宜对着病灶直接冲洗；若多次冲洗不掉，可先观察病灶干净的区域，然后调小冲水量后直接冲洗病灶表面附着物；若仍未能清除病灶表面附着物时，可直接吸引，但镜头应与黏膜保持适当距离，注意边充气、边吸引。⑩可疑病灶的处理：发现可疑病灶，可采用电子染色或化学色素染色观察、放大观察等方法。

（四）透明帽辅助结肠镜法的应用

透明帽辅助结肠镜法是在结肠镜头端安置一个透明帽，然后再进行结肠镜检查。透明帽使得结肠镜头端与黏膜始终保持一定的距离，操作时注入少量气体即可循腔进镜，可避免肠腔因过度充气而扩张伸长，既提高了进镜速度及盲肠插镜的成功率，又可减少患者的痛苦。退镜过程中，透明帽前端可以压迫皱襞，这样既不影响视野的清晰度，又有助于发现皱襞前端的病变，可显著提高结直肠息肉／腺瘤的检出率。此法对于容易被漏诊的右半结肠病变、平坦型病变及微小病变同样有效。一项系统评价显示，透明帽辅助结肠镜法与普通结肠镜相比，右半结肠腺瘤、平坦型病变、微小腺瘤及 SSL 的检出率均有显著提高，提高幅度分别为 6%、4%、3%、3%。

近年来，国外推出一款类似于透明帽的黏膜增强视觉配件——Endocuff（图 4-2-21）。文献显示其在结直肠腺瘤检出率方面更优于普通透明帽，但该配件尚未在国内得到推广。

（五）注水结肠镜法的应用

注水结肠镜包括两种具体的操作方式，一种是水置换结肠镜法，指在结肠镜进镜过程中不充气，而是通过注水泵或使用注射器经活检孔不断地往肠腔注入温水，同时将污水及残留的空气吸出，利用注水循腔进镜至回盲部。另一种是单纯注水结肠镜法，同样是在进镜过程中只注水不充气，但只吸引出肠腔内残留的空气而不吸引污水，如此进镜直至回盲部。注水结肠镜法退镜时与普通结肠镜检查一样，需要充气观察肠道黏膜。研究显示，注水结肠镜法可显著降低患者的腹部不适感，可能有以下几点原因：①水对肠管的伸展作用小；②乙状结肠在水的重力作用下可以使活动度大的肠段下沉，可能存在的 α 袢变为平面状态的"S"走形，结肠镜容易顺利通过乙状结肠；③可能与温水可以缓解肠道痉挛有关。注水结肠镜法最大的优点在于能显著提高结直肠腺瘤／息肉的检出率，其原因可能与注水后对肠道再次进行清洁及缓解肠道痉挛相关。一项系统分析显示，水置换结肠镜法在腺瘤检出方面更优于单纯注水结肠镜法。Leung 等人对来自不同国家的 6 项随机对照研究进行数据提取再分析，发现水置换结肠镜法比普通结肠镜检查的腺瘤检出率高出 6.5%。

但有些人认为注水结肠镜法检查时间显著延长，会影响内镜中心的工作效率。一项系统分析显示，注水结肠镜法总体检查时间仅比普通结肠镜多约 2 分钟，但却可以显著提高腺瘤的检出率。从患者舒适体验的角度出发，接受注水结肠镜检查的患者需要麻醉的比例显著低于接受普通结肠镜检查者，且接受注水结肠镜检查者所需的麻醉剂量亦显著低于接受普通结肠镜检查者，因此苏醒所需的时间也更短。所以从这点来看，注水结肠镜法并不会降低内镜中心的工作效率，值得推广使用。

（六）提高右半结肠病变检出率的技巧

如前文所述，欧美国家开展结肠镜筛查后，左半结肠癌发病率持续下降，而右半结肠癌发病率却无明显变化，提示结肠镜检查对右半结肠的保护作用有限。这可能是由于左半结肠与右半结肠的息肉的形态学存在差异，相对于左半结肠而言，右半结肠息肉多为平坦型息肉，结肠镜检查时更难发现。内镜医师一直致力于提高右半结肠病变的检出率，除了前面提及的放大染色内镜外，尚有两种方法值得推广，分别是再次直视退镜观察法及右半结肠倒镜观察法。

再次直视退镜观察法是指进镜至回盲部，退镜观察至结肠肝曲，再次进镜至回盲部，然后又退镜观察至结肠肝曲，完成两次对右半结肠的观察。该方法已被证实可显著降低右半结肠病变的漏诊率，有研究显示这一数据可达 20% 以上。

右半结肠倒镜观察法（图 4-2-22）是在内镜直视下从回盲部退镜观察至结肠肝曲，

再次进镜至回盲部，然后倒镜再次观察右半结肠。该方法能更直接、有效地观察结肠皱襞的口侧及内侧壁的黏膜，可弥补常规退镜对这些部位观察不足的缺陷，已被证实是降低右半结肠病变漏诊率行之有效的方法。多数研究显示，该方法在降低右半结肠漏诊率方面与第一种方法效果相当。然而，也有部分研究发现，再次直视退镜观察法后行右半结肠倒镜观察法仍有 15.4% 的腺瘤漏诊率。这可能与右半结肠皱襞较深，部分腺瘤／息肉位于皱襞近口侧及弯曲部分的内侧，结肠镜直视下难以发现有关。因此，右半结肠倒镜法虽然技术要求高，但仍值得推广。右半结肠肠腔相对宽阔，在此处进行倒镜，只要操作得当，是安全可行的。

右半结肠倒镜观察法操作要领：①进镜至临近回盲瓣，取直镜身，如果是可调节硬度的结肠镜，则将硬度调整为 0；②充分充气；③将大旋钮"UP"调到最大限度，同时将小旋扭左旋调到最大限度，逆时针旋转镜身，同时缓慢进镜约 8 ～ 10cm，待到镜身头端反转时即可对右半结肠进行倒镜观察。

（七）内镜下 SSL 的形态学特征及检出技巧

近年来，锯齿状途径是除了"腺瘤—腺癌"之外，结直肠癌发生、发展的又一重要途径，有 15%～ 30% 的结肠癌经此途径发展而来。而锯齿状腺瘤正是通过这一途径发展成结直肠癌。锯齿状腺瘤是一种同时具有增生性息肉的锯齿状结构及传统腺瘤异型性上皮特征的特殊腺瘤，主要包括 TSA 和 SSL。其中 SSL 主要分布在右半结肠，结肠镜检查下不易发现而容易漏诊，被认为可能与右半结肠癌发病率居高不下相关。

绝大数 SSL 于内镜下所见为扁平无蒂、颜色苍白形态，与周围黏膜对比差异小，因此极易被漏诊。据统计，SSL 在所有结直肠息肉中占 10% 左右，在锯齿状息肉中占 25% 左右，而有些单位的检出率极低，甚至为 0，这极有可能是因为 SSL 被漏诊或误诊为与其形态相似的增生性息肉。为了提高 SSL 的内镜下辨识能力，国内外多个内镜医师团队致力于研究该病变的内镜下形态学特征。我们总结前人研究成果及自身经验概括出了 SSL 形态学特征（图 4-2-23）。①一般特征：大多数 SSL 位于右半结肠，直径多大于 10mm，呈稍苍白、无蒂扁平状。②边界模糊及形态不规则：白光下所见因与周围黏膜无明显差异，故病灶边界显得模糊不清；染色内镜下可比较清晰地显示出边界，但所见病灶形态不规则。③黏液帽、红帽征：黏液帽由隐窝基底部丰富的黏液物质及成熟杯状细胞的分泌物聚集而成，在 NBI 模式观察下呈红色，故称红帽征。④积云样外观：指 SSL 表面凹凸不平、柔软的外观，与 SSL 隐窝内黏液分泌旺盛有关。⑤表面黑点征：NBI 模式观察下的腺管开口。⑥表面不规则血管：NBI 模式观察下可见扩张的毛细血管。⑦黏膜下血管中断；⑧黏膜皱襞轮廓改变：黏膜皱襞不光滑，可见折痕。⑨病灶边缘见粪便残渣或泡沫。⑩放大内镜下腺管开口呈Ⅱ-O型改变：放大内镜观察病灶的腺管较传统的Ⅱ型腺管更大更圆，考虑可能是病变的隐窝上皮细胞凋亡减少、增生过度形成锯齿状隐窝上皮结构，同时隐窝内分泌大量的黏液充满腺腔，导致腺管畸形扩张所致。

根据上述总结的 SSL 形态学特征，内镜医师在结肠镜检查过程中（尤其是退镜观察阶段），应仔细观察全结直肠黏膜的细微变化，包括黏膜色泽变化、是否光滑、血管纹理改变、皱襞轮廓改变等。对于局部黏膜，可见黏液附着或粪便残渣附着，尤其是经水冲洗难以去除的，应仔细观察是否存在病变。若发现可疑病变，可进行电子染色或化学色素染色观察。染色内镜下 SSL 的检出率可高出普通内镜 16.7%，有条件的单位，可采用放大内镜观察，有助于 SSL 与增生性息肉的鉴别，并可通过观察病灶的表面微结构及微血管大致判断 SSL 是否合并存在细胞异型增生或癌变，从而指导后续治疗。SSL 中伴有异型增生（SSL-cytologic dysplasia, SSL-CD）和浸润癌的发生率约 14% 和 1%，SSL-CD 的患癌风险约为 4.4%。与没有异型增生的 SSL 相比，SSL-CD 多为扁平、稍隆起病变，中央凹陷，伴有红色区域、结节，局部带蒂或亚蒂。进行放大观察时表面微结构除了 SSL 常见的 II-O 型外，还可见伴有 III / IV 型，微血管方面采用 Sano 分型。SSL 不伴有异型增生时以 I 型为主，SSL-CD 则以 II 型为主。

（八）内镜下侧向发育型肿瘤的形态学特征及检出技巧

结直肠 LST 是除了 SSL 之外，起源于结直肠黏膜的又一类重要的平坦型病变，其发生、发展过程与一般息肉不同，故又称为结直肠黏膜非息肉样病变。其具有更高的恶变潜能，目前受到越来越多的关注。结直肠 LST 的概念由日本学者工藤进英率先提出，包括 3 个含义：①病变直径＞ 10mm；②生长方式沿着肠道黏膜表面呈侧向扩展而几乎不向肠壁深层垂直生长；③形态学特征包括颗粒型和非颗粒型。

结直肠 LST 被归类为平坦型病变，根据肿瘤表面是否有结节聚集可分为颗粒型（LST-G）及非颗粒型（LST-NG）两大类（图 4-2-24）。LST-G 可根据肿瘤表面是否存在粗大结节进一步细分为两个亚型：①颗粒均一型（homogeneous type, LST-G-H），表面颗粒均匀、排列规律，直径小于 3mm；②结节混合型（nodular-mixed type, LST-G-M），表面颗粒大小不等，混有小结节。LST-NG 也可根据肿瘤表面是否存在凹陷进一步细分为两个亚型：①平坦隆起型（flat elevate type, LST-NG-F），表面平坦、略高于周围黏膜；②假凹陷型（pseudo-depressed type, LST-NG-PD），表面有凹陷，略高于周围黏膜。

结直肠 LST 呈侧向生长，病灶呈平坦型，黏膜表面颜色改变不明显，故容易被漏诊。尤其是特殊部位，如右半结肠、脾曲、降乙交界处、直乙交界处、直肠近肛管处的 LST，更需细心观察才能发现。高质量的肠道准备，保证足够的退镜时间并按照规范的退镜方式进行全结直肠黏膜的观察是发现 LST 的前提。同时也应掌握一定的技巧，注意黏膜的细微变化，如颜色发红或褪色改变、黏膜粗糙或呈结节状改变、血管纹理改变、皱襞边缘不光滑等。若发现可疑病变，同样可进行染色内镜观察以进一步明确病变边界。结合放大内镜可观察病灶的表面微结构及微血管，对病灶的性质做进一步判断，指导后续治疗。

（九）放大染色内镜的应用

可参照本章第二节相关内容。

参考文献

[1] 中华医学会消化内镜学分会消化系早癌内镜诊断与治疗协作组．中国早期结直肠癌及癌前病变筛查与诊治共识 [J]，中国实用内科杂志，2015, 35 (3)：211－227.

[2] Endoscopic Classification Review Group. Update on the paris classification of superficial neoplastic lesions in the digestive tract[J]. Endoscopy, 2005, 37(6): 570－578.

[3] The Paris endoscopic classification of superficial neoplastic lesions: esophagus, stomach, and colon: November 30 to December 1, 2002. Gastrointest Endosc [J]. 2003, 58(Suppl 6): S3, 43.

[4] KUDO S. Diagnosis of colorectal tumorous lesions by magnifying endoscopy [J]. Gastrointest Endosc, 1996, 44(1): 8－14.

[5] LI M，ALI S M，UMM－A－OMARAHGILANI S，et al. Kudo's pit pattern classification for colorectal neoplasms:A meta－analysis [J]. World J Gastroenterol, 2014, 20(35): 12649, 56.

[6] KUDO S, RUBINO C，TEIXEIRA C，et al. Pit Pattern in Colorectal Neoplasia: Endoscopic Magnifying View [J]. Endoscopy, 2001, 33(4): 367－373.

[7] KIMURA T, YAMAMOTO E, YAMANO H O, et al. A Novel Pit Pattern Identifies the Precursor of Colorectal Cancer Derived From Sessile Serrated Adenoma [J]. American Journal of Gastroenterology, 2012, 107(3): 460－469.

[8] KASHIDA H，IKEHARA N，HAMATANI S，et al. Endoscopic Characteristics of Colorectal Serrated Lesions [J]. Hepato Gastroenterology, 2011, 58(109):1163－1167.

[9] Efficacy of magnifying chromoendoscopy for the differential diagnosis of colorectal lesions [J]. Digestive Endoscopy, 2005, 17(2): 105－116.

[10] YASUSHI S, YUTAKA S, KUANG I F, et al. Efficacy of magnifying chromoendoscopy for the differential diagnosis of colorectal lesions[J]. Digestive Endoscopy, 2005, 17(2).

[11] KIM M J，LEE E J，SUH J P，et al. Traditional Serrated Adenoma of the Colorectum: Clinicopathologic Implications and Endoscopic Findings of the Precursor Lesions [J]. American Journal of Clinical Pathology, 2013, 140(6): 898－911.

[12] KAWASAKI K，KURAHARA K，YANAI S，et al. Colonoscopic features and malignant potential of sessile serrated adenomas: comparison with other serrated lesions and conventional adenomas [J]. Colorectal Disease, 2016, 18(8): 795－802.

[13] KANAO H, TANAKA S, OKA S, et al. Clinical significance of type V(I) pit pattern subclassification in determining the depth of invasion of colorectal neoplasms [J]. World J Gastroenterol. 2008, 14; 14(2): 211－7.

[14] TOBARU T，MITSUYAMA K，TSURUTA O，et al. Sub－classification of Type VI pit patterns in colorectal tumors: Relation to the depth of tumor invasion [J]. International Journal of Oncology, 2008, 33(3): 503－508.

[15] SUZUKI T，HARA T，KITAGAWA Y，et al. Magnification endoscopic observation of early colorectal cancer by linked color imaging with crystal violet staining (with video)[J]. Gastrointestinal Endoscopy, 2016, 84(4): 726－729.

[16] 胡晶晶, 王新颖, 潘新颜, 等. 实体显微镜下靶向取材对提高早期大肠癌的检出的意义 (附 196 例报告) [C]. 国际治疗内镜和消化疾病学术会议, 2008.

[17] SANO Y, TANAKA S, KUDO S E, et al. Narrow－band imaging (NBI) magnifying endoscopic classification of colorectal tumors proposed by the Japan NBI Expert Team [J]. Digestive Endoscopy, 2016, 28(5):526－33.

[18] SANO Y，HORIMATSU T，FU K I，et al. Magnifying observation of microvascular architecture of

colorectal lesions using a narrow band imaging system [J]. Digestive endoscopy, 2010, 18(S1): S44−S51.

[19] KaNAO H , TANAKA S , OKA S , et al. Narrow−band imaging magnification predicts the histology and invasion depth of colorectal tumors [J]. gastrointestinal endoscopy, 2009, 69(3−part−P2): 631−636.

[20] WADA Y , KUDO S E , KASHIDA H , et al. Diagnosis of colorectal lesions with the magnifying narrow−band imaging system [J]. gastrointestinal endoscopy, 2009, 70(3): 522−531.

[21] NIKAMI T, SAITO S, TAJIRI H, et al. The evaluation of histological atypia and depth of invasion of colorectal lesions using magnified endoscopy with narrow−band imaging [J]. Gastroenterol Endosc, 2009, 51: 10−19.

[22] HEWETT D G , KALTENBACH T , SANO Y , et al. Validation of a Simple Classification System for Endoscopic Diagnosis of Small Colorectal Polyps Using Narrow−Band Imaging [J]. Gastroenterology, 2012, 143(3): 599−607.

[23] HAYASHI N , TANAKA S , HEWETT D G , et al. Endoscopic prediction of deep submucosal invasive carcinoma: validation of the Narrow−Band Imaging International Colorectal Endoscopic (NICE) classification [J]. Gastrointestinal Endoscopy, 2013, 78(4): 625−632.

[24] KOBAYASHI S, YAMADA M, TAKAMARU H , et al. Diagnostic yield of the Japan NBI Expert Team (JNET) classification for endoscopic diagnosis of superficial colorectal neoplasms in a large−scale clinical practice database [J]. United European Gastroenterol J, 2019, 7(7): 914−923

[25] SIEGEL R L , MILLER K D , JEMAL A . Cancer statistics, 2018 [J]. Ca A Cancer Journal for Clinicians, 2018, 68(1): 7−30.

[26] LEVIN B . Screening and surveillance for the early detection of colorectal cancer and adenomatous polyps, 2008 : A joint guideline from the American Cancer Society, the US Multi−Society Task Force on Colorectal Cancer, and the American Collage of Radiology [J]. Gastroenterology, 2008, 134(5): 1570, 95.

[27] POHL H, ROBERTSON D J. Colorectal cancers detected after colonoscopy frequently result from missed lesions. Clin Gastroenterol Hepatol. 2010, 8(10):858−64.

[28] RABENECK L , DAVILA J A , EL−SERAG H B . Is there a true "shift" to the right colon in the incidence of colorectal cancer? [J]. American Journal of Gastroenterology, 2003, 98(6): 1400−1409.

[29] 赵锋 . 内镜下不同染色方法在肠道病变诊断中的价值研究 [D]. 银川 : 宁夏医科大学 , 2018.

[30] KAWAMURA Y J , TOGASHI K , SASAKI J , et al. Acetic acid spray in colonoscopy: an alternative to chromoendoscopy [J]. Gut, 2005, 54(2): 313.

[31] SHIBAGAKI K , AMANO Y , ISHIMURA N , et al. Magnification Endoscopy With Acetic Acid Enhancement and a Narrow−Band Imaging System for Pit Pattern Diagnosis of Colorectal Neoplasms [J]. Journal of Clinical Gastroenterology, 2015, 49(4): 306−312.

[32] TRIVEDI P J , BRADEN B . Indications, stains and techniques in chromoendoscopy [J]. QJM: An International Journal of Medicine(2) , 2013, 106(2): 117, 31.

[33] 李文坤，吴静，刘揆亮 . 结肠镜新技术对结直肠病变检出水平影响的研究进展 [J]. 胃肠病学和肝病学杂志 , 2019, 28(9): 1045−1050.

[34] 刘丽 . 高清白光模式与高清白光 +i-Scan 模式对结直肠息肉检出的前瞻性随机对照研究 [D]. 泸州 : 西南医科大学 ,2016.

[35] KANEKO K , OONO Y , YANO T , et al. Effect of novel bright image enhanced endoscopy using blue laser imaging (BLI) [J]. Endoscopy International Open, 2014, 02(04): E212−E219.

[36] TOGASHI K , NEMOTO D , UTANO K , et al. Blue laser imaging endoscopy system for the early detection and characterization of colorectal lesions: A guide for the endoscopist [J]. Therapeutic Advances in

Gastroenterology, 2015, 9(1): 50−56.

[37] HIROYUKI, OSAWA, YOSHIMASA, et al. Linked Color Imaging and Blue Laser Imaging for Upper Gastrointestinal Screening [J]. Clinical Endoscopy, 2018, 51(6): 513−526.

[38] NORIHIRO, GOTO, TOSHIHIRO, et al. Magnifying narrow−band imaging with acetic acid to diagnose early colorectal cancer [J]. World J Gastroenterol, 2014(43): 16306−16310.

[39] 郝世佳，兰文军 . 结直肠癌肿瘤标志物研究进展 [J]. 齐鲁工业大学学报 ,2017,31(5):36−41.

[40] POHL J , SCHNEIDER A , VOGELL H , et al. Pancolonic chromoendoscopy with indigo carmine versus standard colonoscopy for detection of neoplastic lesions: a randomised two−centre trial [J]. Gut, 2011, 60(4): 485−490.

[41] SUBRAMANIAN V , MANNATH J , RAGUNATH K , et al. Meta−analysis: the diagnostic yield of chromoendoscopy for detecting dysplasia in patients with colonic inflammatory bowel disease [J]. Alimentary Pharmacology & Therapeutics, 2011, 33(3): 304−312.

[42] WAN J, WANG X, YANG Z P, et al. Systematic review with meta−analysis: Chromoendoscopy versus white light endoscopy in detection of dysplasia in patients with inflammatory bowel disease [J]. Journal of Digestive Diseases, 2019 ,20(4): 206−214.

[43] ATKINSON N S S, KET S, BASSETT P, et al. Narrow−band Imaging for Detection of Neoplasia at Colonoscopy: a Meta−analysis of Data From Individual Patients in Randomized Controlled Trials [J]. Gastroenterology, 2019 , 157(2): 462−471.

[44] HOSOTANI K , IMAI K , HOTTA K , et al. Can Advanced Endoscopic Imaging Help Us Avoid Surgery for Endoscopically Resectable Colorectal Neoplasms? A Proof−of−Concept Study [J]. Digestive Diseases and Sciences, 2019: 1−9.

[45] TANAKA S, KASHIDA H, SAITO Y, et al . Japan Gastroenterological Endoscopy Society guidelines for colorectal endoscopic submucosal dissection endoscopic mucosal resection [J]. Dig Endosc,2020,32(2):219−239

[46] LIN S, LUO G, GAO X, et al. Application of endoscopic sonography in preoperative staging of rectal cancer: six−year experience[J]. Ultrasound Med, 2011, 30 (8): 1051, 7.

[47] NCCN Guideline: Rectal Cancer, Version 2.2019 [R].Clin Gastroenterolhepatol,2019, 12: 662−668.

[48] 郭婧 . 探头式共聚焦激光显微内镜（pCLE）联合虚拟染色内镜 I−Scan 在体诊断消化道疾病的研究 [D]. 山东大学 , 2015.

[49] 刘超 . 共聚焦激光显微内镜在体诊断结直肠癌的研究 [D]. 济南：山东大学 , 2014.

[50] 龚帅 . 消化内镜新技术对消化道肿瘤诊断价值的研究与比较 [D]. 上海：上海交通大学 , 2014.

[51] SANDULEANU S , DRIESSEN A , Gomez−Garcia, et al. In Vivo Diagnosis and Classification of Colorectal Neoplasia by Chromoendoscopy−Guided Confocal Laser Endomicroscopy [J]. Clinical Gastroenterology & Hepatology, 2010, 8(4): 371−378.

[52] LAVEN J S. Miami classification for probe−based confocal laser endomicroscopy [J]. Endoscopy, 43(10):882−891.

[53] DONG Y Y, LI Y Q, ZUO X L, et al. Meta−analysis of confocal laser endomicroscopy for the detection of colorectal neoplasia [J]. Colorectal Disease, 2013, 15(9) : e488, 95.

[54] LIU C, LI C Q, ZUO X L, et al. Confocal laser endomicroscopy for the diagnosis of colorectal cancer in vivo [J]. Digestive disease, 2013, 14(5): 259−265.

[55] LIU J, DLUGOSZ A , NEUMANN H . Beyond white light endoscopy: The role of optical biopsy in inflammatory bowel disease [J]. World Journal of Gastroenterology, 2013, 19(43): 7544−7551.

[56] FARRAYE F A, ODZE R D, EADEN J, AGA Medical Position Statement on the Diagnosis and

Management of Colorectal Neoplasia in Inflammatory Bowel Disease[J]. Gastroenterology, 2010, 138(2): 738−745.

[57] KLUGE, MATTHEW, A. Inadequate Boston Bowel Preparation Scale scores predict the risk of missed neoplasia on the next colonoscopy [J]. Gastrointestinal Endoscopy, 2018; 87(3): 744−751.

[58] BAKER F A, MARI A, NAFRIN S, et al. Predictors and colonoscopy outcomes of inadequate bowel cleansing a 10−year experience in 28,725 patients [J]. Ann Gastroenterol, 2019; 32(5): 457−462.

[59] ADLER A, WEGSCHEIDER K, LIEBERMAN D, et al. Factors determining the quality of screening colonoscopy: A prospective study on adenoma detection rates, from 12 134 examinations (Berlin colonoscopy project 3, BECOP−3) [J]. Gut, 2013, 62(2): 236−241.

[60] LEBWOHL B , KASTRINOS F , GLICK M , et al. The impact of suboptimal bowel preparation on adenoma miss rates and the factors associated with early repeat colonoscopy [J]. Gastrointestinal Endoscopy, 2011, 73(6): 1207−1214.

[61] CHOKSHI R V, HOVIS C E, HOLLANDER T, et al. Prevalence of missed adenomas in patients with inadequate bowel preparation on screening colonoscopy [J]. Gastrointestinal Endoscopy, 2012, 75(6): 1197−1203.

[62] 中国医师协会内镜医师分会消化内镜专业委员会，中国抗癌协会肿瘤内镜学专业委员会. 中国消化内镜诊疗相关肠道准备指南（2019，上海）[J]. 中华医学杂志, 2019, 99(26): 2024−2035.

[63] DESILETS D J, HWANG J H, BAIG K R K K , et al. Gastrointestinal Endoscopy Editorial Board top 10 topics: advances in GI endoscopy in 2017[J]. Gastrointestinal Endoscopy, 2018, 88(1): 1−8.

[64] 马玲. 西甲硅油在肠道准备中的应用价值研究 [D]. 银川：宁夏医科大学, 2018.

[65] TIAN X, SHI B, CHEN H, et al. Comparative Efficacy of 2 L Polyethylene Glycol Alone or With Ascorbic Acid vs. 4 L Polyethylene Glycol for Colonoscopy A Systematic Review and Network Meta−Analysis of 12 Randomized Controlled Trials [J] . Front Med (Lausanne), 2019; 6: 182.

[66] KIM S H, KIM E R, KIM K, et al. Combination of bisacodyl suppository and 1 L polyethylene glycol plus ascorbic acid is a non−inferior and comfortable regimen compared to 2 L polyethylene glycol plus ascorbic acid [J]. Dig Endosc, 2020, 32(4): 600−607.

[67] SOH J S , KIM K J . Combination could be another tool for bowel preparation? [J]. World Journal of Gastroenterology, 2016, 22(10):2915.

[68] TIAN X, SHI B, LIU X L, et al. A Randomized Trial of Split Dose 3 L Polyethylene Glycol Lavage Solution, 2 L Polyethylene Glycol Lavage Combined With Castor Oil, and 1 L of Polyethylene Glycol Lavage Solution Combined With Castor Oil and Ascorbic Acid for preparation for Colonoscopy [J]. Front Med (Lausanne). 2019, 6:158

[69] 刘金殿. 肠道清洁自评法对结肠镜肠道准备及检查的影响 [D]. 西宁：青海大学, 2018.

[70] YEH J H, HSU M H, TSENG C M, et al. The benefit of adding oral simethicone in bowel preparation regimen for the detection of colon adenoma A systematic review and meta−analysis [J]. J Gastroenterol Hepatol,2019,34(5):830−836.

[71] 国家消化内镜质控中心，国家麻醉质控中心. 中国消化内镜诊疗镇静 / 麻醉操作技术规范 [J]. 中华消化内镜杂志, 2018, 35(12):946.

[72] KIM D J , KIM H W , PARK S B , et al. Efficacy of cap−assisted colonoscopy according to lesionlocation and endoscopist training level[J]. World J Gastroenterol, 2015(20): 6261−6270.

[73] DESAI M, SANCHEZ−YAGUE A , CHOUDHARY A , et al. Impact of Cap−assisted Colonoscopy on Detection of Proximal Colon Adenomas: Systematic Review and Meta−analysis [J]. Gastrointestinal

Endoscopy, 2017, 86(2): 274−281.e3.

[74] RAMESHSHANKER R, TSIAMOULOS Z, WILSON A, et al. Endoscopic cuff−assisted colonoscopy versus cap−assisted colonoscopy in adenoma detection randomized tandem study [J]. Gastrointest Endosc. 2020, 91(4): 894−904.

[75] LEUNG F W, KOO M, JIA H, et al. Water Exchange (WE) and Quality Improvement−Enhanced Advanced Adenoma Detection A Pooled Data Analysis of 6 Randomized Controlled Trials [J] . J Clin Gastroenterol. 2020, 54(3): 212−217.

[76] SHI X, TIAN D, YE X F, et al. Is water exchange superior to water immersion in detecting adenomas during colonoscopies? Results from a Bayesian network meta−analysis [J]. Oncotarget, 2018, 9(55): 30679−30693.

[77] CADONI S , HASSAN C , FRAZZONI L , et al. Impact of water exchange colonoscopy on endoscopy room efficiency: a systematic review and meta−analysis[J]. Gastrointestinal Endoscopy, 2019, 89(1): 159−167.

[78] HSIEH Y H, TSENG C W, KOO M , et al. Feasibility of sedation on demand in Taiwan using water exchange and air insufflation: A randomized controlled trial[J]. Journal of Gastroenterology & Hepatology, 2020, 35(2):256−262.

[79] GROEN P C. Water Exchange Insertion Colonoscopy−How You Can Do It Too[J]. American Journal of Gastroenterology, 2019, 114(5): 703−704.

[80] 王洪丽 . 结肠镜反转技术与再次直视退镜观察对右半结肠腺瘤检出率的影响 [D]. 郑州：郑州大学 , 2019.

[81] DESAI M, BILAL M, HAMADE N , et al. Increasing adenoma detection rates in the right side of the colon comparing retroflexion with a second forward view a systematic review [J]. Gastrointest Endosc, 2019, 89(3): 453−459.

[82] KUSHNIR V M , OH Y S , HOLLANDER T , et al. Impact of Retroflexion Vs. Second Forward View Examination of the Right Colon on Adenoma Detection: A Comparison Study[J]. American Journal of Gastroenterology, 2015, 110(3): 415−422.

[83] MIYAMOTO H, NAOE H, ODA Y, et al. Impact of retroflexion in the right colon after repeated forward−view examinations [J]. Jgh Open, 2018, 2(6): 282−287.

[84] REX, DOUGLAS K. How I Approach Retroflexion and Prevention of Right−Sided Colon Cancer Following Colonoscopy [J]. American Journal of Gastroenterology, 2016, 111(1): 9−11.

[85] SAKATA S, STEVENSON A R L, Naidu S, et al. Techniques for Terminal Ileal Intubation at Colonoscopy When Standard Maneuvers Fail [J]. The American Journal of Gastroenterology, 2017, 112(1): 11−12.

[86] HAZEWINKELY, LÓPEZ−CERÓN M, East J E , et al. Endoscopic features of sessile serrated adenomas: validation by international experts using high−resolution white−light endoscopy and narrow−band imaging [J]. Gastrointestinal Endoscopy, 2013, 77(6): 916−924.

[87] TADEPALLI U S , FEIHEL D , MILLER K M , et al. A morphologic analysis of sessile serrated polyps observed during routine colonoscopy (with video) [J]. gastrointestinal endoscopy, 2011, 74(6): 1360−1368.

[88] URAOKA T, HIGASHI R, HORII J, et al. Prospective evaluation of endoscopic criteria characteristic of sessile serrated adenomas/polyps [J]. J Gastroenterol, 2015, 50(5): 555, 63.

[89] KIMURA T, YAMAMOTO E, YAMANO H O, et al. A Novel Pit Pattern Identifies the Precursor of Colorectal Cancer Derived From Sessile Serrated Adenoma[J]. American Journal of Gastroenterology, 2012, 107(3):460−469.

[90] LUI R N, SUNG J J Y. Sessile serrated adenoma/polyps: Why we should be working flat out to understand more about these flat lesions? [J] J Gastroenterol Hepatol, 2019, 34(10): 1667−1668.

[91] 田甜. 白光内镜结合窄带成像下结直肠无蒂锯齿状腺瘤的形态学特征分析 [D]. 郑州: 郑州大学, 2018.

[92] 吕文浩. 结直肠锯齿状腺瘤（SSA/P）与息肉内镜表现分析 [D]. 西安: 中国人民解放军空军军医大学, 2018.

[93] 涂素芳, 黄思霖, 傅静雯, 等. 无蒂锯齿状腺瘤/息肉 (SSA/P) 的临床特点及其治疗研究进展 [J]. 现代消化及介入诊疗, 2019, 024(002):114−117,122.

[94] 亢梓霖. 大肠侧向发育型肿瘤的内镜特征及治疗 [D]. 太原: 山西医科大学, 2017.

（叶火旺　林世永　王新颖）

第三节 结直肠癌的血清学诊断

◇ 血清学诊断是重要的结直肠癌非侵袭性生物标志检测的方法，具有简单、经济、无创、人群依从性高的特点，适用于 CRC 筛查。检测血清学肿瘤生物标志物，特别是针对早期结直肠癌的分子标志物，可以为患者是否需要进一步接受全结肠镜检查提供依据，从而提高早期病变的检出率。

◇ 肿瘤标志物是指肿瘤细胞在发生、增殖、转移或复发过程中所产生或分泌到血液、尿液、脑脊液等体液中，反映肿瘤存活和生长状态的一类物质。它能用化学、免疫、分子生物学、基因组学或蛋白组学的方法进行定性、定量的检测。理想的肿瘤标志物通常与肿瘤的发生、发展、转移、治疗后消退、复发等具有良好的相关性。

◇ 目前在临床上已得到广泛应用的结直肠癌血清学标志物包括癌胚抗原（carcinoembryonic antigen，CEA）、CA19-9、CA72-4 等，对结直肠癌的诊断及随访监测具有重要作用，但其对早期病变的诊断作用有限。其他与结直肠癌相关的血清学标志物还包括 TIMP-1、TSGF、NNMT、PSME3、CCSA-2、CCSA-3、CCSA-4 等，其临床应用价值尚在探讨中。

一、肿瘤标志物概述

　　肿瘤标志物是指肿瘤细胞在发生、增殖、转移或复发的过程中，所产生或分泌到血液、尿液、脑脊液等体液中的反映肿瘤存活和生长状态的一类物质。它能用化学、免疫、分子生物学、基因组学或蛋白组学的方法进行定性、定量的检测。肿瘤标志物一般与肿瘤的发生、发展、转移、治疗后消退、复发等具有良好的相关性。因此，通过测定血清中肿瘤标志物的水平，有望实现肿瘤的早期诊断、个体化治疗，手术、放疗或药物疗效的观察，预后评估以及随访监测等。

　　总体来说，肿瘤标志物可以分为两大类，即由肿瘤组织产生的标志物和肿瘤与宿主相互作用产生的标志物。从分子生物学的角度来说，肿瘤生物标志物可分为 7 类：遗传性类、DNA 类、后天性类、RNA 类、蛋白质类、代谢性类和免疫性类。其中遗传性类生物标志物是由于基因突变或者抑瘤基因的状态改变而产生的；DNA 类生物标志物是由于基因扩增、微卫星不稳定、线粒体 DNA 改变而产生的；后天性生物标志物出现的最常见原因是 DNA 甲基化改变；免疫性类生物标志物则是某些 T 细胞和细胞因子在应答过程中的产物。笔者查阅相关文献发现，以前的研究报道主要集中在蛋白质类分子上，但近年关于遗传性类和后天性类的分子研究已越来越多。

　　理想的肿瘤标志物应具备以下特点：①敏感性高，能及早测出所有肿瘤患者；②特异性好，鉴别肿瘤和非肿瘤患者的准确率为 100%；③有器官特异性，能对肿瘤进行定位；

④血清中肿瘤标志物的浓度与瘤体大小、临床分期相关，可用于判断预后；⑤半衰期短，能反映肿瘤的动态变化，监测治疗效果及肿瘤的复发和转移；⑥测定方法精密度、准确性高，操作简便，试剂盒价格便宜。但是在与结直肠癌有关的体液标志中，暂未发现具有特异性的肿瘤标志物。目前研究证明与结直肠癌发生、发展有关的生物标志物共有 70 余种。在本节中我们主要讨论的是那些可用于血清样本检测的体液分子标志物（详见表 4-3-1）。

表4-3-1　与结直肠癌相关的血清学生物标志物

临床使用情况	类型	潜在标志
已用于临床	蛋白质	CEA
	碳水化合物	CA19-9、CA72-4
临床验证阶段	蛋白质	TIMP-1
临床前发展阶段	蛋白质	Spondin-2、DcR3、Trail-R2、Reg IV、MIC1
	碳水化合物	CA19-5、CA-M26、CA-M29、CA-50、CA-M43、CA24-2
	蛋白质	PSME3
	蛋白质	NNMT
	蛋白质	CRMP-2
	蛋白质	SELDI（载脂蛋白 C1、C3a-desArg、抗胰蛋白酶 α1）
	蛋白质	HNP 1-3
	蛋白质	MIF
	蛋白质	M-CSF
	蛋白质	M2-PK
	蛋白质	CCSA-2、CCSA-3、CCSA-4
	蛋白质	MMP-9、MMP-7
	蛋白质	层粘连蛋白

二、肿瘤标志物的检测方法

同一种方法可以检测不同的肿瘤标志物，同一个标志物也可用不同方法进行检测。比如，可以通过血清学水平、免疫组织化学检测 CEA 或 P-gp 等，也可以用流式细胞术（flow cytometry，FCM）或实时定量 PCR 技术来检测它们。

（一）血清学水平检测方法

1. 放射免疫分析方法

放射免疫法（radioimmunoassay，RIA）又称免疫放射分析技术（immunoradiometric assay，IRMA），最早是在 1959 年由 Yalow 和 Berson 首先将其用于糖尿病患者血浆胰岛素含量的测定。RIA 是一种将放射性同位素测量的高度灵敏性、精确性和抗原抗体反应的特异性相结合的体外测定超微量（$10^{-9} \sim 10^{-15}$g）物质的新技术。从广义上来说，凡是应用放射性同位素标记的抗原或抗体，通过免疫反应测定的技术，都可称为放射免疫技术。经典的放射免疫技术通过标记抗原与未标抗原竞争有限数量的抗体，然后测定标记抗原抗体复合物中放射性强度的改变，从而测定出未标记抗原的数量。它分为竞争性 RIA 和非竞争性 RIA 两类。

据国内学者应希堂等人的总结，RIA 技术从开创至今，按照技术的进步大致可划分为五代。第一代（1959—1964 年）RIA 技术及竞争结合蛋白分析法（CPBA）开创。第二代（1965—1970 年）众多学者对 RIA 技术进行了大量实验研究，将 RIA 和 CPBA 技术推进到了临床实用水平；1968 年开创了利用核素标记的抗体检测抗原的放射分析法（IRMA）。第三代（1971—1980 年）RIA 技术广泛用于小分子化合物的检测。第四代（1981—1995 年）小鼠抗绵羊红细胞的单克隆抗体（McAb）的出现，为 RIA 提供了新型特异性抗体，使得放射免疫技术灵敏度、特异性提高。第五代 RIA 技术，是目前正在研发并投入使用的 RIA 技术，它以磁性微粒子与 RIA 或 IRMA 相结合为特点。磁性微粒子具有直径小、表面连有活性基团等特性，这些特性使其在包被均一性、反应活性等方面都要优于经典的分析方法。目前 RIA 已广泛应用于激素类检测（FSH、LH、E2、PRL、HGH、HCG、HPL 等）、肿瘤类检测（AFP、CEA、CA19-9、CA12-5、CA15-3 等）和放射受体分析。

2. 酶联免疫吸附测定法

1971 年瑞典学者 Engvail 和 Perlmann、荷兰学者 Van Weerman 和 Schuurs 分别报道将免疫技术发展为检测体液中微量物质的固相免疫测定方法，即酶联免疫吸附测定法（enzyme-linked immunosorbent assay，ELISA）。目前已提出了各种各样的 ELISA 方法，如双抗体夹心法、改良双抗体夹心法、间接法、竞争法等。此外，还出现了许多 ELISA 新技术，如斑点 ELISA 法、单克隆抗体捕获 EUSA 法、聚合酶链式反应 ELISA 法等。ELISA 技术因其具有高度的特异性和敏感性（最小测量值可达 ng 甚至 pg 水平），又无放射免疫测定的放射性危害和荧光免疫技术需要昂贵设备的不足，而且具有可手动、半自动、自动化进行操作等优点，而在各级医院、血站、疾病控制中心等医学标本检验中得到广泛应用。

3. 化学发光免疫分析方法

化学发光免疫分析方法（chemiluminescence immunoassay，CLIA）是在 RIA 基本理论的基础上，以标记发光剂为示踪物信号建立起来的一种非放射性标记免疫分析法。早期的 CLIA 具有和 RIA 相似的特异性，但灵敏度低于 RIA。1978 年，自 Halman 成功地建立了 CLIA 以来，经历近 20 年的时间，经过许多学者的实验研究，许多新材料、新技术、新工艺以及新仪器的研制相继取得成功，加速了 CLIA 的完善，目前已广泛应用到基础和临床医学的各领域，成为取代 RIA 的首选技术。

目前国内的全自动免疫化学分析系统主要有三类：化学发光免疫分析系统、荧光免疫分析系统和电化学发光免疫分析系统。它们对血清肿瘤标记物检测均具有快速、准确、半定量的特点。现在我国临床上已广泛应用这类方法检测 AFP、CEA、CA19-9、CA72-4、CA12-5、CA15-3、PSA、f-PSA 等肿瘤标志物。

（二）组织学水平检测方法

免疫组织化学和原位分子杂交组化技术将免疫学技术和分子生物学技术同组织病理学制片方法巧妙结合在一起，在组织细胞原位显示某些化学成分和特定基因片段。常规标本中 5%～15% 的疑难病例或恶性肿瘤需采用免疫组织化学进行鉴别诊断、判断浸润深度和分析预后，可用于早期结直肠癌辅助诊断的指标，包括 CK20、Desmin、CD31、CD34、D2-40、P53、Ki67、EVG 等。图像分析技术可以定量测定组织切片上肿瘤细胞 DNA 含量和进行形态学分析，对判断肿瘤恶性程度及预后具有重要临床价值。

（三）细胞学水平检测方法

流式细胞术（flow cytometry，FCM）是利用 FCM 对细胞和细胞器的结构和某些功能进行定量检测，并利用细胞表面特异性标志物对特定细胞亚群进行分析和分选的一种先进技术方法。FCM 检测可用于白血病和淋巴瘤标记物（CD 系列），有利于该类疾病的诊断和鉴别诊断；用 FCM 检测恶性肿瘤细胞的 P-gp 可为临床选择化疗药物提供依据。

（四）分子学水平检测方法

聚合酶链反应法（polymerase chain reaction，PCR）是一种能在体外进行扩增 DNA 的极为简单、敏感、高效、特异和快速的技术。目前，国内外常用 RT-PCR 方法检测外周血中的肿瘤细胞的主要标记基因。其中，细胞角蛋白 19（CK19 mRNA）和细胞角蛋白 20（CK20 mRNA）用于上皮性恶性肿瘤的检测；癌胚抗原（CEA mRNA）用于结直肠癌、胃癌、胰腺癌、乳腺癌等 CEA 分泌性肿瘤的检测；甲胎蛋白（AFP mRNA）用于肝细胞癌微转移的检测。

三、现代蛋白质组学新技术

蛋白质组的概念最先由 Marc Wilkins 提出，指的是一种细胞、组织或完整的生物体内的全部蛋白质。这是一个动态的概念，蛋白质组不仅在一个机体的不同组织和细胞中各不相同，而且在同一机体的不同发育阶段、不同生理状态及不同外界环境中也均不相同。

目前蛋白质组学的研究包括两个策略：①表达蛋白质组学（expression proteomics），是在整体水平上研究生物体蛋白质表达的变化，是对细胞或组织中蛋白质表达量化谱的反映，即为细胞、组织中的蛋白质建立定量表达图谱或表达序列标签（expression senquence tag，EST）图谱，它在整个蛋白质组水平上提供了研究细胞通路、疾病、药物间的相互作用和一些生物刺激引起的功能紊乱的可能性，对于寻找疾病诊断标志、筛选药物靶点、毒理学研究等具有重要作用。②细胞图谱蛋白质组学（cell-mappingproteomics），也称为相互作用蛋白质组学（interaction proteomics），即通过确定蛋白质在亚细胞结构中的位置，来研究蛋白质在细胞内的行为、运输及作用，可建立起各种细胞类型和状态的"物理图谱"，对于确定蛋白质功能和新的疾病诊疗的靶位具有重要价值。

目前蛋白质组学的研究技术主要有二维聚丙烯酰胺凝胶电泳（2D-PAGE）、电喷雾质谱（ESI-MS）、基质辅助激光解吸离子飞行时间质谱（MALDI-TOF-MS）技术以及最近出现的 SELDI 蛋白质芯片技术。现代蛋白质组学新技术的出现和发展，如双向电泳技术、蛋白芯片、蛋白质指纹技术、飞行时间质谱、四级杆飞行时间质谱、傅里叶变换质谱等技术的发展，给临床早期肿瘤标志物的发现带来了划时代的意义，它将传统的通常一次只能测定一个蛋白标志物革命性地发展到一次可测定数十个，甚至数百个蛋白标志物，同时还极大地提高了诊断的灵敏度和特异性。

（一）表面增强激光解析电离光谱技术

表面增强激光解析电离光谱技术（surface enhanced laser desorption/ionizatio spectrometry，SELDI），又称蛋白指纹技术。2002 年诺贝尔化学奖获得者田中耕一于 1993 年提出了表面增强激光解析电离光谱技术的基本原理。基于这一技术，美国的 Ciphcrgen 公司开发出了 SELDI 蛋白质芯片系统。蛋白质芯片质谱仪包括蛋白质芯片、阅读器和分析软件三部分。其工作原理是利用经过特殊处理的固相支持物或芯片的基质表面，制成蛋白质芯片，根据蛋白质生化特性的不同，选择性地从待测生物样品中捕获配体，将其结合在芯片的固相基质表面上，利用激光脉冲辐射使芯片表面的分析物解析成带电离子，根据质荷比不同的离子在电场中飞行的时间不同绘制出质谱图。检测结果经过软件处理后可直接显示样品中各种蛋白质的分子量、含量等信息，可以检测分子量在 500KD 以下的化合物。测定过程迅速，灵敏性、特异性高，不会破坏所测定的蛋白质。

表面增强激光解析电离光谱技术是一种新兴蛋白质芯片技术，可以简便、快速地从各种体液及组织中获得大量蛋白质的分子信息。其检测材料来源广泛，检测前被测材料无需特殊处理，标本加样量极少（数微升，蛋白质含量以 frnole 计算），且具有技术操作较简便、可多样本测定、检测快捷、灵敏性和特异性高等诸多优点，可用于工农业、生物科技、医学等领域。SELDI 技术发展十分迅速，在医学领域上，其被广泛应用于疾病的诊断、疗效监测、发病机理、新药发现与药理学、医学鉴定与毒物检测、基础理论等研究。另外，该技术在肿瘤诊断方面的研究取得了突破性进展。在结直肠癌方面，Bryumor 等人和 Watkins 等人通过 SELDI 蛋白质芯片技术对结肠癌、癌前病变及良性肿瘤的蛋白质表达进行比较，发现了一种 13.8KD 的特异相关蛋白质，这种蛋白质在结肠癌及其癌前病变中表达，而在良性肠道疾病中不表达，通过检测血清中是否有这些蛋白质存在即可确定肠病的良恶性质，并对结肠癌做出早期筛查。

（二）改良的表面增强激光解析电离飞行时间质谱

1993 年美国的 Bill Hutchens 和 Tai-Yung Yip 在蛋白质指纹技术基础上提出了改良的表面增强激光解析电离飞行时间质谱（surface enhanced laser desorption/ionization-time of flight-mass speetrometry，SELDI-TOF-MS）。SELDI-TOF-MS 技术通过使用特殊的探针俘获蛋白质表面亲和力，克服了二维凝胶电泳存在的内在问题。蛋白质与 SELDI 蛋白质芯片阵列结合，通过电离解吸飞行时间质谱仪检测，根据蛋白质的质量和电荷比（质荷比），每个蛋白质的峰值可形成一个可能的蛋白质生物标志物的图谱。陈益定等人通过该方法测定了 147 例血清标本的蛋白质质谱并建立了质谱模型，结果发现该模型对结直肠癌的检出率为 82.6％，排除率为 91.9％。而对同样的血清标本进行 CEA 的检测，以 5ng/mL 为界，得出该方法的检出率与排除率远远低于质谱法的检测结果。同时，美国国立肿瘤研究所的多中心三期临床试验得出结论：通过血清及仪器标准化质控，SELDI-TOF-MS 是目前最有希望的肿瘤早期检测方法。目前国内外对 12 种肿瘤血清及尿液检测结果的统计显示，SELDI-TOF-MS 检测肿瘤的敏感性和诊断特异性均为 80％～90％，明显高于传统的肿瘤标志物的检测方法。

（三）固体芯片飞行时间质谱技术

固体芯片飞行时间质谱技术（solid chip time-of-flight mass spectrometry）是质谱技术应用于临床肿瘤早期诊断的另一个先驱，是第一个在临床上使用蛋白芯片技术分离、纯化蛋白，并应用飞行时间质谱和软件分析来寻找新肿瘤早期标志物的技术。与双向电泳和液质联用质谱技术相比，其优势是简便易行、样本用量少且可同时进行高通量分析，可直接对粗样本（血清、组织、细胞裂解液、尿液等）进行检测。但是随着该技术在临床研究中被更多地应用，研究人员发现，重复性不好、灵敏度不高、费用昂贵等问题制约了它的快速发展。

液体芯片飞行时间质谱技术（liquid chip-time of flight mass spectrometry）的代表是 CLINPROT 系统，它是由德国 Bruker Daltonics 公司于 2004 年成功开发的一套蛋白质检测系统。该系统可分为四个部分：磁珠分离系统、质谱系统、分析软件和可选的体液样品自动处理系统。其基本过程是：收集患者或健康对照的临床样品，如血清、血浆、尿液、脑脊液等，首先通过磁珠分离，去除样品中的高丰度蛋白和其他杂质，如盐等，同时富集低丰度目的蛋白；在分离得到的样品中加入基质，混合后，直接点在 AnchorChip 靶上，进行飞行时间质谱分析，得到所有蛋白的质谱图，通过软件比较患者或健康对照的表达蛋白差异，得到两者的特异质谱图，用于预测未知样品的归属——患者或无疾病。该系统具有重复性好、特异性和灵敏度高且可对潜在的生物标记物进行鉴定的强大的优势。目前，美国、德国等国家的科研机构通过运用该系统在卵巢癌、前列腺癌、脑胶质瘤、急性淋巴白血病、乳腺癌和膀胱癌等癌症的早期诊断方面进行了的前瞻性研究。与固体芯片飞行时间质谱技术一样，该系统所需成本较高，在我国推广使用尚需一段时间。

四、结直肠癌相关性血清学生物标志物

（一）癌胚抗原

1. 来源及生化

1965 年加拿大学者 Gold 和 Freedman 从腺癌和胚结肠黏膜中分离出一种抗原，称为 CEA，它仅存在于癌细胞和胚胎组织中。CEA 是一种较为复杂的酸性可溶性含糖蛋白质，属于细胞表面的糖蛋白家族，定位于 19 号染色体。相对分子质量为 150～300KD，沉淀系数为 7～8s，等电点为 4.8，是一条由 641 个氨基酸组成的蛋白质。CEA 的分子结构很

复杂，由天冬氨酸、苏氨酸、丝氨酸和谷氨酸等 17 种氨基酸组成，有许多同分异构体，包括非特异性交叉抗原、正常胎类抗原和一些血清抗原等。CEA 存在于 3 ～ 6 个月的正常胎儿消化道内皮细胞中。但在胚胎后期或胎儿出生后，CEA 逐渐消失，而患癌后可重新出现。另外，成人体内可有极少量的 CEA 蛋白存在于正常结肠柱状细胞和杯状细胞中。

2. 表达

癌胚抗原在正常人和良性疾病中表达，成人在支气管、唾液腺、胰腺、前列腺、小肠、胆管、尿道等中均有表达，并有结肠黏膜细胞分泌到粪便中，一天约 70 μg，其中少量重新被吸收至血液。有研究认为 CEA 与吸烟关系密切，健康不吸烟者 CEA 值为 2.5 ～ 5 μg/L，阈值为 5.5 μg/L；吸烟者 CEA 值为 3 ～ 10 μg/L，高时可达 20 μg/L。CEA 在慢性炎症、退行性病变等良性疾病中表达，如结直肠息肉、慢性溃疡性结肠炎、肺结核、胸膜炎、慢性支气管炎、肝硬化，此时 CEA 轻度升高，其阳性率和增高的总体水平较恶性者低。正常情况下，CEA 经胃肠道代谢，而肿瘤状态时的 CEA 则进入血液和淋巴液的循环，引起血清 CEA 异常增高，故肿瘤患者的血清 CEA 均有增高。在临床上，当 CEA 大于 60 μg/L 时，可见于结肠癌、直肠癌、胃癌和肺癌。CEA 值升高，表明有病变残存或进展。例如，肺癌、乳腺癌、膀胱癌和卵巢癌患者的血清 CEA 含量会明显升高，大多显示为肿瘤浸润，其中约 70％为转移性癌。一般来说，手术切除后 6 周，CEA 水平恢复正常，否则提示有肿瘤残存。若 CEA 浓度持续升高，或其数值超过正常范围 5 ～ 6 倍者，均提示预后不良。连续随访定量检测血清 CEA 含量，对肿瘤病情判断更有意义。

3. 测定方法及正常值

癌胚抗原的测定常用 ELISA 法和 RIA 法，上海瑞金医院于 1983 年在国内首先建立 CEA 的放免测定。目前临床上以 RIA 法多见。关于 CEA 的正常标准，根据不同测定方法和不同标准的敏感度、特异度及其预测值所得的正确指数来看，以 5 μg/L 作为正常上限比其他水平更合适（表 4-3-2）。值得一提的是，除测定血清 CEA 浓度外，还可测定胃液、胸水和脑脊液中的 CEA 浓度。国内有研究显示，胃癌患者胃液中的 CEA 含量明显多于胃良性疾患的患者。

表4-3-2　血清中CEA水平的评价

CEA(μg/L)	敏感度	特异度	阳性预测值	阴性预测值	正确指数（％）
＞ 3	73	62	57	77	0.35
＞ 5	59	84	72	75	0.43
＞ 10	45	96	89	72	0.14
＞ 15	36	99	96	69	0.35

4. 临床意义

CEA 是一个广谱性肿瘤标志物，并不局限于某一类肿瘤，且只在肿瘤中晚期才能有较显著的升高。因此，CEA 对多数癌症的早期发现和鉴别诊断均无帮助，但是它可用于肿瘤发展的监测、疗效判断和预后分析。动态监测血清 CEA 变化，对判断结直肠癌的治疗效果、分析预后和复发有一定意义。总体来说，CEA 的临床意义主要归纳为两方面：预测预后和术后随访预测复发或转移。术前 CEA 水平可预测预后，CEA 升高者复发率高，预后较 CEA 正常者差。术前增高者术后复发率为 50%，CEA 正常者为 25%。术前 CEA 增高者，根治后应在 6 周内或 1～4 个月内恢复正常，仍持高不下者可能仍有肿瘤残留或预示复发。不同资料显示，CEA 可较肿瘤临床症状的出现提早 4～6 个月发现肿瘤复发。

（二）糖类抗原 19-9

1. 来源及生化

1981 年 Koprowski 等人用人的结肠癌细胞株 SW1116 免疫 BALB/C 小鼠和淋巴瘤细胞杂交得到了一株编号为 1116NS199 的单克隆抗体，相对分子质量为 210KD。该单克隆抗体所识别的抗原被命名为糖类抗原 19-9（carbohydrate antigen19-9，CA）。CA19-9 抗原决定簇已被证实是唾液酸化 II 型乳酸岩藻糖，在生化特性上是与路易士血型物质有关的低聚糖。这种低聚糖类似于从胎盘或某些肿瘤中所得的糖脂，是肿瘤病人血清中的一种类黏蛋白的糖蛋白成分。

2. 表达

CA19-9 存在于胰腺、胆道、胃、肠、子宫内膜、涎腺上皮中。用放免法测定 2700 名正常献血者的血清 CA19-9，发现呈非正态分布，其范围为 0～107U/mL，2700 例中只有 10 例的测定值超过 37U/mL。在正常人中，CA19-9 的血清浓度以 20～29 岁为最高，60～69 岁为最低，但在统计上无显著差异。吸烟对测定值没有影响。CA19-9 的单位指其活力，经核对，一个单位相当于 0.8ng 的纯抗原。实践证明，CA19-9 的脏器特异性不强，它在多种腺癌中的含量会升高，如胰腺癌、结直肠癌、胃癌及肝胆系癌；此外，急性胆囊炎与肝硬化患者的血清 CA19-9 也可能升高。

3. 测定方法及正常值

CA19-9 可用放免法和 ELISA 测定。Koprowski 于 1981 年建立了 CA19-9 的放射免疫分析法。Vliiano 等人于 1983 年建立了 CA19-9 的固相免疫放射量度分析法，使检测的灵敏度进一步提高。CA19-9 的正常参考上限是 37U/mL。有报道称 10%～20% 的良性胰腺炎和胃肠道疾病的 CA19-9 均可升高，但其值很少超过 120U/mL。

4. 临床意义

CA19-9 是对胰腺癌较敏感的指标。对于结直肠癌来说，普遍认为 CA19-9 的敏感性较 CEA 差，但特异性高于 CEA。术后 CA19-9 的检测可用于监视病情、判断预后及预报复发。国内王飞明等学者报道 CA19-9 的升高可早于肿瘤复发 14～17 个月，应用 CA19-9 可以对结肠癌病人作长期随访，但对胰腺癌患者只能作短期随访，因为后者的生存期短、预后较差。

（三）糖类抗原 72-4

糖类抗原 72-4（carbohydrate antigen 72-4，CA72-4）是一种高分子量的类黏蛋白分子，可被单克隆抗体 B72.3 及 CC49 所识别。B72.3 是抗乳腺癌肝转移细胞株单抗，CC49 的抗原来自直肠腺癌细胞株。CA72-4 在许多消化道肿瘤中的表达均升高，而在正常人中很低。相对而言，CA72-4 对胃癌的诊断作用较结直肠癌更佳，目前临床上多用 CA72-4 来诊断与监测胃癌患者的发病情况。单一使用 CA72-4 的敏感性不高，但它和 CEA 有互补作用，两者同时使用可提高诊断胃癌的敏感性和特异性。有研究发现血清 CA72-4 阳性率随肿瘤增大及浸润深度的增加而显著升高，更随淋巴结转移范围的扩大而显著升高。CA72-4是判断疾病分期和判断胃肠道癌症患者是否有肿瘤残存的良好指标。

（四）糖类抗原 24-2

糖类抗原 24-2（carbohydrate antigen 24-2，CA24-2）是一种唾液酸化稍脂类消化道肿瘤相关抗原，与腺癌的表达有密切关系。它是结直肠癌和胰腺癌较常用的标记物，来自抗直肠腺癌细胞株 COLO205 的抗体。CA24-2 可用于肿瘤组织学来源的评估，也可根据 CA24-2 表达水平，对肿瘤的分级进行评估。CA24-2 表达水平越高，直肠癌分级越高。

（五）I 型金属蛋白酶组织抑制剂

I 型金属蛋白酶组织抑制剂（tissue inhibitor of metalloproteinase type I，TIMP-1）是一种能抑制大多数基质金属蛋白酶的多功能糖蛋白。有研究报道，结直肠癌患者外周血 TIMP-1 水平明显高于健康对照者，术前 TIMP-1 水平被认为是一个独立的结直肠癌预后标志。目前对于 TIMP-1 在早期结直肠癌诊断中的作用尚存在争议。Sorensen 等认为 TIMP-1 在结直肠癌早期就可以被检测出，但是 Holten-Andersen 等人认为 TIMP-1 只是在结直肠癌的进展期才有明显升高。

（六）肿瘤特异性生长因子

肿瘤特异性生长因子（tumor specific grow factor，TSGF）是加拿大科学家发现的由恶性肿瘤细胞产生的一种特殊物质。在恶性肿瘤形成和生长时，它能促进肿瘤的生长和周边毛细血管的大量增生。TSGF 仅对恶性肿瘤血管起重要作用，而对非肿瘤血管增生无明显相关性，因此对恶性肿瘤具有高度特异性。资料证实，在多种恶性肿瘤包括腺癌、鳞癌、胶质瘤、血液系统肿瘤等不同的病理类型的肿瘤中，均可测得 TSGF 阳性。TSGF 对消化道肿瘤的敏感性较高，但单一检测 TSGF 对结直肠癌的诊断效果较差。若与其他结直肠癌相关分子联合使用，可增加其诊断价值。

（七）烟酰胺甲基转移酶和蛋白酶体活性复合物亚单位 3

烟酰胺甲基转移酶（nicotinamide N-methyl-transferase，NNMT）和蛋白酶体活性复合物亚单位 3(proteasome activator complex subunit 3，PSME3）是应用蛋白质组学方法鉴定出来的结直肠癌相关性生物标志物。Roessler 等人于 2005 年及 2006 年发表的文章显示，对结直肠癌患者血清样本、健康对照者血清样本和良性肠道疾病患者血清样本进行检测，与健康对照者血清样本和良性肠道疾病患者相比，NNMT 及 PSME3 在结直肠癌患者血清中显著升高，两者对结直肠癌诊断的敏感性及特异性与 CEA 相似。

（八）结肠癌特异性抗原

通过细胞核结构蛋白的蛋白质组学分析法，已有学者鉴定出两种结肠癌特异性分子标志物——结肠癌特异性抗原，即 CCSA-3 和 CCSA-4，二者已成为诊断结直肠癌的重要血清标志物。美国约翰斯·霍普金斯医院 Leman 等人发现，除 CCSA-3 和 CCSA-4 外，CCSA-2 是诊断结肠癌的又一高敏感、高特异性血清标志物。研究者对 135 例患者行结肠镜检查，并根据检查结果将其分为正常、增生性息肉、非晚期腺瘤、晚期腺瘤和结直肠癌 5 组，再通过间接免疫法测定受试者血清中 CCSA-2 的水平，并以 125 名健康人血清作为对照。受试者工作特征（ROC）曲线分析显示，CCSA-2 为 $10.8 \mu g/mL$ 时，其区分正常、增生性息肉、非晚期腺瘤、晚期腺瘤及结直肠癌的总特异性和敏感性分别为 80.1% 和 91.3%。CCSA-2 的 ROC 曲线下面积为 0.91。此外，CCSA-2 与 CCSA-3、CCSA-4 的敏感性相似，唯一不同就是 CCSA-2 还可区分晚期腺瘤与非晚期腺瘤，在这两种患者中其血清水平不同，且与病变大小相关。

（九）甲基化 Septin9 基因

Septin 蛋白是一类除植物细胞以外几乎在所有细胞中均存在，并具有鸟苷三磷酸激酶（guanosine triphos-phatase，GTPase）活性的蛋白家族，在人体内参与了一系列的重要生理过程，如细胞内物质运输、细胞分裂以及细胞凋亡等。此外，septin 蛋白家族还与其他众多疾病有关，如结直肠癌、遗传性神经肌肉萎缩、男性不育、感染性疾病及阿尔茨海默病等。家族内的 Septin9 基因参与了细胞分裂、胞吐作用、细胞极性、细胞迁徙、DNA 修复等多种生理活动。近年，Septin9 基因与肿瘤发生、发展的关系受到广泛关注，甲基化的 Septin9 基因被证实为结直肠癌重要的表观遗传学改变。

2016 年，美国食品和药物管理局批准了一项检测外周血甲基化 Septin9 基因的检测试剂盒，从而为不愿意采用其他结直肠癌筛查方式的人群提供了一种新的选择。然而，美国国家综合癌症网络的临床实践指南指出，该方法检测结直肠癌和晚期腺瘤的能力不如指南中推荐的其他筛查方法，且复测的时间间隔仍不明确。因此，这一方法的筛查意义尚需要更多的临床证据来证实。

（十）循环肿瘤细胞

循环肿瘤细胞（circulating tumor cells，CTCs）是从原发或继发肿瘤脱离而进入循环系统的肿瘤细胞。其中部分肿瘤细胞经历上皮—间质转化等过程，获得高侵袭性，而大多数 CTCs 则被机体免疫系统直接消灭，或启动凋亡程序，成为凋亡 CTCs，仅约 0.01% 的 CTCs 可形成转移性病灶。CTCs 在外周血中分布极其稀少，每 10mL 外周血中能捕获数个 CTCs，即约 10^9 个白细胞及 5×10^{11} 个红细胞中仅能捕获数个 CTCs。因此目前的检测策略一般分为两步，首先根据其特性进行分离富集，再对富集的可疑细胞进行鉴定，以确定是否为 CTCs。

CTCs 在健康人及良性结直肠疾病患者的外周循环中含量极少，这使得 CTCs 检测作为结直肠癌早期筛查的方法成为可能。由于 CTCs 检测平台的差异，CTCs 在结直肠癌早期筛查中的敏感性亦不相同。《循环肿瘤细胞检测在结直肠癌中的应用专家共识意见（2018 年）》指出：在合理选择 CTCs 检测平台、控制检测成本、制定并完善相应检测指征及判读标准的前提下，使用 CTCs 检测作为结直肠癌早期筛查的方法是合理可行的。

（十一）其他分子标志物

1. 核酸标志物

核酸不仅存在于细胞内，还以游离状态存在于细胞外，分布于全身各处，包括循环DNA、循环RNA以及新发现的微小RNA（miRNA）。通过检测血液中的核酸可以快速地检测出肿瘤的早期发生。血液中循环DNA不仅会发生基因突变，还会发生包括微卫星改变和甲基化等改变。一直以来，核酸标志物（见表4-3-3）的检测在肿瘤诊断方面的研究快速发展，到目前为止，相关学者已经发现了一些与结直肠癌发病有关的基因突变。

表4-3-3　核酸标志物

基因名称	在CRC中的意义
APC	APC的失活被认为是结直肠癌发生的早期关键，是结肠肿瘤发生的最后一个因素。处于后期阶段的癌症患者，APC高表达和突变可以作为CRC临床结果的预后指标。
VEGF	在50%的CRC中有表达，但在正常的结肠黏膜和腺瘤中表达非常少。可以作为预后标志物，但不能预测晚期CRC中对VEGF靶向治疗的反应。
PTE	通过磷酸酶活性来调节细胞周期及细胞增殖、分化和凋亡，从而抑制肿瘤的发生。
MLH1、MSH2 MSH6	生殖系和其他错配修复基因的突变意味着结直肠癌有40%～80%的概率会变成遗传性非息肉病性结直肠癌，是CRC强有力的预测标志物。
SMAD4	SMAD4的突变导致其功能丧失与30%～40% CRC的发生有关，SMAD4是有用的预后标志物。
MCC	MCC抑制Wnt/β信号通路转导，可能是检测CRC预后的良好标志物。
B-Raf V600E	Braf突变状态作为预测分子生物标志物的作用尚不清楚，但Braf的突变在很多研究中证明可以当作抗EGFR抗体抗药性的标志。
p53	在所有恶性肿瘤中，50%以上会出现该基因的突变，是很好的肿瘤生物标志物，但不具有特异性。
PIK3CA	PIK3CA的突变导致异常AKT通路激活和癌细胞增殖，PI3K/AKT途径在结直肠癌的进展中起重要作用。

2. 蛋白质标志物

癌细胞在原发部位或转移部位都会分泌特定的肿瘤蛋白至血液，其浓度与结直肠癌的检测和预后有关。随着蛋白质检测技术和统计方法的进步，各类蛋白质标志物（见表4-3-4）的检测和预后价值及其相互组合后的作用正在被研究。目前，IMP3、S100A2、PCNA、PKM2等酶在结直肠癌筛查中都受到了众多关注。

以上所述均为单一分子标志物，通常用于结直肠癌诊断方面的研究，国内外研究者早已发现，运用单一分子对结直肠癌的早期诊断、预后判断作用明显差于多个分子联合检测。临床上已经开展将CEA、CA19-9、CA72-4等分子联合起来用于胃肠道肿瘤诊断的研究。国外学者报道了一种5分子血清标志平板，它包含有Spondin-2、DcR3、Trail-R2、Reg Ⅳ

和 MIC1 这 5 个分子，用这种血清标志平板检测结直肠癌患者、良性肠道疾病患者和健康人的血清样本，结果发现，此血清标志平板对结直肠癌的敏感性和特异性均高于 CEA，并且可以检测出尚处于早期阶段的结直肠癌，提示多分子联合检测在结直肠癌诊断中的应用前景。

表4-3-4　蛋白质标志物

蛋白名称	在CRC中的意义
IMP3	IMP3 的表达升高预示患者可能出现淋巴结转移，患者往往生存期较短，与 CRC 预后不良有关，是评估 CRC 进展和预后的潜在生物标志物。
S100A2	S100A2 是 II 期和 III 期 CRC 复发的独立危险性因素。S100A2 的高表达可能是 II 期和 III 期 CRC 复发、不良预后的生物标志，也可能是治疗 CRC 的靶向标志物。
PCNA	显示出了更高的存活率。
PIK3CA	PIK3CA 的突变导致异常 AKT 通路激活和癌细胞增殖。
COX-2	COX-2 的表达出现在 70% 的结直肠癌肿瘤中，并随着肿瘤的进展而升高，对 CRC 的预后有着提示作用。
Ezrin	Ezrin 的表达上调可能是直肠癌早期局部复发的标志物，但是否可以用于临床诊断尚需进一步证实
TNIK	肿瘤原发灶中 TNIK 的高表达与 II 期和 III 期 CRC 患者术后复发相关，是肿瘤进展的重要预后指标。
PKM2	PKM2 的表达上调可以出现在 CRC 和其他胃肠道肿瘤中，是 CRC 筛查和诊断的不良预后标志物。

五、遗传性结直肠癌的遗传筛查

结直肠癌在我国的发病率和死亡率均呈逐年上升趋势，约 1/3 的患者有遗传背景，5%～6% 的患者可确诊为遗传性结直肠癌。遗传性结直肠癌根据有无息肉大致可分为两类：第一类是以息肉病为特征，包括家族性腺瘤性息肉病（FAP）、遗传性色素沉着消化道息肉病综合征（PJS）、幼年性息肉综合征（JPS）和锯齿状息肉病综合征（SPS）等；第二类为非息肉病性结直肠癌，Lynch 综合征是其中的重要代表。

（一）非息肉病性综合征

1.Lynch 综合征

Lynch 综合征占所有结直肠癌的 2%～4%，是最常见的遗传性结直肠癌综合征。目前，已证实的相关致病基因为 MMP 家族中的 MLH1、MSH2、MSH6 或 PMS2 基因。此外，EPCAM 基因缺失导致 MSH2 启动子高度甲基化，引起 MSH2 基因沉默，亦可导致 Lynch 综合征。MLH1 和 MSH2 是最主要的相关基因，其胚系突变占所有 Lynch 综合征基因突变的 80%～90%。关于分子诊断，对于有条件的医疗单位，可推荐对所有结直肠癌患者进行肿瘤组织的 4 个 MMR 蛋白免疫组化或微卫星不稳定（MSI）检测来进行初筛。其中肿瘤组织 MMR 蛋白（MLH1、MSH2、MSH6、PMS2）免疫组化检测为基本推荐；肿瘤组织 MSI 检测为可选推荐，建议在有条件的医疗单位开展。

2. 家族性结直肠癌 X 型

家族性结直肠癌 X 型（FCCTX）指符合 Amsterdam 标准，但是肿瘤组织呈微卫星稳定（MSS）或未检测到 MMR 基因胚系突变的患者。有研究显示，有 50% 以上符合 Amsterdam 诊断标准的结直肠癌患者未发现其肿瘤组织存在 MSI 和（或）错配修复蛋白缺失。FCCTX 被认为是一类异质性极大的家族性结直肠癌。有些家系符合单基因病遗传模式，有些则符合多基因病遗传模式。由于 FCCTX 病因尚不清楚，故当前无标准的随访和预防策略，未来通过全基因组测序等手段可能可以进一步明确 FCCTX 的遗传病因机制。

（二）息肉病性综合征

1. 经典型家族性腺瘤性息肉病、衰减型家族性腺瘤性息肉病和 MUTYH 相关息肉病

临床上最常见的是 FAP，包括经典型家族性腺瘤性息肉病（CFAP）和衰减型家族性腺瘤性息肉病（AFAP），是 APC 基因突变引起的常染色体显性遗传病，约占所有结直肠癌的 1%。MUTYH 相关息肉病（MAP）由 MUTYH 双等位基因突变引起，同时 APC 基因突变检测阴性。Gardner 综合征，最早是由 Gardner 和 Richards 报告的结肠息肉病三联征，即结肠多发息肉、多发骨瘤和皮肤软组织肿瘤。Turcot 综合征，是一种少见的常染色体遗传综合征，表现为伴有原发中枢神经系统肿瘤的结直肠腺瘤性息肉病。

对腺瘤性息肉综合征（CFAP、AFAP、MAP）的可疑患者建议行相关基因检测：①结直肠腺瘤性息肉＞10 个；②有腺瘤性息肉综合征家族史；③结直肠腺瘤患者，且有 FAP 相关肠外表现，主要筛查基因为 APC 和 MUTYH。当 APC 基因检测结果为阴性时，应进行 MUTYH 基因检测。若 MUTYH 基因出现双等位基因突变，或 MUTYH 基因两条链虽无等位基因突变，但均包含致病性突变，则可确诊 MAP。主要检测方式包括一代测序结合多重连接依赖探针扩增法或 NGS。

2. 遗传性色素沉着消化道息肉病综合征、幼年性息肉综合征和锯齿状息肉病综合征

遗传性色素沉着消化道息肉病综合征（PJS），又称遗传性 PJS（简称黑斑息肉病），是一种由 LKB1（即 STK11）基因胚系突变引起的、以特定部位皮肤黏膜色素斑和胃肠道多发错构瘤息肉为特征的常染色体显性遗传病。对于临床诊断，PJS 的患者应进行 LKB1（即 STK11）基因的胚系突变检测。66%～94% 的 PJS 患者可检测到抑癌基因 LKB1（即 STK11）基因突变。有 70%～80% 家族性 PJS 患者具有 LKB1（即 STK11）基因胚系突变，散发性 PJS 可能发生 LKB1（即 STK11）基因新生突变或少见类型的突变。

幼年性息肉综合征（JPS）是一种由 BMPR1A 或 SNAD4 基因突变引起的、以胃肠道（主要是结直肠）多发幼年性息肉为特征的常染色体显性遗传的疾病。有 40%～50% 的 JPS

患者可检测到 BMPR1A 或 SNAD4 基因的胚系突变。

锯齿状息肉病综合征（serrated polyposis syndrome，SPS），曾被称为增生性息肉综合征，是一种以结肠内多发和（或）较大的锯齿状息肉为临床特征的遗传病。锯齿状病变中存在 KRAS 和（或）BRAF 基因体细胞突变。右半结肠好发大的无蒂锯齿状病变，常伴有 BRAF 突变；左半结肠好发小的增生性息肉，常伴有 KRAS 突变。

六、总结

以上大多数肿瘤标志物，目前还没有统一的标准检测方法，得出的结果还有矛盾的地方，目前仍处于研究观察阶段，通过进一步的研究验证将来有希望在结直肠癌临床工作中成为诊断、预后判断和辅助治疗的工具。我们期望具有结直肠癌早期诊断作用的特异性生物标志物能够早日服务于临床。

参考文献

[1] 刘宝善. 消化器官肿瘤学 [M]. 北京：人民卫生出版社，2004.

[2] TANAKA T, TANAKA M, TANAKA T, et al. Biomarkers for Colorectal Cancer [J]. Int J Mol Sci, 2010, 11: 3209-3225.

[3] 万德森. 大肠癌 [M]. 北京：北京大学医学出版社，2008.

[4] WU C C, CHEN H C, CHEN S J, et al. Identification of collapsin response mediator protein-2 as a potential marker of colorectal carcinoma by comparative analysis of cancer cell secretomes [J]. Proteomics, 2008, 8: 316-332.

[5] ROESSLER M, ROLLINGER W, MANTOVANI-ENDL L, et al. Identification of PSME3 as a novel serum tumor marker for colorectal cancer by combining two-dimensional polyacrylamide gel electrophoresis with a strictly mass spectrometry-based approach for data analysis [J]. Mol Cell Proteomics, 2006, 5: 2092-2101.

[6] HUNDT S, HAUG U, BRENNER H. Blood markers for early detection of colorectal cancer: A systematic review [J]. Cancer Epidemiol Biomarkers Prev, 2007, 16: 1935-1953.

[7] THOMSON D M, KRUPEY J, FREEDMAN S O, et al. The radioimmunoassay of circulating carcinoembryonic antigen of the human digestive system [J]. Proc Natl Acad Sci U S A, 1969, 64: 161, 7.

[8] 应希堂，李振甲，马世俊. 我国放射免疫分析技术面临的现状和对策 [J]. 国际检验医学杂志，2006, 27(2): 192-193.

[9] 应希堂，姜淑华，李振甲，等. 第五代放射免疫分析方法及有关问题探讨 [J]. 标记免疫分析与临床，2005, 12(4): 241-243.

[10] 王金霞，旷瑜，王伯初. 酶联免疫吸附检测进展 [J]. 现代医药卫生，2007, 23(13): 1963-1964.

[11] 张继领，王文红，汪阳林. 酶联免疫吸附测定诊断试剂盒使用中出现的问题和解决方法 [J]. 中国煤炭工业医学杂志，2004, 7(9): 801-802.

[12] 李振甲，应希堂，马世俊. 化学发光免疫分析技术的研究现状与展望 [J]. 国际检验医学杂志，2006, 27(1): 95-97.

[13] SIPMSON R J, DOROW D S. Cancer proteomics:from signaling networks to tumor markers [J]. Trends Biotechnol, 2001, 19(10l): 40−48.

[14] TAKAHASHI N. Functional proteomics[J]. Bio−Venture, 2001, 1(1): 46−49.

[15] 顾劲松. 应用飞行质谱技术从血清中筛选肠癌标志蛋白 [D]. 沈阳：中国医科大学, 2006.

[16] BRYMNOR W, ROBERT S, SHANNON B, et al. Detection of early stage cancer by serum protein analysis [J]. AmLab, 2001, 33(9): 32−36,

[17] WATLDNS B, SZO R, BALL S, et al. Detection of early stage cancer 2 by serum protein analysis. AmLab [J], 2001, 6(1): 26−32.

[18] HUTGHENSR W. YIP T Y. New desorption strategies for the mass spectrometric analysis of macromolecules [J]. Rapid Common Mass Spectrom, 1993, 7(1): 576−580.

[19] 陈益定，郑树，余捷凯，等. 血清蛋白质质谱模型在大肠癌诊断中的应用 [J]. 中华肿瘤杂志, 2004, 26(7): 417−420.

[20] 陈坤，裘聚良，张扬. 大肠癌危险因素的 Meta 分析 [J]. 浙江大学学报（医学版），2002, 31(4): 254−258.

[21] 荣文舟，李东冰. 直肠癌 [M]. 北京：科学技术文献出版社, 2004.

[22] 杨国樑，郑树. 消化系统恶性肿瘤诊疗学 [M]. 北京：科学出版社, 2000.

[23] 蔡洪培，陈岳祥，谢渭芬. 消化系统肿瘤新进展 [M]. 北京：人民卫生出版社, 2006.

[24] DUFFY M J. Carcinoembryonic antigen as a marker for colorectal cancer: ia it clinical useful ? [J]. Clin Chem, 2001, 47(4): 624−630.

[25] MAGNANI J L, NILSSON B, BROCKHAUS M, et al. A monoclonal antibody−defined antigen associated with gastrointestinal cancer is a ganglioside containing sialylated lacto−N−fucopentaose II [J]. J.Biol. Chem, 1982, 257: 14365−14369.

[26] DUFFY M J. CA 19−9 as a marker for gastrointestinal cancers: A review [J]. Ann. Clin. Biochem, 1998, 35: 364−370.

[27] 李海，侍明海，马晓强，等. 大肠癌相关标记物的研究进展 [J]. 宁夏医学院学报, 2006, 28(3): 263−265.

[28] SORENSEN N M, SCHROHL A S, JENSEN V, et al. Comparative studies of tissue inhibitor of metalloproteinases−1 in plasma, serum and tumour tissue extracts from patients with primary colorectal cancer [J]. Scand. J. Gastroenterol, 2008, 43: 186−191.

[29] HOLTEN−ANDERSEN M, CHRISTENSEN I J, NILBERT M, et al. Association between preoperative plasma levels of tissue inhibitor of metalloproteinases 1 and rectal cancer patient survival. A validation study [J]. Eur. J. Cancer, 2004, 40: 64−72.

[30] 徐向东，王海鹏. 健康体检人群恶性肿瘤特异性生长因子的检测与分析 [J]. 标记免疫分析与临床, 2010, 17(3): 190−191.

[31] ROESSLER M, ROLLINGER W, PALME S, et al. Identification of nicotinamide N−methyltransferase as a novel serum tumor marker for colorectal cancer [J]. Clin. Cancer Res, 2005, 11: 6550−6557.

[32] BRUNAGEL G, VIETMEIER B N, BAUER A J, et al. Identification of nuclear matrix protein alterations associated with human colon cancer [J]. Cancer Res, 2002, 62: 2437−2442.

[33] LEMAN E S, SCHOEN R E, MAGHELI A, et al. Evaluation of colon cancer−specific antigen 2 as a potential serum marker for colorectal cancer [J]. Clin. Cancer Res, 2008, 14: 1349−1354.

[34] LEE H, RHEE H, KANG H J, et al. Macrophage migration inhibitory factor may be used as an early diagnostic marker in colorectal carcinomas [J]. Am. J. Clin. Pathol, 2008, 129: 772−779.

[35] SOROUSH A R, ZADEH H M, MOEMENI M, et al. Plasma prolactin in patients with colorectal cancer [J].

BMC Cancer, 2004, 4:97.

[36] SCHEPELER T, REINERT J T, OSTENFELD M S, et al. Diagnostic and prognostic microRNAs in stage II colon cancer [J]. Cancer Res, 2008, 68:6416−6424.

[37] ROESSLER M, ROLLINGER W, PALME S, et al. Identification of nicotinamide N−methyltransferase as a novel serum tumor marker for colorectal cancer [J]. Clin Cancer Res, 2005, 11: 6550−6557.

[38] ROESSLER M, ROLLINGER W, MANTOVANI−ENDL L, et al. Identification of PSME3 as a novel serum tumor marker for colorectal cancer by combining two−dimensional polyacrylamide gel electrophoresis with a strictly spectrometry−based approach for data analysis [J]. Mol Cell Preteomics, 2006, 5: 2092−2101.

[39] 徐蕾, 白中红, 许软成, 等. 介入治疗联合三维适形放疗治疗原发性肝癌疗效分析 [J]. 华南国防医学杂志, 2007, 21(6).

（谢玥　王新颖）

第四节 早期结直肠癌的影像学诊断

◈ 影像学检查作为无创方式，在结直肠癌的监测、诊断、分期、治疗选择和随访等方面具有重要作用；目前常用的检查方法包括 X 线造影、直肠内超声、常规 CT、CT 虚拟结肠镜、磁共振、磁共振结肠镜、PET—CT 等。

在过去的 20 年里，随着影像技术不断革新，影像学在结直肠癌中的应用有了显著的发展，在肿瘤监测、诊断、分期、治疗选择和随访多个方面发挥了重要的作用，而且，随着新型示踪剂和造影剂的发展以及正电子发射断层扫描（positron emission tomography，PET）和计算机断层扫描（computed tomography，CT）等技术的融合，影像学在结直肠癌的应用范围也不断扩大。目前可用于结直肠癌诊断的影像学检查方法包括 X 线造影、直肠内超声、常规 CT、CT 虚拟结肠镜、磁共振成像（magnetic resonance imaging，MRI）、磁共振结肠镜（magnetic resonance colongraphy，MRC）和正电子发射型计算机断层扫描显像（positron emission tomography-computed tomography，PET-CT）等。本章就上述影像学检查方法在早期结直肠癌筛查中的应用做简单介绍。

一、X 线造影

X 线造影是结直肠癌检查的基本影像学方法，包括钡灌肠造影或气钡双重对比造影（DCBE），该方法无创且可提供完全的大肠评估。目前多采用 DCBE 检查，该方法的优点是对肿瘤定位较准确。良好的结肠气钡双重对比造影对于检测早期结肠癌非常重要。2017 年中华医学会肿瘤学分会制定的《中国结直肠癌诊疗规范（2017 年版）》中推荐气钡双重 X 线造影作为结直肠癌筛查及诊断的方法，但不能应用于结直肠癌的分期诊断。对于疑有结肠或直肠狭窄或梗阻的患者，应谨慎选择。2019 年美国肿瘤协会发布的指南建议，高危人群早期结直肠癌筛查可选择每 5 年进行一次 DCBE 检查。但该方法不足之处是，通过 DCBE 检查发现的任何异常均需要进行结肠镜检查才能确定。此外，国内有研究发现在早期结肠癌诊断中，纤维结肠镜结合气钡双重对比造影诊断的准确率高；在中晚期结肠癌的诊断中可以选择 CT 诊断＋纤维结肠镜＋气钡双重对比造影实施诊断，以保证患者临床诊断准确率。

DCBE 检查也需要进行肠道准备，虽无需麻醉，但需要充气和显影，患者舒适度差，检查质量高度依赖技术人员或者放射科医生的阅片水平。近年来 DCBE 的使用率一直在下降。

二、直肠内超声

直肠内超声（EUS）最初是用来检查前列腺的，随着超声技术的发展，现在已经是一种成熟的结肠肿瘤成像方法，对评估病变的浸润深度（T 分期）尤其准确。一项关于 EUS 评估结直肠癌病变的系统荟萃研究显示，EUS 对肿瘤 T 分期的总体准确率在 74.0%～94.0% 之间。EUS 对结直肠癌淋巴结转移术前评估具有一定的诊断价值。国外一项研究纳入了 500 例活检组织病理学确定具有腺瘤或早期直肠癌（pT1—pT2）分期的直肠癌患者，以比较分析 EUS 和磁共振成像对直肠癌分期的准确性。结果显示 EUS 区分腺瘤和早期直肠癌的准确率为 88%，而 MRI 区分腺瘤和早期直肠癌的准确率为 75%，EUS 对良恶性肿瘤的鉴别准确率较高。但也有研究发现，三维直肠内超声对 5cm 以下肿瘤的直肠壁浸润及病变扩展有较好的检测效果，而对早期直肠病变的淋巴结浸润检测价值有限，其直肠壁浸润率小于 50%。该方法具有无辐射、操作简便、价格相对低的优点，2017 年中华医学会肿瘤学分会制定的《中国结直肠癌诊疗规范（2017 年版）》中推荐直肠腔内超声用于早期直肠癌（T2 期及以下）分期诊断。

三、计算机断层扫描

（一）常规 CT 检查

常规 CT 检查可反映肠壁厚度，明确病灶与邻近脏器的解剖关系，即明确结直肠癌肠壁、肠外浸润及淋巴结、远处器官转移情况，有助于明确临床分期，制定治疗方案。结直肠癌在 CT 上大多表现为局部肠壁增厚，出现圆形或不规则样的软组织肿块影，增强扫描常可见内部的坏死区，但早期结直肠癌可无异常 CT 表现或表现为局限性肠壁增厚，而周围肠壁正常。目前国内外指南暂未推荐其作为早期结直肠癌筛查工具。

（二）CT 结肠镜

CT 结肠镜（CTC），又称为虚拟结肠镜检查，是基于小剂量 X 射线的衰减以及物体自身的对比度差异而进行成像的一种方法，通过获取薄层计算机断层的成像图像，重构结肠的三维图像，创建以前只能通过结肠镜才能看到的视图。CT 结肠镜提供了整个腹部和骨盆的图像，不仅能对肠腔内病灶进行评估，还能对肿瘤进行分期。两项大规模、高质量的临床队列研究显示，CTC 对结直肠癌的检出率与光学结肠镜检查的检出率基本相同。对 49 项以结肠镜检查为参照标准的应用 CTC 检查结直肠癌的研究进行荟萃分析发现，CTC 对癌症检查率为 96.1%，对直径大于 6mm 的腺瘤检查敏感性为 73%～98%、特异性为 89%～91%。在另一项研究中显示，CTC 检测大于 10mm 的腺瘤的敏感性为 67%～94%，特异性为 86％～ 98％；而对大于 6mm 的腺瘤检出敏感性为 73％～ 98％，特异性为80％～ 93％。越来越多的证据表明，扁平锯齿息肉是结直肠癌发展的重要风险因素，而CTC 检测扁平锯齿状结肠病变的能力尚不明确。但是与结肠镜检查相比，CTC 的优势在于非侵入性以及更低的穿孔风险。与其他结直肠癌筛查技术相比，CTC 是一种安全、准确的选择，对有结肠镜检查禁忌者尤其有用。

目前 CT 结肠镜检查已被提议作为结直肠癌筛查的一种可选检查方法。该方法对大息肉和癌症的检出率与结肠镜检查相似，且优于基于粪便的检查。因此，CTC 是检测结直肠肿瘤的首选放射学检查方法。它能涵盖 DCBE 几乎所有的适应证。作为一种微创手术，CTC具有较高的安全性和良好的患者接受度。其对结肠外器官的评价有助于提高检查效率，选择 CTC 作为结直肠癌筛查手段有利于提高总体筛查率。2014 年亚太共识关于结直肠癌筛查中不推荐行 CTC 作为结直肠癌的筛查，仅推荐对不能进行完整结肠镜检查的患者行 CTC检查。而 2016 年美国预防服务工作组在关于结直肠癌筛查策略指南、2017 年美国结直肠癌多学会小组在关于结直肠癌筛查对医生和患者的推荐指南、2018 年美国肿瘤协会在高危人群结直肠癌筛查指南以及 2018 年美国国家癌症综合网络关于结直肠癌筛查指南中均建议每 5 年进行 1 次 CTC 检查。

四、磁共振成像

（一）普通磁共振成像

MRI 扫描序列多样，常规进行 T1WI 和 T2WI 序列及增强扫描序列的检查。结直肠癌的主要表现为局限性或弥漫性肠壁增厚和肿块形成。MRI 可以从不同方位检查盆腔，对显示直肠癌较为理想。使用小视野和直肠内线圈，可观察到肿瘤对黏膜和黏膜下层的侵犯情况，DWI 检查还有助于进一步明确肿瘤范围，评估其分化程度。

磁共振成像作为可用于早期结直肠癌分期的诊断工具，在肿瘤定位、决定切除范围及判断肿瘤与腹膜反折的关系方面，具有较高的准确性。但是 MRI 对早期结直肠癌诊断中最大的问题在于对 T2 期肿瘤的过度分期。

（二）磁共振结肠镜

磁共振结肠镜在 CT 结肠镜之后开始应用于结直肠癌检查，MRC 检查不需要电离辐射，因此是一种潜在的结直肠癌筛查工具，但是关于此方面研究较少。尽管 MRC 检查在结直肠癌筛查中的诊断效果和患者负担的数据显示 MRC 检查作为筛查工具在未来是有前景的，但考虑到经济效益，现阶段仍然不适合作为结直肠癌早期筛查方法。

五、正电子发射型计算机断层扫描显像

正电子发射型计算机断层扫描显像是近年来发展的一种新型影像技术，它是在原有能

够反映示踪剂体内分布的功能分子影像设备的基础上，与能够反映组织解剖结构的影像设备结合进行图像融合的影像设备。它能够在正常生理条件下从分子水平动态观察人体解剖结构的血流、代谢、受体、蛋白质合成与基因表达等变化，其灵敏度高，特异性强，可获得比传统影像学更有价值的信息，还可准确鉴别病理摄取与正常生理摄取（如泌尿道、消化道、心肌和肌肉组织等），有利于疾病的早期诊断。

虽然国外结直肠癌指南在结直肠癌早期筛查方面尚无明确推荐，但是 PET-CT 不仅能够用于检测淋巴结转移，而且通过检测病灶的葡萄糖标准化摄取值能够预测晚期结直肠癌淋巴转移患者的生存期。此外，PET-CT 对肿瘤异质性的监测有助于早期评估结直肠癌对贝伐单抗的药物效果。

综上所述，随着科学技术的发展，越来越多的影像技术可应用于结直肠癌的诊断，也有研究证实影像技术如 X 线、直肠内超声、常规 CT、CT 虚拟结肠镜、磁共振、磁共振结肠镜和 PET-CT 等可发现结直肠癌早期肿瘤。但影像学检查存在放射线危害、检查相对复杂、检查费用昂贵等问题，目前国内外指南或共识暂未将影像学技术推荐为一线早期结直肠癌早诊筛查技术。2018 年中国抗癌协会大肠癌专业委员会中国结直肠肿瘤早诊筛查策略制订专家组制定的《中国结直肠肿瘤早诊筛查策略专家共识》推荐结直肠癌早期筛查技术为免疫法粪便隐血检测、多靶点粪便检测和问卷风险评估，在影像学技术方面仅提及有研究报道 CT 虚拟结肠镜可应用于结直肠肿瘤早诊筛查，但是未被推荐；而且，国内外指南均强调影像学检查无论发现任何异常，随后都要进行结肠镜检查。在进行结直肠癌早期筛查时，需要综合利用各种筛查方法以提高人群早期结直肠癌的诊断率和总体生存质量。

参考文献

[1] VAN CUTSEM E, VERHEUL H M, FLAMEN P, et al. Imaging in Colorectal Cancer: Progress and Challenges for the Clinicians [J]. Cancers , 2016, 8(9).

[2] EL ZOGHBI M, CUMMINGS L C. New era of colorectal cancer screening [J]. World J Gastrointest Endosc, 2016, 8(5): 252, 8.

[3] 中华医学会肿瘤学分会 . 中国结直肠癌诊疗规范 (2017 年版) [R]. 中国实用外科杂志 , 2018, 38(10): 1089-1103.

[4] CROKE L. Colorectal Cancer Screening: ACS Updates Guideline for Adults with Average Risk [J]. American family physician, 2019, 99(2): 129, 30.

[5] 李君 . 结肠癌气钡双重对比造影、纤维结肠镜及 CT 诊断价值对比分析 [J]. 影像研究与医学应用 ,2019, 3(15): 126-128.

[6] QASEEM A, DENBERG T D, HOPKINS JR R H, et al. Screening for colorectal cancer: A guidance statement from the American College of Physicians ts. [J]. Annals of internal medicine, 2012, 156(5): I30.

[7] PULI S R, BECHTOLD M L, REDDY J B, et al. . How good is endoscopic ultrasound in differentiating various T stages of rectal cancer? Meta-analysis and systematic review [J]. Annals of surgical oncology, 2009, 16(2): 254-265.

[8] LI L, CHEN S, WANG K, et al. Diagnostic Value of Endorectal Ultrasound in Preoperative Assessment of

Lymph Node Involvement in Colorectal Cancer: a Meta-analysis [J]. Asian Pac J Cancer Prev, 2015, 16(8): 3485-3491.

[9] OIEN K, MJORUD F H, ROSLER C, et al. Endorectal ultrasound and magnetic resonance imaging for staging of early rectal cancers: How well does it work in practice? [J].Acta oncologica (Stockholm, Sweden), 2019, 58(sup1): S49-S54.

[10] PINTO R A, CORREA N I J, NAHAS S C, et al. Efficacy of 3-Dimensional Endorectal Ultrasound for Staging Early Extraperitoneal Rectal Neoplasms [J]. Dis Colon Rectum, 2017, 60(5): 488-496.

[11] NASSERI Y, LANGENFELD S J. Imaging for Colorectal Cancer [J]. The Surgical clinics of North America, 2017, 97(3): 503-513.

[12] DE HAAN M C, PICKHARDT P J, STOKER J. CT colonography: Accuracy, acceptance, safety and position in organised population screening [J]. Gut, 2015, 64(2): 342-350.

[13] JOHNSON C D, CHEN M H, TOLEDANO A Y, et al. Accuracy of CT colonography for detection of large adenomas and cancers [J]. The New England journal of medicine, 2008, 359(12): 1207-1217.

[14] PICKHARDT P J, CHOI J R, HWANG I, et al. Computed tomographic virtual colonoscopy to screen for colorectal neoplasia in asymptomatic adults [J]. The New England journal of medicine ,2003, 349(23): 2191-2200.

[15] PICKHARDT P J, HASSAN C, HALLIGAN S, et al.. Colorectal cancer: CT colonography and colonoscopy for detection—systematic review and meta-analysis [J]. Radiology, 2011,259(2): 393-405.

[16] CHAN P W, NGU J H, POH Z, et al.. Colorectal cancer screening [J]. Singapore medical journal, 2017, 58(1): 24-28.

[17] Leggett B, Whitehall V. Role of the serrated pathway in colorectal cancer pathogenesis [J]. Gastroenterology, 2010,138(6): 2088-2100.

[18] STOOP E M, DE HAAN M C, DE WIJKERSLOOTH T R, et al. Participation and yield of colonoscopy versus non-cathartic CT colonography in population-based screening for colorectal cancer: a randomised controlled trial [J]. The Lancet Oncology, 2012, 13(1): 55-64.

[19] OBARO A E, BURLING D N, Plumb A A. Colon cancer screening with CT colonography: logistics, cost-effectiveness, efficiency and progress [J]. The British journal of radiology ,2018, 91(1090): 20180307.

[20] MANG T. Colorectal cancer: role of imaging in screening [J]. Der Radiologe, 2019, 59(1): 23-34.

[21] SUNG J J, NG S C, CHAN F K, et al. An updated Asia Pacific Consensus Recommendations on colorectal cancer screening [R]. Gut, 2015,64(1): 121-132.

[22] KNUDSEN A B, ZAUBER A G, RUTTER C M, et al. Estimation of Benefits, Burden, and Harms of Colorectal Cancer Screening Strategies: Modeling Study for the U.S. Preventive Services Task Force [J]. Jama, 2016, 315(23): 2595-2609.

[23] REX D K, BOLAND C R, DOMINITZ J A, et al. Colorectal Cancer Screening: Recommendations for Physicians and Patients From the U.S. Multi-Society Task Force on Colorectal Cancer [J]. Gastroenterology, 2017, 153(1): 307-323.

[24] WOLF A M D, FONTHAM E T H, CHURCH T R, et al. Colorectal cancer screening for average-risk adults: 2018 guideline update from the American Cancer Society [J]. CA Cancer J Clin, 2018, 68(4): 250-281.

[25] BURDAN F, SUDOL-SZOPINSKA I, STAROSLAWSKA E, et al. Magnetic resonance imaging and endorectal ultrasound for diagnosis of rectal lesions [J]. European journal of medical research , 2015, 20: 4.

[26] SCHMOLL H J, VAN CUTSEM E, STEIN A, et al. ESMO Consensus Guidelines for management of patients with colon and rectal cancer. a personalized approach to clinical decision making [J]. Annals of oncology : official journal of the European Society for Medical Oncology, 2012, 23(10): 2479-2516.

[27] VAN DER PAARDT M P, STOKER J. Magnetic resonance colonography for screening and diagnosis of colorectal cancer [J]. Magnetic resonance imaging clinics of North America, 2014, 22(1): 67−83.

[28] VAN DER PAARDT M P, STOKER J. Current Status of Magnetic Resonance Colonography for Screening and Diagnosis of Colorectal Cancer [J]. Radiologic clinics of North America, 2018, 56(5): 737−749.

[29] UNG Y C, MAZIAK D E, VANDERVEEN J A, et al. 18Fluorodeoxyglucose positron emission tomography in the diagnosis and staging of lung cancer: A systematic review [J]. Journal of the National Cancer Institute, 2007, 99(23): 1753−1767.

[30] BYUN B H, MOON S M, SHIN U S, et al. Prognostic value of 18F−FDG uptake by regional lymph nodes on pretreatment PET/CT in patients with resectable colorectal cancer [J]. European journal of nuclear medicine and molecular imaging, 2014, 41(12): 2203−2211.

[31] BASHIR U, WEEKS A, GODA J S, et al.Measurement of 18F−FDG PET tumor heterogeneity improves early assessment of response to bevacizumab compared with the standard size and uptake metrics in a colorectal cancer model [J]. Nucl Med Commun, 2019, 40(6): 611−617.

[32] 中国抗癌协会大肠癌专业委员会中国结直肠肿瘤早诊筛查策略制订专家组. 中国结直肠肿瘤早诊筛查策略专家共识 (2018 年版) [R]. 中国胃肠外科杂志 , 2018, 21(10): 1081−1086.

（陈昭　王新颖）

第五节　早期结直肠癌的内镜下治疗

◆ 拟对早期结直肠癌或癌前病变进行内镜下治疗时应做好充分的术前评估，包括对内镜下治疗的适应证及禁忌证的评估、患者具体情况的评估、所在单位及内镜医师水平的评估，根据评估结果做出最终选择。

◆ 对早期结直肠癌或癌前病变进行内镜下治疗时应根据病变的形态、大小、是否存在黏膜下层纤维化等因素选择相应的内镜下治疗方案，热活检钳钳除术容易损伤组织，应慎用。

◆ 内镜下治疗术后需注意术后管理，防止并发症的发生。一旦出现息肉切除术后电凝综合征、迟发性穿孔、迟发性出血、Fournier 综合征等术后并发症，应妥善处理，必要时可进行外科手术治疗。

随着内镜诊断及治疗技术的不断发展和内镜治疗相关器材的日益更新，内镜下治疗的适应范围正逐步扩大。目前内镜下治疗技术已广泛应用于早期结直肠癌及癌前病变的切除，越来越多结直肠肿瘤患者既得到了治愈性切除又避免了外科手术，显示了内镜下治疗技术的优越性。对于经验丰富的内镜医师而言，癌前病变基本都可进行内镜下治疗，但须知，内镜下治疗也存在一定的局限性，并不是所有的早期结直肠癌均可进行内镜下治疗。早期结直肠癌内镜下治疗以肿瘤的治愈性切除为目的，所以早期结直肠癌内镜下治疗适应证的原则是淋巴结转移的风险足够低，在此基础上依据肿瘤的大小、部位选择恰当的治疗方式，以保证肿瘤能够一次性切除。在早期结直肠癌及癌前病变治疗前，应详细了解肿瘤的形态，预测肿瘤浸润深度、组织类型，参照内镜下治疗的适应证及禁忌证，结合所在单位实际情况及内镜医师水平，制定最合适的治疗方案。

一、内镜下治疗的适应证及禁忌证

早期结直肠癌及癌前病变内镜下治疗的适应证及禁忌证，主要参考 2015 年我国发布的《中国早期结直肠癌及癌前病变筛查与诊治共识》、2017 欧洲发布的《欧洲消化内镜学会 2017 指南：结直肠息肉切除及 EMR 管理建议》和 2019 年日本发布的《日本消化内镜学会结直肠 ESD/EMR 指南》。

（一）适应证

早期结直肠癌及癌前病变内镜下治疗的适应证为：①普通的结直肠腺瘤性息肉；② TSA、SSL；③ LST。

在《日本消化内镜学会结直肠 ESD/EMR 指南》中推荐对于直径 ≥ 6mm 的腺瘤性息肉进行内镜下切除，对于直径 ≤ 5mm 的 Ⅰ 型或 Ⅱa 型腺瘤性息肉可能并不需要采取积极的治疗，因为这类息肉癌变概率极低。一些研究对直径 ≤ 5mm 的结直肠腺瘤性息肉患者进行多年的随访，发现息肉基本没有发生什么变化。对于直径 ≤ 5mm 的远端结肠及直肠典型的增生性息肉，因其癌变概率极低，也可以不需要进行处理。但需要注意，如果是为 0- Ⅱc 型病变，即使直径 ≤ 5mm 也存在一定的癌变和黏膜下浸润的可能，因此应给予切除。在欧洲，则建议除了微小（直径 ≤ 5mm）的直肠腺瘤性息肉或直肠、乙状结肠的增生性息肉外，其他类型的息肉均应给予切除。在我国，指南中并未提及关于直径 ≤ 5mm 息肉的处理意见，但在临床工作中，面对前来切除结直肠息肉的患者，多数的内镜医师会对内镜下所见的息肉进行全部切除。由于息肉数目众多，一次不能切除完毕的，也会建议患者择期再次行内镜下息肉切除术。这可能与以下几点原因有关：①国民的恐癌心理，认为结直肠息肉都有可能发展成结直肠癌，要求彻底治疗；②国内内镜下治疗费用相对低廉；③部分内镜医师对结直肠息肉认识不足，不能在内镜下较准确地判断息肉的性质及大小。结合我国的国情，我们认为在保证患者安全的前提下，对于内镜下发现的结直肠腺瘤性息肉，可不论其大小给予切除；对于增生性息肉，若患者有要求，也可给予内镜下治疗。

对于发现的 TSA、SSL 及 LST，因存在明确的癌变风险，均应给予内镜下治疗。

组织分化类型较好的结直肠癌的内镜下治疗适应证：①黏膜内癌为内镜下治疗的绝对适应证；②黏膜下浅层浸润癌是内镜下治疗的相对适应证。

黏膜内癌无淋巴结及血管转移，是内镜下治疗的绝对适应证。黏膜下浅层浸润癌虽然伴有肿瘤的黏膜下浅层浸润，但淋巴结转移的概率只有 3.3%。研究显示该类早期结直肠癌的内镜下治疗效果与外科手术治疗效果相当，因此可作为内镜下治疗的相对适应证。但是要对病变进行完整切除，术后对组织标本进行严格的病理评估，判断是否存在淋巴管或血管浸润，并根据具体情况判断是否需要追加外科手术治疗。

（二）禁忌证

早期结直肠癌及癌前病变内镜下治疗的禁忌证为：①未取得患者同意；②患者不能配合；③正在使用抗血小板药物或抗凝药物；④患严重心肺疾病，不能耐受内镜下治疗；⑤生命体征不平稳；⑥有可靠证据提示肿瘤已浸润至固有肌层；⑦怀疑为黏膜下深层浸润者；⑧肿瘤位置内镜下治疗困难者。

二、患者的术前评估

（一）患者整体情况的评估

术前对患者整体情况进行评估主要包括以下几点。①患者一般情况评估：完善术前相关检验、检查；当患者基础情况差、生命体征不稳定时，不宜进行内镜下治疗；高龄患者一般合并存在其他疾病，只有在内镜手术预期获益大于并发症风险时，才能进行内镜下治疗，并且需综合考虑患者的预期寿命、合并症和年龄等因素；女性月经期一般不进行内镜下治疗。②患者意愿，尤其是早期结直肠癌时，虽然目前放大染色内镜可以较准确地预测肿瘤浸润深度，但并非完全准确，患者是否愿意接受当内镜下治疗失败或内镜下治疗术后发现肿瘤存在淋巴管或血管累及等高危因素时转外科手术治疗，或者直接接受外科手术治疗。③患者耐受性评估，尤其是结直肠多发性息肉或结直肠病变需要进行 ESD 治疗时，手术时间较长，若患者不能忍受，可以选择镇静或麻醉，但在进行结直肠病变 ESD 治疗的过程中有时需要患者配合变换体位，因此需要避免过度麻醉。④患者用药情况。当患者正在使用抗血栓药物时，一般不宜进行内镜下治疗，应全面衡量患者的停药风险、暂不处理结直肠病变的风险以及不停药情况下手术后出血风险；如果建议患者停药，应仔细评估停药和恢复用药的最佳时间。

（二）对结直肠病变性质的评估

术前对结直肠病变的性质进行准确评估是制定治疗策略的关键，具有重要意义。评估因素主要包括结直肠病变的部位、大小、形态学特征、肿瘤性或非肿瘤性病变、是否癌变以及癌变时的浸润深度。对于平坦型病变，白光内镜下往往难以判断边界，使用染色内镜有助于准确判断边界。平坦型病变及体积较大的腺瘤尤其应注意评估是否存在可疑癌变病灶，可采用白光内镜与放大染色内镜相结合的方法进行观察。若怀疑存在癌变，应用放大染色内镜对病灶进行表面微血管及微结构的观察，严格判断浸润深度；若怀疑肿瘤存在黏膜下深层浸润，则不宜再进行内镜下治疗，应建议患者进行外科手术治疗。

三、所在单位及内镜医师水平评估

在开展早期结直肠癌 ESD 治疗时，一个单位应配备有相应的 CO_2 气泵、黏膜下注射针、黏膜下注射液、圈套器、黏膜切开刀、止血钳、钛夹等相关器材及设备，并需明确在内镜下治疗过程中出现大出血或大穿孔时外科进行急诊手术治疗的能力。ESD 术前，内镜医师应详细了解结直肠病变的整体情况，评估自身能力能否顺利完成手术，若把握程度低，应交由经验丰富的医师进行，或转至上级医院治疗。同时，内镜医师应该具备应对术中出血及穿孔的能力。

四、早期结直肠癌及癌前病变的内镜下治疗

（一）内镜下治疗原则

内镜下治疗方面，《中国早期结直肠癌及癌前病变筛查与诊治共识》中有早期结直肠癌及癌前病变的治疗流程图（图 4-5-1），可供借鉴、参考。在此基础上，我们结合了《欧洲消化内镜学会 2017 指南：结直肠息肉切除及 EMR 管理建议》《日本消化内镜学会结直

肠 ESD/EMR 指南》及自身的临床经验，对内镜下治疗原则进行如下总结。

国内指南认为对于直径≤5mm 的息肉可以使用热活检钳钳除术，但由于热活检钳钳除术会损坏组织，应慎用。欧洲指南对于直径＜10mm 的无蒂息肉，建议给予圈套器冷切除术，可以达到完整切除息肉且并发症发生率低的目的；不推荐热活检钳钳除术用于该类息肉的治疗，认为其不完全切除率高且并发症发生率高；同样不推荐使用活检钳，因其不完全切除率高，但在息肉直径为 1～3mm，用冷圈套器切除术难以进行时，可以使用活检钳钳除。

对于直径为 10～19mm 的无蒂息肉，建议使用圈套器热切除术（用或不用黏膜下注射）。进行黏膜下注射，可以使病变与固有肌层分离，电凝切除时可减少对固有肌层的热损伤，因此 EMR 治疗相对更安全。

对于带蒂息肉可行圈套器热切除术（图 4-5-2）。为了预防术后出血，对于头端直径≥20mm 或者蒂的直径≥10mm 的息肉，在切除前应在息肉的根部注射稀释的肾上腺素或采用钛夹、尼龙绳等进行机械止血。

对于可一次完全切除的Ⅱa型、Ⅱc型病变，可采用 EMR 切除术。EMR 原则上以能进行一次性切除的最大直径不超过 20mm 的病变为适应证。

以下情况需选择 ESD 术：①对于最大直径＞20mm 且必须内镜下整块切除的病变；②因黏膜下层纤维化导致抬举征阴性的腺瘤及部分早期结直肠癌；③直径＞10mm 的 EMR 残留或复发再进行 EMR 治疗困难者；④内镜下切除术后局部残留或复发的早期结直肠癌；⑤反复活检不能证实为癌的低位直肠病变；⑥散发病变合并慢性肠道炎症，如炎症性肠病。由于 ESD 技术难度较大，相关并发症发生率较高，应由经验丰富的内镜医师进行操作。

（二）结直肠侧向发育型肿瘤（LST）的内镜下治疗

结直肠 LST 不但在形态上与一般的腺瘤不同，主要沿着黏膜表面呈浅表扩散，而极少向肠壁深层垂直生长，在内镜下不容易被发现；而且在肿瘤的发生、发展上也与一般的腺瘤有着明显的差异，LST 有着更高的恶变潜能，且局部浸润性生长的概率更高。因此结直肠 LST 术前的放大染色内镜评估显得尤为重要。首先，由于白光下难以判断 LST 的边界，或者判断出来的边界小于实际边界，此时应进行染色内镜观察，染色内镜观察可以清晰勾勒出病变的边界。其次，对于这类病变，一般不主张术前活检，因为局部的活检不能反映病变的全貌，而且很容易造成病变的黏膜下纤维化，对后续的内镜下治疗造成困难。另外，活检还容易导致肿瘤组织残留，使治疗不彻底。故 LST 术前采用放大染色内镜进行仔细观察显得尤为重要。可首先采用 NBI 放大观察，进行 JNET 分型判断，然后靛胭脂染色后进行放大观察。如果仅利用靛胭脂染色不能清晰地观察腺管开口时，可使用结晶紫染色后进行放大观察，对于病灶中局部表现为凹陷型的区域也建议使用结晶紫染色放大观察，根据观察结果进行佐野分型及腺管开口的综合判断。综合病变的这些内镜下所见，做出病变是否存在癌变及存在癌变时浸润深度的判断。研究显示，LST 中的 LST-G-M 及 LST-NG-PD 这两个亚型的癌变概率及黏膜下浸润概率最高，应引起足够的重视。

对于直径＜20mm、无黏膜下浸润、抬举征阳性的 LST 可以进行 EMR 切除。但对于含有以下情况的 LST 建议进行 ESD 治疗：①结直肠 LST-NG，尤其是 LST-NG-PD；②腺管开

口呈 V_i 改变；③黏膜下浅层浸润癌；④LST-G-M 中伴有大的结节且可疑癌变的；⑤因黏膜下纤维化而导致抬举征阴性的 LST；⑥超过肠腔 1/2 周的 LST。内镜下黏膜分片切除术（endoscopic piecemeal mucosal resection, EPMR）用于治疗较大的 LST 时，不完全切除率及局部复发率较高，文献显示局部复发率可达到 6.8% ～ 23.5%，需谨慎使用。

（三）结直肠无蒂锯齿状病变（SSL）的内镜下治疗

结直肠 SSL 是一类可以通过锯齿状途径发展成结直肠癌的癌前病变。从现有的许多报道来看，SSL 的癌变率似乎比较低。一项研究显示，SSL 中伴有异型增生和黏膜下癌的比例分别为 14% 和 1%；另一项研究显示，SSL 中黏膜内癌和黏膜下癌分别仅占 0.7% 和 0.2%。但这些并不意味着 SSL 癌变风险低，有 15% ～ 30% 的结直肠癌是 SSL 经锯齿状途径发展而来。SSL 表现出来的这种差异可能与其较快的癌变速度有关。Amemori 等人报道，结肠 SSL 经过 13 个月即转变成结肠癌。

结直肠 SSL 颜色稍淡，呈平坦型病变，在白光内镜下边界模糊，应采用染色内镜进行观察，辨明边界，以免切除过程中出现残留。与 LST 一样，发现 SSL 时亦不推荐活检，而应采用放大染色内镜进行观察，大致判断其性质。当 SSL 直径 < 10mm、没有异型增生时，可以给予圈套器冷切除。EMR 可用于切除直径 < 20mm，不伴有黏膜下浸润的 SSL。当 SSL 体积更大，或伴有黏膜下浅层浸润，或因活检后产生黏膜下纤维化而导致黏膜下注射时抬举征阴性，此时应采用 ESD 治疗。EPMR 应用于切除较大的 SSL 时也应慎重，因为其存在分片切除术后难以进行准确病理评估、肿瘤残留率及原位复发率高等缺点。一旦考虑 SSL 伴有黏膜下深层浸润，则需进行外科手术治疗。

（四）浅表凹陷型病变的内镜下治疗

1977 年日本学者 Kariya 等率先报道了浅表凹陷型病变，但起初并未引起重视。直到 20 世纪 90 年代，随着放大染色内镜及腺管开口的推广，浅表凹陷型病变才逐渐受到重视，相关研究文献层出不穷。狭义上的浅表凹陷型病变是指 Ⅱc 型病变，广义上的浅表凹陷型病变则包括 Ⅱc 型病变、Ⅱa+Ⅱc 型病变及 Ⅱc+Ⅱa 型病变。下文所述的浅表凹陷型病变主要指广义上的浅表凹陷型病变（图 4-5-3）。

一项来自台湾的研究显示，在 12,731 名接受结肠镜检查的中国人中，浅表凹陷型病变检出率为 0.18%。在日本及西方国家，浅表凹陷型病变在所有结直肠浅表型肿瘤中所在比例在 1% ～ 6% 之间。虽然浅表凹陷型病变检出率很低，但仍需引起足够重视，因为该类型病变的癌变概率很高。日本的一项大型研究显示，息肉样病变中黏膜下癌的比例为 0.7% ～ 2.4%，而在同一人群中，浅表凹陷型病变中黏膜下癌的比例却可达到 27% ～ 35.9%。进一步研究发现，在直径 ≤ 5mm 的病变中黏膜下癌的比例也可达到 6% ～ 8.4%，当病变直径为 6 ～ 10mm 和 11 ～ 19mm 时，这一比例分别可达到 17.7% ～ 43.6% 和 53.4% ～ 73.2%，当病变直径 ≥ 20mm 时，这一比例则达 80% 以上。因此即使是很小的浅表凹陷型病变也可能是黏膜下癌，且随着病变直径的增大，黏膜下癌的比例呈急剧上升的趋势。

鉴于浅表凹陷型病变的上述特征，在内镜下发现该类型病变时应使用放大染色内镜对病变的表面进行仔细观察，采用腺管开口分型判断病变的性质。来自日本的研究显示该类型病变的腺管开口分型主要以III_S、III_L、V_i和V_N为主，其中III_S和V_N尤为常见。使用腺管开口分型判断病变性质时，应结合病变的大小进行判断。当使用腺管开口分型难以判断时，可结合佐野分型、JNET分型等从病变表面微血管的角度对病变的性质进行判断。

在选择治疗方案时应尤为慎重，即使是微小的病变也不能使用活检钳或热活检钳进行简单的钳除。当病变直径≤20mm，判断无黏膜下浸润时，可采用EMR进行完整切除。当存在黏膜下浅层浸润或病变直径＞20mm时，应进行ESD切除。当考虑存在黏膜下深层浸润时，则不适合再进行内镜下治疗，而应进行外科手术治疗。

五、部分内镜下治疗技术介绍

（一）内镜下黏膜切除术

EMR用于治疗结直肠病变由来已久，因为操作相对简单、易学，目前已得到广泛应用。EMR原则上适用于直径≤20mm的结直肠病变。行内镜下EMR术的主要步骤为：①将病变部位冲洗干净，使其充分暴露，清晰显示病变边缘；②在病变周边行黏膜下注射；③使用圈套器将整个病变套扎进去；④收紧圈套器后提起病变并通电进行电凝切除；⑤回收组织标本并处理创面（图4-5-4）。

黏膜下注射是EMR的关键步骤，足量的注射液既可以使病变充分隆起有利于完全切除，又可以排除已发生黏膜下浸润的病变。黏膜下注射液常用的有生理盐水、甘油果糖、玻璃酸钠等。生理盐水价廉易得，为了使病变与固有肌层的界限显示更清晰，可以加入亚甲蓝注射液；为了预防出血，可以加入肾上腺素。但需注意，生理盐水吸收快，注射后应尽快使用圈套器套扎后电凝切除。采用甘油果糖、玻璃酸钠等作黏膜下注射，可以使病变保持较长时间的隆起，但由于隆起黏膜一直维持较高的张力，圈套器套扎病变时容易脱落。

圈套器套扎病变时，应用圈套器的头端顶住病变镜头远侧或侧方的正常黏膜，固定后张开圈套器将病变完全包裹在内，然后下压并收紧圈套器。对于平坦型病变，套扎时较为困难，可吸气使肠腔缩小，肠壁变柔软，此时病灶隆起相对较高，便于套扎。收紧圈套器后应明确是否已将病灶完全套扎，若未完全套扎，可再度松开圈套器，调整后再收紧，直至将整个病灶完全套扎住，然后上提病变，行电凝切除。切除术后回收组织标本，创面如有出血可行内镜下电凝止血，必要时可予钛夹夹闭创面。

随着EMR技术的不断发展，已衍生出了EPMR、透明帽辅助法EMR（Cap-EMR）、附加外套管透明帽辅助EMR（EMR ligation，EMR-L）、水下EMR（underwater EMR，UEMR）以及预切开EMR（precutting EMR）。在一些不具备开展ESD的单位，EPMR常被用来切除大于20mm的结直肠病变。但EPMR的缺点是术后标本进行病理诊断时很难判断肿瘤的水平切缘以及难以进行肿瘤的标本复原。已有许多文献报道，内镜下治疗术后复发与EPMR时肿瘤的大小、分片切除的数目有关。因此，在行EPMR时，在保证将病灶切除干净的基础上，分片切除的数目应尽可能减少。另外还有一点需要强调，在进行EPMR前，最好使用放大染色内镜对病灶进行仔细观察，明确是否存在可疑癌变，辨明病变的区域及边界。在进行 EPMR 时，首先对可疑癌变区域进行完整切除，避免分片切除癌组织区域，从而获得较准确的病理，然后再对其余病变区域进行分片切除，术后检查创面是否有病变残留，较大的残留部分再次行 EPMR，较小者可以用氩气刀或高频电凝进行处理。

（二）内镜下黏膜下剥离术

ESD 是在 EMR 的基础之上发展而成的，于 20 世纪 90 年代在日本率先开展。经过近 30 年的探索、实践及完善，目前已成为内镜下治疗消化道早期肿瘤的标准术式。我国于 2006 年开始将 ESD 应用于临床，经过 10 余年的推广，目前该技术已逐渐普及。内镜下 ESD 术的主要步骤包括：①标记病变范围；②黏膜下注射；③切开黏膜至黏膜下层；④沿着黏膜下层剥离病变；⑤处理创面裸露血管；⑥收回标本送检；⑦处理创面（图 4-5-5）。

内镜下行 ESD 治疗前应首先明确病变的边界，像 SSL 这样的平坦型病变或Ⅱc型病变，在白光下往往难以判断边界，可进行化学染色或在 NBI、BLI 等电子染色模式下明确边界，在边界外缘约 5mm 的地方进行环周标记，标记点间隔应基本一致，约 2mm，标记时电凝功率不宜太大，以免引起出血、穿孔。然后在标记点外缘行多位点的黏膜下注射，顺序为从口侧到肛侧。黏膜下注射液的选用同 EMR，笔者多选用甘油果糖注射液 + 玻璃酸钠注射液，可以使黏膜隆起维持较长时间，便于进行内镜下剥离。加入少量肾上腺素可以使局部血管收缩，减少术中出血；加入亚甲蓝，可以清晰显示剥离范围，有助于内镜下剥离并减少术中并发症。进行边缘黏膜切开时，可以根据习惯选择病变的远侧端开始，顺时针或逆时针方向切开黏膜。切开时以浅切开为宜，逐渐深入剥离，以免引起穿孔。切开过程中见较粗大的穿支血管，预防性电凝处理可以避免术中出血的发生；若出现出血，应予生理盐水冲洗，进行电凝止血，保持清晰的视野继续进行剥离操作。遇到穿孔，应予钛夹夹闭。剥离完毕，收回组织标本充分冲洗固定后送检。同时观察创面，对于裸露的血管残留进行电凝以预防出血，对于剥离较深损伤固有肌层或可疑穿孔处给予钛夹夹闭，必要时可对创面进行尼龙绳 + 钛夹的荷包缝合。

对于黏膜下注射后抬举征阴性的病变，虽然多数是伴有黏膜下深层浸润的结直肠癌，但也有可能是黏膜层的腺瘤或黏膜内癌，应采用放大染色内镜再次进行评估。若考虑是术前活检等因素引起黏膜下纤维化所致的抬举征阴性，而肿瘤本身为腺瘤或黏膜内癌的，可以由操作经验丰富的医生进行 ESD 术；但若考虑为黏膜下深层浸润癌所致的抬举征阴性，就不适合再进行 ESD，而应转外科手术治疗。

六、术后常见并发症及处理

虽然内镜下治疗相较于外科手术而言，具有创伤小、并发症少的优点，但仍需注意患者的术后管理，比如患者应卧床休息、避免剧烈运动、按照医嘱禁食、不宜饮酒等。但即使这样，仍有少数患者会出现如下某些并发症。

（一）息肉切除术后电凝综合征

息肉切除术后电凝综合征主要发生于早期结直肠癌及癌前病变内镜下治疗过程中使用到电凝术的患者。因内镜下治疗时伴有固有肌层的热损伤，患者术后出现腹痛、发热等症状，腹部 CT 检查未见穿孔的影像学表现。为了防止穿孔，可嘱患者卧床休息、禁食，予补液、抗感染治疗，多数患者经保守治疗后症状可缓解。

（二）迟发性穿孔

迟发性穿孔是进行 EMR 或 ESD 治疗术后一段时间内的手术部位穿孔，患者可出现腹痛、发热等症状，查体时腹部压痛、反跳痛明显，甚至出现板状腹。血常规检查提示白细胞及中性粒细胞百分比显著升高，炎症指标 CRP、PCT 也明显升高，此时行腹部 CT 检查有助于明确诊断。此类患者应卧床休息、禁食，给予抗感染、补液等对症处理，再次行结肠镜检查，找到穿孔的位置，评估穿孔是否可行内镜下封闭。若穿孔过大，无法内镜下封闭者，应进行外科手术治疗。穿孔常用的内镜下治疗包括钛夹夹闭、尼龙绳结扎、荷包缝合术、OTSC 吻合器夹闭术，可视穿孔的情况及患者经济情况进行选择。

（三）迟发性出血

术后 10 天以内的出血均可以称为迟发性出血，多发生于术后 2 ～ 7 天。但少量的大便带血不能称为迟发性出血。迟发性出血是指有明显的便血或者术后血红蛋白下降超过 2g/dL。此类患者应卧床休息、禁食，给予补液治疗，酌情给予止血药物治疗。出血量大的患者，可予输血治疗。同时，应再次行结肠镜检查，用生理盐水冲洗创面，找到出血点，进行喷洒稀释的肾上腺素、电凝止血、钛夹夹闭或 OTSC 吻合器夹闭等内镜下止血治疗。

（四）Fournier 综合征（爆发性坏死性筋膜炎）

位于腹膜反折以下的直肠病变，若术后发生穿孔，气体可进入腹膜后间隙，形成纵隔气肿及皮下气肿，出现 Fournier 综合征。该术后并发症虽然极少见，但是一旦出现可能导致败血症和弥漫性血管内凝血，病死率极高。因此，应引起重视，一旦发现，及时给予抗感染治疗并行外科手术治疗。

七、组织标本的处理及病理诊断的描述

（一）组织标本的处理

对于切除的组织标本，尤其是内镜下考虑为早期结直肠癌的组织标本，应进行规范处理，有助于病理医师做出正确的病理诊断，从而指导内镜医师对病变切除情况进行评估，决定患者是否得到治愈性切除以及是否需要追加外科手术治疗。

切除的组织标本应该平整地展开，用钉子固定在泡沫或橡胶平板上，并在周围记录好标本在体内的相对位置，如口侧、肛侧等，然后将标本浸没在 10% ～ 20% 的福尔马林溶

液中 12～48 小时。对于分片切除的组织标本，应尽可能将其按照肿瘤原来的形状进行摆放。在送检组织标本时，内镜医师在病理申请单上应同时注明病变的位置、形态、大小、内镜下诊断等重要信息。标本固定好之后，就可以对整个标本按照 2～3mm 的间隔进行切割、制片、病理诊断。组织标本的切割步骤（图 4-5-6）如下：①做一条假设的切线 a，其最接近肿瘤的边缘；②在垂直于切线 a 的方向上进行第一次浅切割 b；③与切线 b 平行，每隔 2～3mm 进行浅切割，使所有切条之间不完全分离，然后拍摄标本；④深切使得所有切片完全分离。有条件的单位，可在实体显微镜下对标本进行观察、切割。

（二）病理诊断的描述

病理诊断的描述应包括组织学类型、浸润深度、血管浸润、肿瘤水平切缘及垂直切缘情况。对于黏膜下癌，还需要描述浸润深度（pT1a：＜ 1000 μm，pT1b：≥ 1000 μm）、肿瘤出芽、间质组织数量和浸润方式。当一个肿瘤同时含有多种组织类型时，按面积递减顺序进行描述，肿瘤浸润深度按照最深处描述，必要时还可以进行特殊染色及免疫组化来帮助医师做出准确的病理诊断。

八、术后评估

术后应根据病理结果对内镜下治疗效果进行评估。内镜下切除标本侧切缘和基底切缘距离癌巢≥ 2000 μm 为完全切除（R_0 切除），＜ 2000 μm 为不完全切除（R_1 切除）。如果切除标本切缘有癌细胞残留则为残留切除（R_2 切除），因为凝血或分块切除的影响而无法评估切缘时为 Rx 切除。

内镜下完全治愈的定义为：①属于 R_0 切除；②黏膜内癌或无蒂的黏膜下癌其浸润深度距黏膜肌层＜ 1000 μm 或有蒂的黏膜下癌其浸润深度距离 Haggitt 分类的二线水平＜ 3000 μm；③没有淋巴管或血管浸润；④组织类型为高、中分化。

当出现以下情况就需要考虑追加外科手术：①垂直切缘阳性；②出现淋巴管或血管浸润；③低分化腺癌、未分化癌；④肿瘤出芽分级 G2 以上。此外，当只有黏膜下深层浸润≥ 1000 μm，而无其他转移危险因素存在时，发生淋巴结转移风险很低，必须仔细考虑患者的背景、病理表现、对于低复发风险的病例进行追加外科手术的优势，并决定对此类患者的治疗策略。

参考文献

[1] 中华医学会消化内镜学分会消化系早癌内镜诊断与治疗协作组, 中华医学会消化病学分会消化道肿瘤协作组, 中华医学会消化内镜学分会肠道学组等. 中国早期结直肠癌及癌前病变筛查与诊治共识（2014 年，重庆）[J]. 中华消化内镜杂志, 2015(2): 69–85.

[2] FERLITSCH M, MOSS A, HASSAN C, et al. Colorectal polypectomy and endoscopic mucosal resection

(EMR): European society of gastrointestinal endoscopy (ESGE) clinical guideline [J]. Endoscopy, 2017, 49(3): 270−297.

[3] TANAKA S, KASHIDA H, SAITO Y, et al. JGES guidelines for colorectal endoscopic submucosal dissection/endoscopic mucosal resection[J]. Dig Endosc, 2015, 27(4): 417−434.

[4] KUDO S, TAMEGAI Y, YAMANO H, et al. Endoscopic mucosal resection of the colon the Japanese technique. [J] Gastrointest Endosc Clin N Am. 2001, 11(3): 519−35.

[5] 亢梓霖. 大肠侧向发育型肿瘤的内镜特征及治疗 [D]. 太原：山西医科大学, 2017.

[6] 高志强，张学松，宋毓飞，等. 结直肠侧向发育型肿瘤的诊治分析（附 17 例报告）[J]. 中国内镜杂志, 2017, 023(009): 103−107.

[7] MURAKAMI T, SAKAMOTO N, NAGAHARA A. Clinicopathological features, diagnosis, and treatment of sessile serrated adenoma polyp with dysplasia carcinoma [J]. J Gastroenterol Hepatol, 2019, 34(10): 1685−1695.

[8] AMEMORI S, YAMANO H O, TANAKA Y, et al. Sessile serrated adenoma/polyp showed rapid malignant transformation in the final 13 months[J]. Dig Endosc, 2020, 32(6):979−983.

[9] MATSUDA T, SAITO Y , HOTTA K, et al. Prevalence and clinicopathological features of nonpolypoid colorectal neoplasms should we pay more attention to identifying flat and depressed lesions[J]. Digestive Endoscopy, 2010, 22(s1): S57−S62.

[10] CHIU H M, LIN J W, CHEN C C, et al. Prevalence and Characteristics of Nonpolypoid Colorectal Neoplasm in an Asymptomatic and Average−Risk Chinese Population[J]. Clinical Gastroenterology & Hepatology, 2009, 7(4): 463−70.

[11] KUDO S E , REN LAMBERT, ALLEN J I, et al. Nonpolypoid neoplastic lesions of the colorectal mucosa [J]. Gastrointestinal Endoscopy, 2008, 68(4−supp−S): S3−47.

[12] KAKU E , ODA Y , MURAKAMI Y, et al. Proportion of Flat− and Depressed−Type and Laterally Spreading Tumor Among Advanced Colorectal Neoplasia[J]. Clinical Gastroenterology & Hepatology, 2011, 9(6): 503−508.

[13] HASHIGUCHI Y, MURO K, SAITO Y, et al. Japanese Society for Cancer of the Colon and Rectum (JSCCR) guidelines 2019 for the treatment of colorectal cancer[J]. Int J Clin Oncol, 2020, 25(1): 1−42.

（叶火旺　于长辉　毛华）

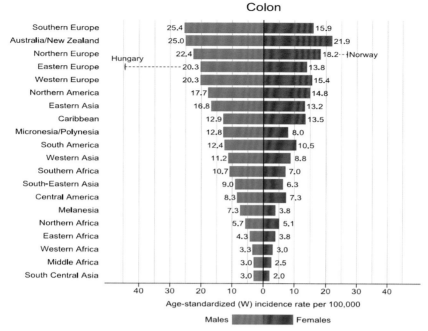

(a) 结肠癌

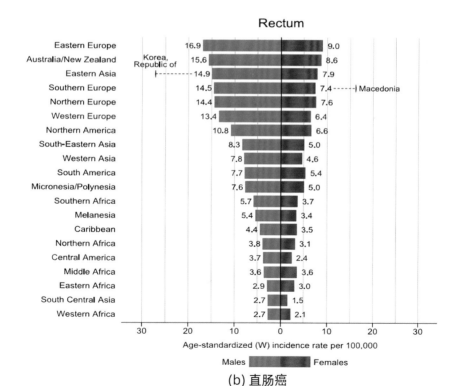

(b) 直肠癌

图 1-1-1　2018 年结肠癌和直肠癌发病率的地区分布
——标准化比率的条形图。

（来源：Global cancer statistics 2018: GLOBOCAN estimates of incidence and mortality worldwide for 36 cancers in 185 countries[J]. CA Cancer J Clin, 2018, 68(6): 394−424.）

Estimated age-standardised incidence rate per 100,000
CoIorectum: female, all ages

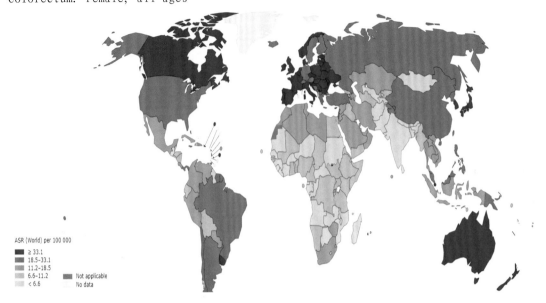

图 1-1-2　全球男性结直肠癌发病率图
（来源：世界卫生组织国际癌症研究机构 https://gco.iarc.fr/）

Estimated age-standardised incidence rate per 100,000
CoIorectum: female, all ages

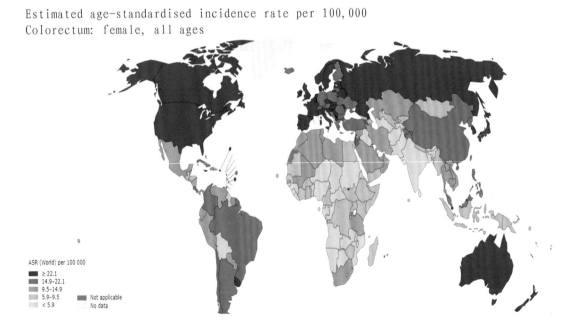

图 1-1-3　全球女性结直肠癌发病率图
（来源：世界卫生组织国际癌症研究机构 https://gco.iarc.fr/）

Estimated age-standardised incidence rate per 100,000
Colorectum: all ages
ASR (World) per 100 000
≥ 26.8
16.8–26.8
10.7–16.8
6.2–10.7
< 6.2
Not applicable
No data

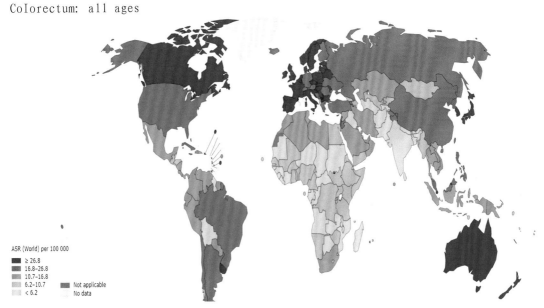

图 1-1-4　全球结直肠癌发病率图
(来源：世界卫生组织国际癌症研究机构 https://gco.iarc.fr/)

Estimated age-standardised incidence rate per 100,000
Colorectum: female, all ages
ASR (World) per 100 000
≥ 13.3
10.2–13.3
7.3–10.2
4.7–7.3
< 4.7
Not applicable
No data

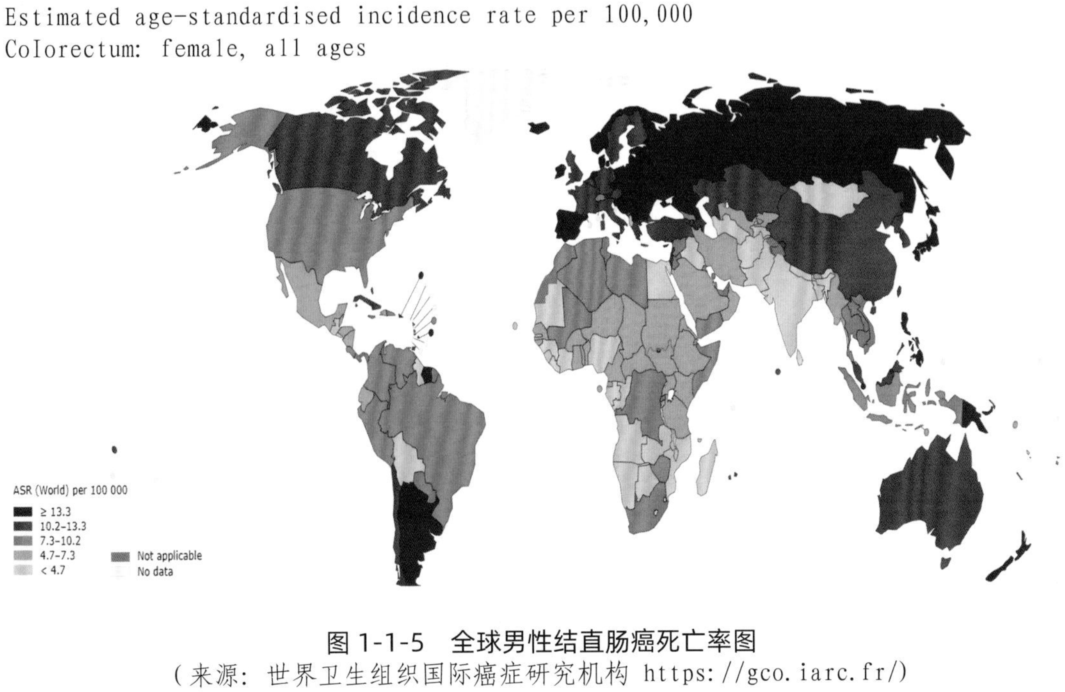

图 1-1-5　全球男性结直肠癌死亡率图
(来源：世界卫生组织国际癌症研究机构 https://gco.iarc.fr/)

Estimated age-standardised incidence rate per 100,000
CoIorectum: female, all ages

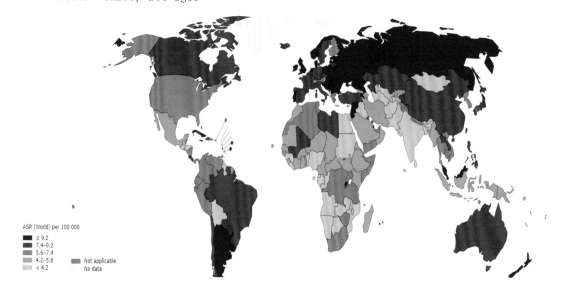

图 1-1-6　全球女性结直肠癌死亡率图
（来源：世界卫生组织国际癌症研究机构 https://gco.iarc.fr/）

Estimated age-standardised incidence rate per 100,000
CoIorectum: all ages

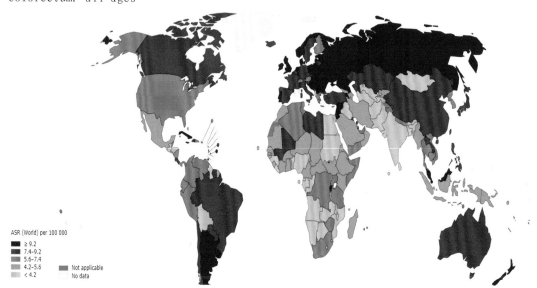

图 1-1-7　全球结直肠癌死亡率图
（来源：世界卫生组织国际癌症研究机构 https://gco.iarc.fr/）

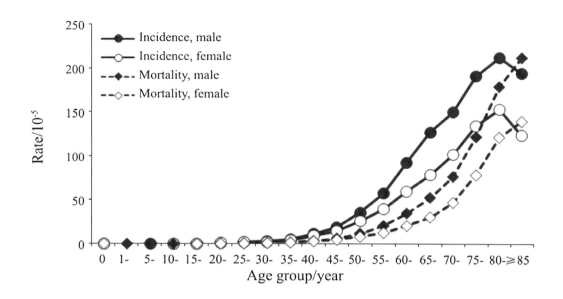

图 1-1-8　2015 年中国分性别结直肠癌发病和死亡年龄别率比较
（来源：吴春晓，顾凯，龚杨明，等 . 2015 年中国结直肠癌发病和死亡情况分析 [J]. 中国癌症杂志 , 2020, 30 (4)：241-245.）

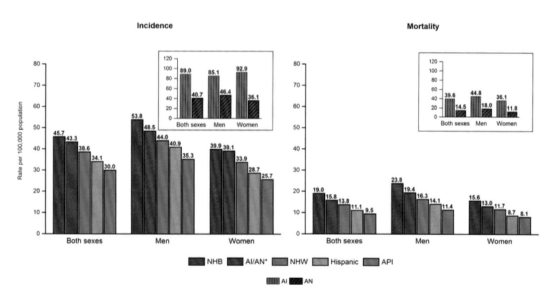

AI: American Indian (excluding Alaska Native [AN]); AN incidence rates exclude data from Kansas and
Minnesota. API: Asian/Pacific Islander; NHB: non-Hispanic black; NHW: non-Hispanic white.

图 1-1-9　美国 2012—2016 年不同性别、不同种族的结直肠癌发病率及 2013—2017 年不同性别、不同种族的结直肠癌死亡率
（来源：SIEGEL R L, MILLER K D, GODING S A, et al. Colorectal cancer statistics,
2020[J]. CA Cancer J Clin, 2020, 70 (3)：145-164.）

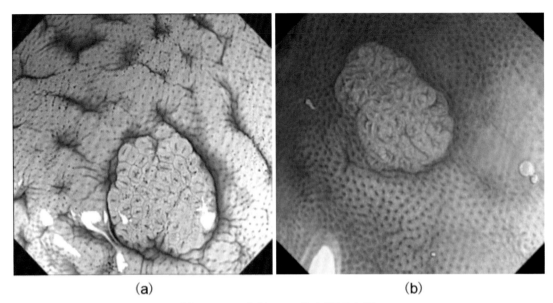

图 2-3-1　直肠 ACF 的内镜下表现

(a). n-ACF（×100）；　(b). d-ACF（×100）

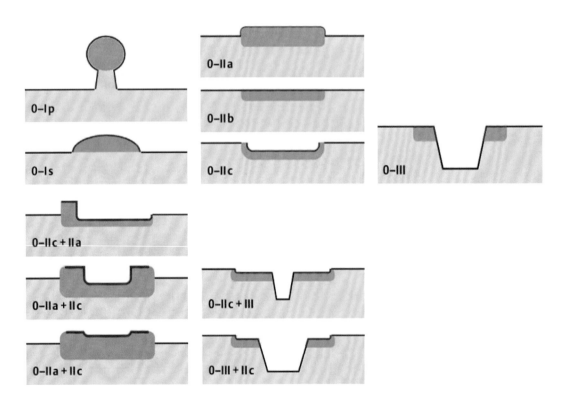

图 4-2-1　早期结直肠癌巴黎分型

（来源：Endoscopic Classification Review Group. Update on the paris classification of superficial neoplastic lesions in the digestive tract[J]. Endoscopy, 2005, 37(6):570-578. ）

Type	Schematic	Endoscopic	Description	Suggested Pathology	Ideal Treatment
I	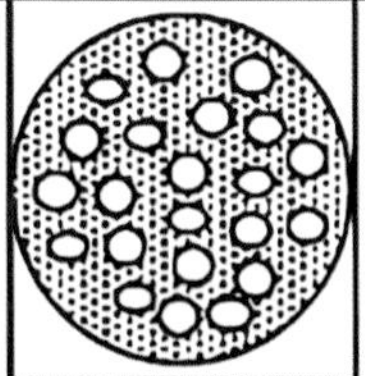	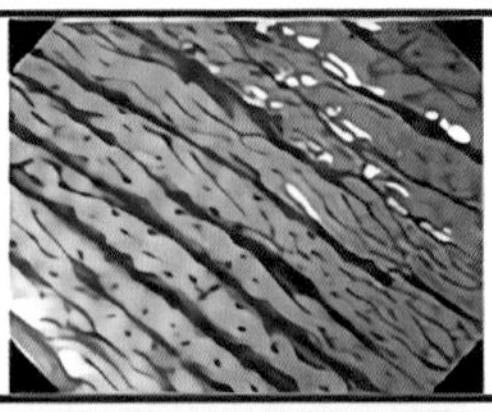	Round pits.	Non-neoplastic.	Endoscopic or none.
II	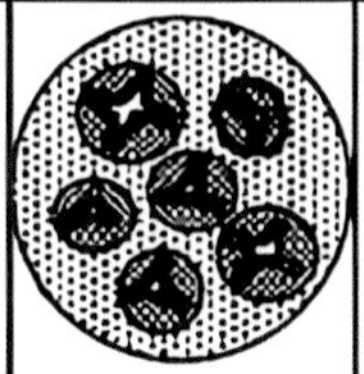	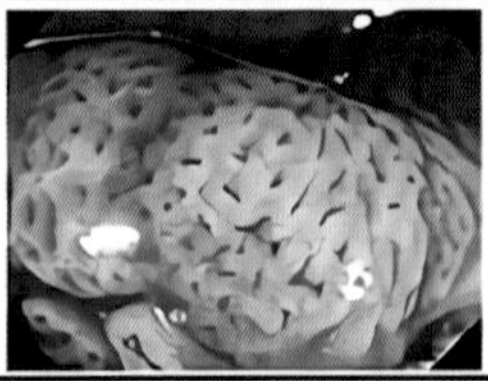	Stellar or pap-illary pits.	Non-neoplastic.	Endoscopic or none.
IIIₛ	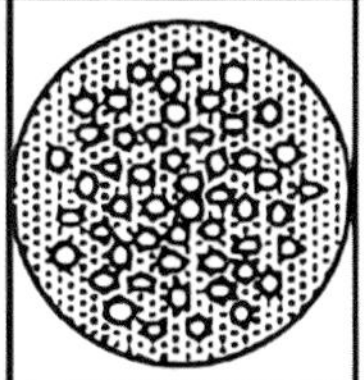	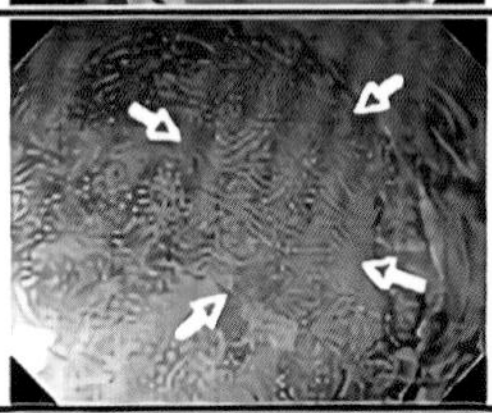	Small tubular or round pits that are smaller than the normal pit	Neoplastic.	Endoscopic.
IIIL	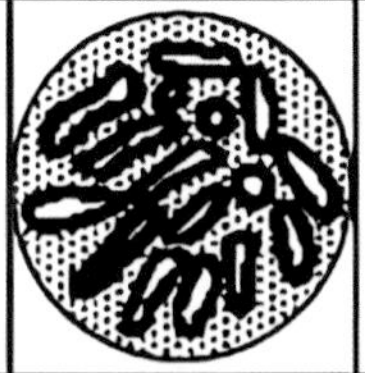	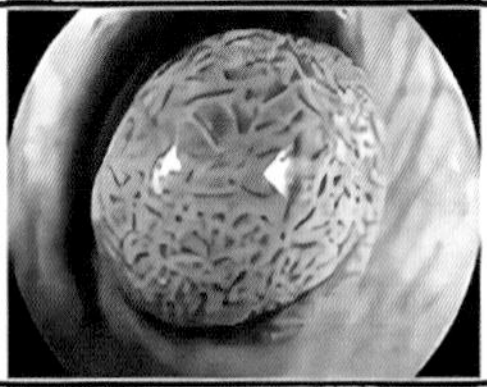	Tubular or roundish pits that are larger than the nor-mal pits.	Neoplastic.	Endoscopic.
IV	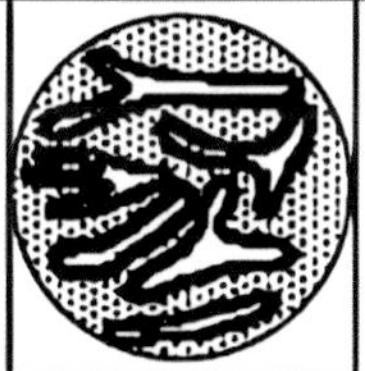	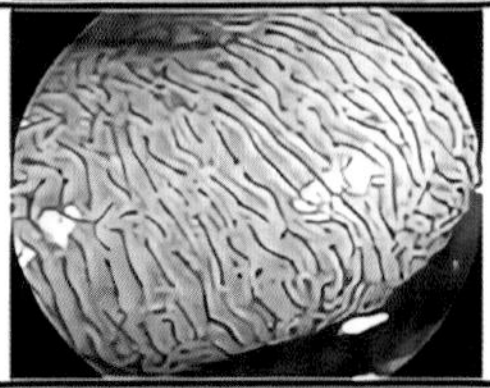	Branch-like or gyrus-like pits.	Neoplastic.	Endoscopic.
Vᵢ			Irregularly ar-ranged pits with type IIIs, IIIL, IV type pit patterns.	Neoplastic (invasive).	Endoscopic or surgical.
Vₙ	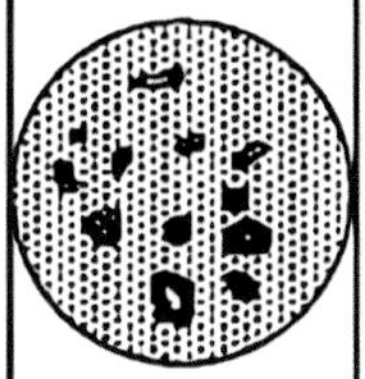	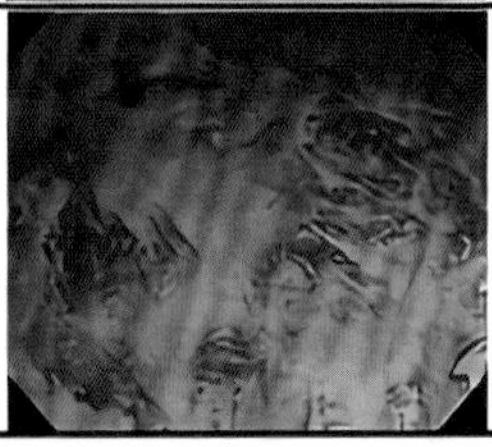	Non-structural pits.	Neoplastic (massive submucosal invasive).	Surgical.

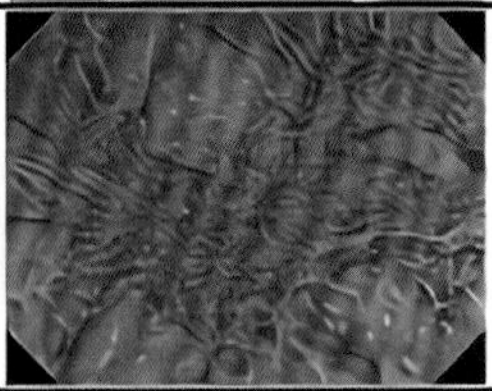

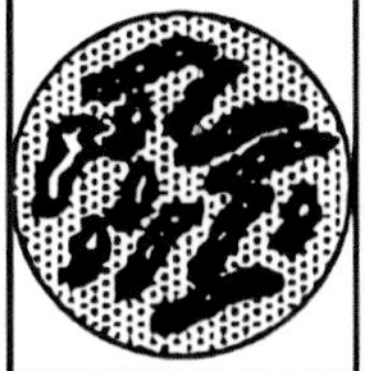

图 4-2-2　腺管开口分型

（来源：TANAKA S, KALTENBACH T, CHAYAMA K, et al. High-magnification colonoscopy (with videos) [J]. Gastrointest Endosc,2006,64(4):604-613. ）

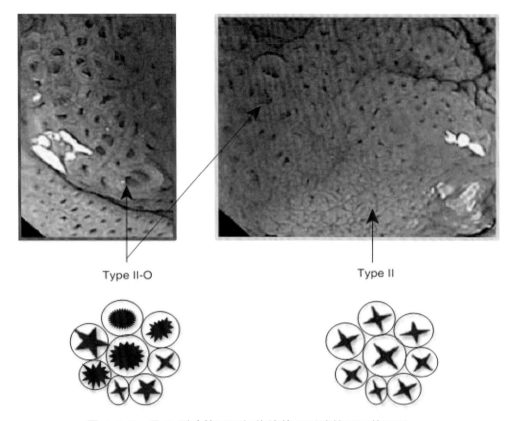

图 4-2-3　Ⅱ-O 型腺管开口与传统的Ⅱ型腺管开口的区别

右图下方为呈星芒状改变的Ⅱ型腺管开口，左图及右图的上方部分腺管较右图下方腺管开口更
大、更圆，为Ⅱ-O型腺管开口

（来源：KIMURA T, YAMAMOTO E, YAMANO H O, et al. A novel pit pattern identifies
the precursor of colorectal cancer derived from sessile serrated adenoma[J]. Am J
Gastroenterol, 2012, 107 (3): 460-469.）

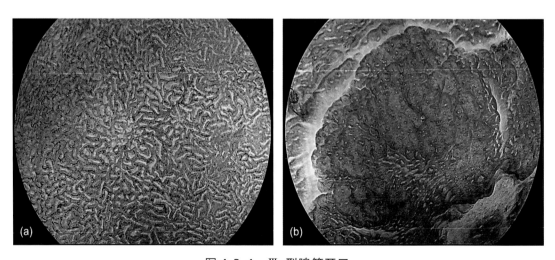

图 4-2-4　Ⅲ_L 型腺管开口

（a）腺管开口呈管状，为Ⅲ_L-1 型；　（b）腺管开口部分呈管状，部分呈圆形，为Ⅲ_L-2 型

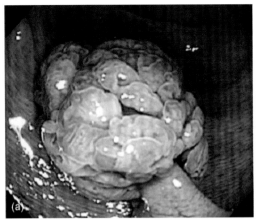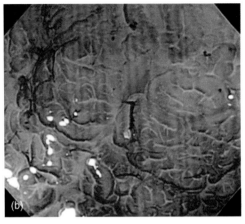

图 4-2-5 传统锯齿状腺瘤的特征性腺管开口

（a）腺管开口呈松塔状； （b）腺管开口呈蕨叶状

[(a)来源: HASEGAWA S,MITSUYAMA K,KAWANO H, et al. Endoscopic discrimination of sessile serrated adenomas from other serrated lesions[J]. Oncol Lett,2011,2(5):785–789.

（b）来源: KAWASAKI K, KURAHARA K, YANAI S, et al. Colonoscopic features and malignant potential of sessile serrated adenomas: comparison with other serrated lesions and conventional adenomas[J]. Colorectal Dis,2016,18(8):795–802.]

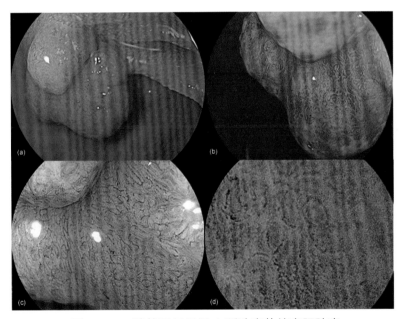

图 4-2-6 腺管开口呈 V_i-L 型改变的结直肠肿瘤

（a）白光内镜下见一不规则隆起病变，局部伴有凹陷； （b）结晶紫染色后，放大内镜低倍观察，着色不佳的区域似乎可见 V_i-H 和 V_N 的腺管开口； （c）在 LCI 及结晶紫染色状态下观察，即使是着色不佳的区域腺管开口及血管均清晰可以； （d）对着色不佳区域进行更高倍数的放大观察，腺管开口呈轻度不规则排列，但未见腺管开口严重紊乱或消失的区域，最终考虑腺管开口为 V_i-L 型。

（来源: SUZUKI T, HARA T, KITAGAWA Y, et al. Magnified endoscopic observation of early colorectal cancer by linked color imaging with crystal violet staining (with video)[J]. Gastrointest Endosc,2016,84(4):726–729.）

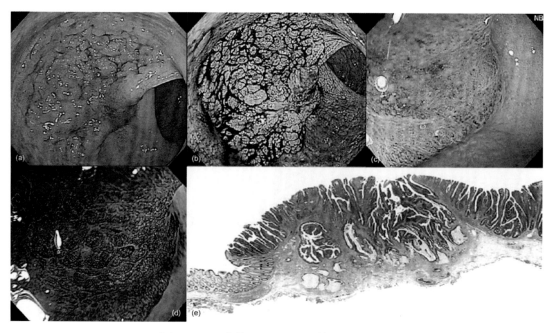

图 4-2-7　腺管开口呈 V_i-H 的结直肠肿瘤

（a）白光下可见一直径约 50mm 的 LST-G；（b）靛胭脂染色部分区域不着色；（c）NBI 放大观察表面微血管及微结构呈广岛分型的 C3 改变；（d）结晶紫染色观察腺管开口内腔狭小、边缘不规则、轮廓不清晰，呈 V_i-H 改变；（e）术后病理提示黏膜下浸润深度达 3300μm。

（来源：HAYASHI N, TANAKA S, KANAO H, et al. Relationship between narrow-band imaging magnifying observation and pit pattern diagnosis in colorectal tumors[J]. Digestion, 2013, 87(1): 53-58. ）

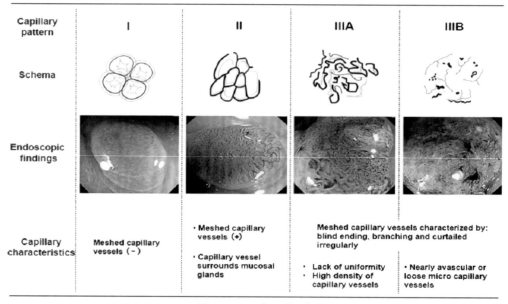

图 4-2-8　佐野分型

（来源：SANO Y, TANAKA S, KUDO S E, et al. Narrow-band imaging (NBI) magnifying endoscopic classification of colorectal tumors proposed by the Japan NBI expert team[J]. Dig Endosc, 2016, 28(5): 526-533. ）

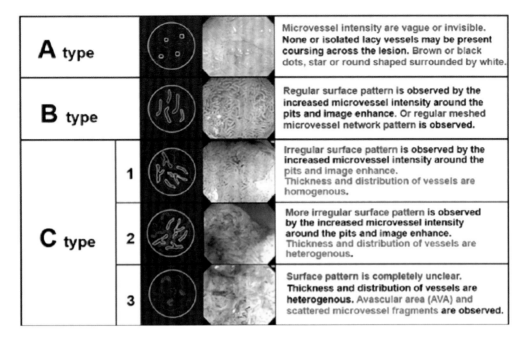

图 4-2-9　广岛分型

（来源：SANO Y, TANAKA S, KUDO S E, et al. Narrow-band imaging (NBI) magnifying endoscopic classification of colorectal tumors proposed by the Japan NBI Expert Team[J]. Dig Endosc, 2016, 28(5): 526-533. ）

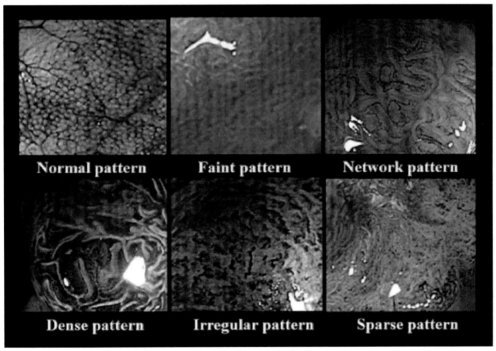

图 4-2-10　昭和分型

（来源：SANO Y, TANAKA S, KUDO S E, et al. Narrow-band imaging (NBI) magnifying endoscopic classification of colorectal tumors proposed by the Japan NBI Expert Team[J]. Dig Endosc, 2016, 28(5): 526-533. ）

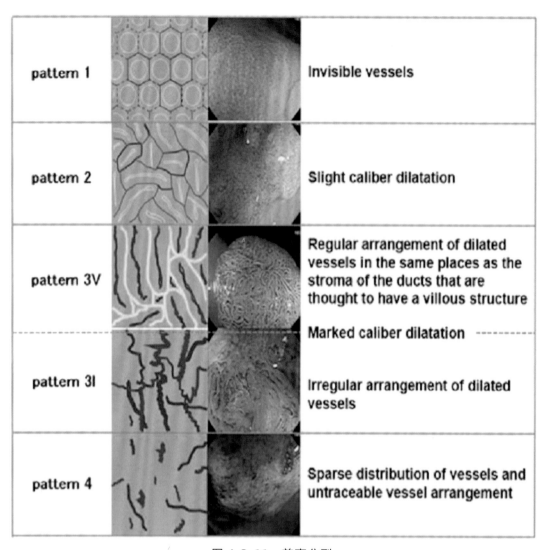

图 4-2-11　慈惠分型

（来源：SANO Y，TANAKA S，KUDO S E，et al. Narrow-band imaging (NBI) magnifying endoscopic classification of colorectal tumors proposed by the Japan NBI Expert Team[J]. Dig Endosc,2016,28(5):526-533.）

	Type 1	**Type 2**	**Type 3**
Color	Same or lighter than background	Browner relative to background (verify color arises from vessels)	Brown to dark brown relative to background; sometimes patchy whiter areas
Vessels	None, or isolated lacy vessels may be present coursing across the lesion	Brown vessels surrounding white structures**	Has area(s) of disrupted or missing vessels
Surface pattern	Dark or white spots of uniform size, or homogeneous absence of pattern	Oval, tubular or branched white structures** surrounded by brown vessels	Amorphous or absent surface pattern
Most likely pathology	Hyperplastic & sessile serrated polyp (SSP) ***	Adenoma****	Deep submucosal invasive cancer
Endoscopic image	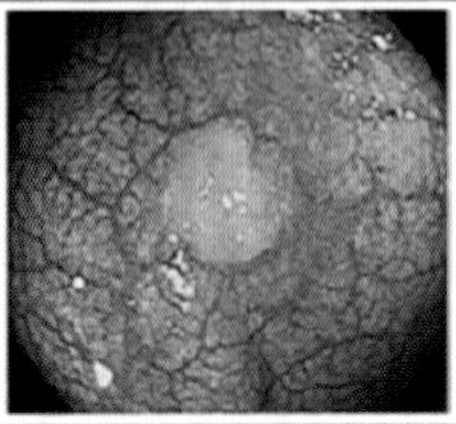	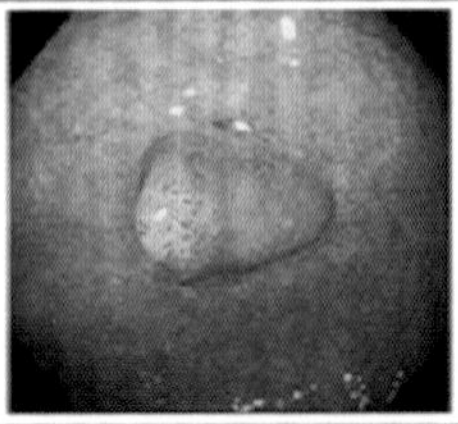	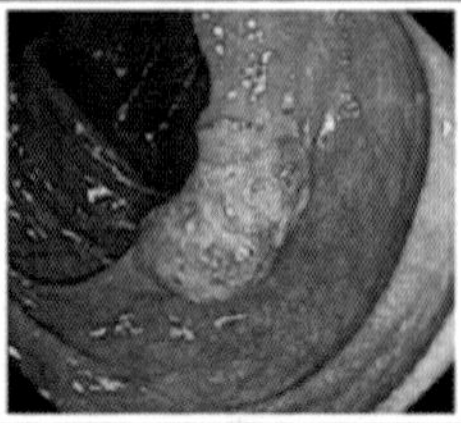

* Can be applied using colonoscopes with/ without optical (zoom) magnification
** These structures (regular or irregular) may represent the pits and the epithelium of the crypt opening
*** In the WHO classification, sessile serrated polyp and sessile serrated adenoma are synonymous
**** Type 2 consists of Vienna classification types 3, 4 and superficial 5 (all adenomas with either low or high grade dysplasia, or with superficial submucosal carcinoma). The presence of high grade dysplasia or superficial submucosal carcinoma may be suggested by irregular vessel or surface pattern, and is often associated with atypical morphology (e.g., depressed area).

图 4-2-12　NICE 分型

（来源：SANO Y, TANAKA S, KUDO S E, et al. Narrow-band imaging (NBI) magnifying endoscopic classification of colorectal tumors proposed by the Japan NBI Expert Team[J]. Dig Endosc, 2016, 28(5): 526-533. ）

	Type 1	Type 2A	Type 2B	Type 3
Vessel pattern	· Invisible *1	· Regular caliber · Regular distribution (meshed/spiral pattern) *2	· Variable caliber · Irregular distribution	· Loose vessel areas · Interruption of thick vessels
Surface pattern	· Regular dark or white spots · Similar to surrounding normal mucosa	· Regular (tubular/branched/papillary)	· Irregular or obscure	· Amorphous areas
Most likely histology	Hyperplastic polyp/ Sessile serrated polyp	Low grade intramucosal neoplasia	High grade intramucosal neoplasia/ Shallow submucosal invasive cancer *3	Deep submucosal invasive cancer
Endoscopic image				

*1 If visible, the caliber in the lesion is similar to surrounding normal mucosa.
*2 Micro-vessels are often distributed in a punctate pattern and well-ordered reticular or spiral vessels may not be observed in depressed lesions.
*3 Deep submucosal invasive cancer may be included.

图 4-2-13　JNET 分型

（来源：SANO Y, TANAKA S, KUDO S E, et al. Narrow-band imaging (NBI) magnifying endoscopic classification of colorectal tumors proposed by the Japan NBI Expert Team[J]. Dig Endosc, 2016, 28(5): 526-533.）

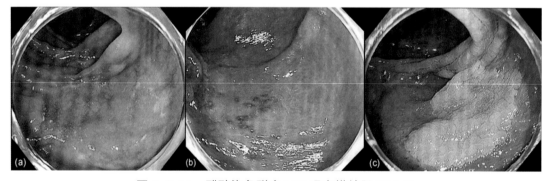

图 4-2-14　醋酸染色联合 NBI 观察横结肠 SSA/P

（a）白光内镜下可见横结肠似有一稍隆起病变，边界不清，表面存在黏液帽及少许粪便残渣；
（b）NBI 观察仍未明确病变的边界；（c）对病变进行醋酸染色，然后再次用 NBI 进行观察，此时病变的轮廓清晰显现

（来源：ONISHI K, KONO Y, HIGASHI R. Acetic Acid Spray With Narrow-Band Imaging Is Useful to Clarify the Margin of Sessile Serrated Adenoma/Polyp[J]. Am J Gastroenterol, 2020, 115(8): 1160.）

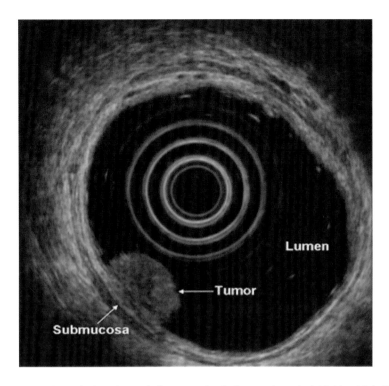

图 4-2-15　低回声光团侵犯黏膜下层，但黏膜下层高回声尚连续，诊断为 T1

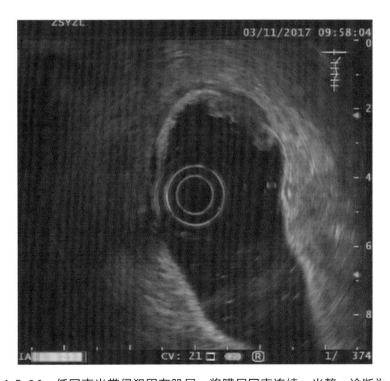

图 4-2-16　低回声光带侵犯固有肌层，浆膜层回声连续、光整，诊断为 T2

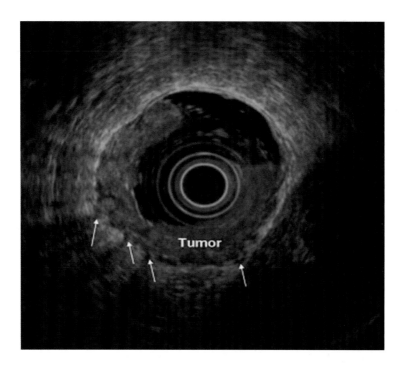

图 4-2-17　直肠下段低回声肿物突破浆膜层，诊断为 T3；若为直肠上段肿物，
此种情形诊断为 T4a

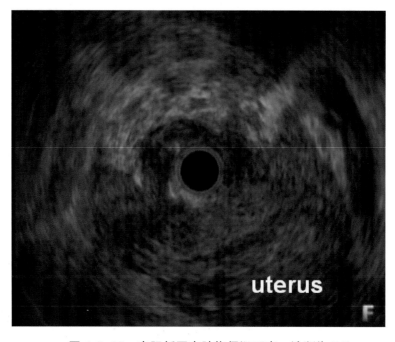

图 4-2-18　直肠低回声肿物侵犯子宫，诊断为 T4b

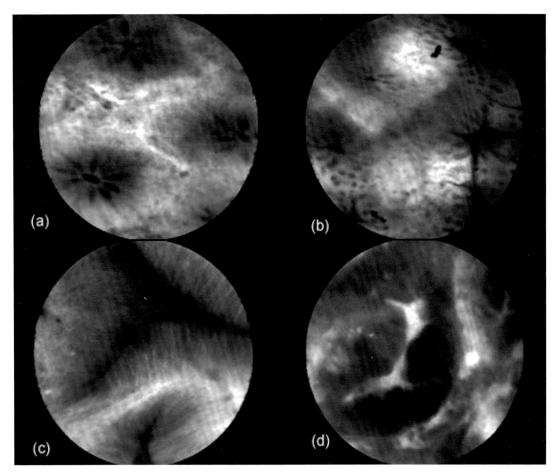

图 4-2-19　结直肠黏膜 CLE 图像

（a）为正常黏膜，柱状上皮与杯状细胞间隔放射状分布，呈野菊花样；隐窝分布规律，微血管排列呈六角形；（b）增生性息肉，杯状细胞减少，隐窝开口呈星状；（c）腺瘤性息肉，均匀的腺瘤性上皮呈峭样排列，杯状细胞减少，隐窝开口扩张；（d）腺癌，上皮细胞排列紊乱，腺管破坏，微血管迁曲。

（来源：张燕萍．探头式共聚焦激光显微内镜对大肠息肉的诊断价值 [D]．首都医科大学，2015.）

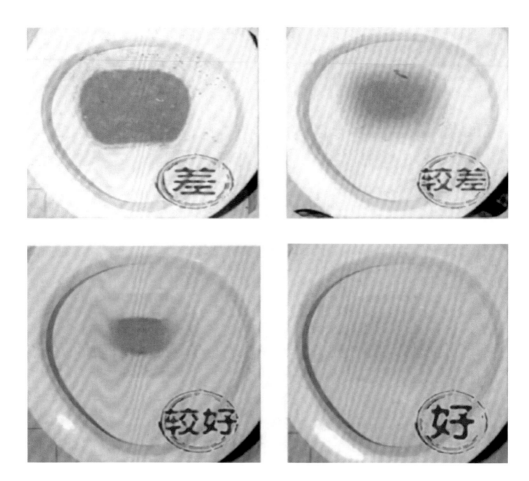

图 4-2-20　肠道清洁自评图

（来源：刘金殿 . 肠道清洁自评法对结肠镜肠道准备及检查的影响 [D]. 青海大学 , 2018.）

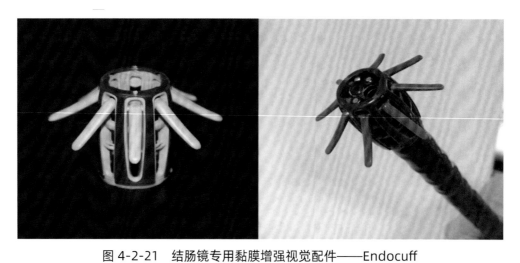

图 4-2-21　结肠镜专用黏膜增强视觉配件——Endocuff

（来源：RAMESHSHANKER R, TSIAMOULOS Z, WILSON A, et al. Endoscopic cuff-assisted colonoscopy versus cap-assisted colonoscopy in adenoma detection: randomized tandem study-DEtection in Tandem Endocuff Cap Trial (DETECT) [J]. Gastrointest Endosc, 2020, 91 (4) : 894-904.）

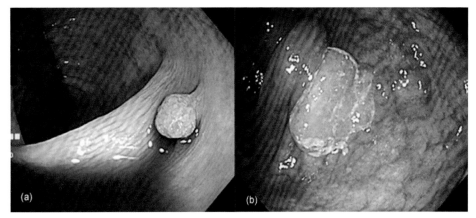

图 4-2-22　右半结肠倒镜观察

（a）发现了一处 4mm 的腺瘤性息肉；　（b）发现了一处约 12mm 的 SSL

（来源：MIYAMOTO H, NAOE H, ODA Y, et al. Impact of retroflexion in the right colon after repeated forward-view examinations[J]. JGH Open, 2018, 2(6):282-287.）

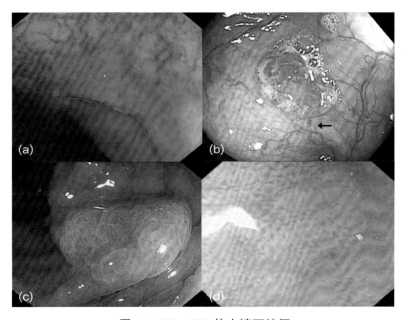

图 4-2-23　SSL 的内镜下特征

（a）白光下所见 SSL 边界模糊不清；（b）NBI 模式下可见 SSL 表面的黏液帽呈现为"红帽征"，病灶处可见黏膜下血管中断（箭头处），病灶边缘可见粪便残渣及泡沫；（c）NBI 模式下见 SSL 的形状不规则、积云样外观及表面黑点征；（d）靛胭脂染色后放大观察，SSL 腺管开口呈 II-O 型改变。

[（a）（c）来源：HAZEWINKEL Y, LOPEZ-CERON M, EAST J E, et al. Endoscopic features of sessile serrated adenomas: validation by international experts using high-resolution white-light endoscopy and narrow-band imaging[J]. Gastrointest Endosc, 2013, 77(6):916-924.）

（b）来源：TADEPALLI U S, FEIHEL D, MILLER K M, et al. A morphologic analysis of sessile serrated polyps observed during routine colonoscopy (with video)[J]. Gastrointest Endosc, 2011, 74(6):1360-1368.

（d）来源：涂素芳，黄思霖，傅静雯，等. 无蒂锯齿状腺瘤/息肉（SSA/P）的临床特点及其治疗研究进展[J]. 现代消化及介入诊疗, 2019, 24(2):114-117, 122.]

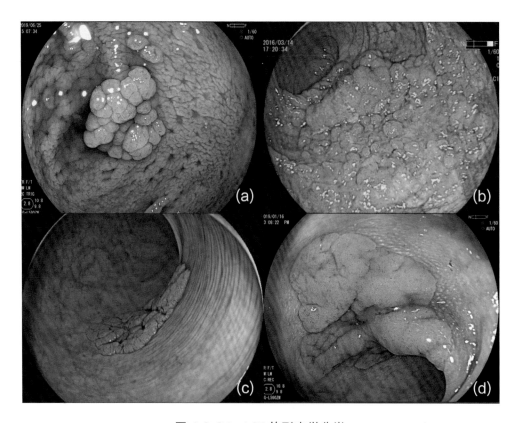

图 4-2-24　LST 的形态学分类
（a）LST-G-H；　（b）LST-G-M；　（c）LST-NG-F；　（d）LST-NG-PD

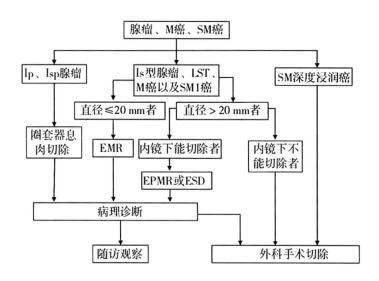

图 4-5-1　早期结直肠癌及癌前病变的治疗流程图
（来源：李鹏，王拥军，陈光勇，等．中国早期结直肠癌及癌前病变筛查与诊治共识［J］．中
国实用内科杂志，2015，35（03）：211-227．）

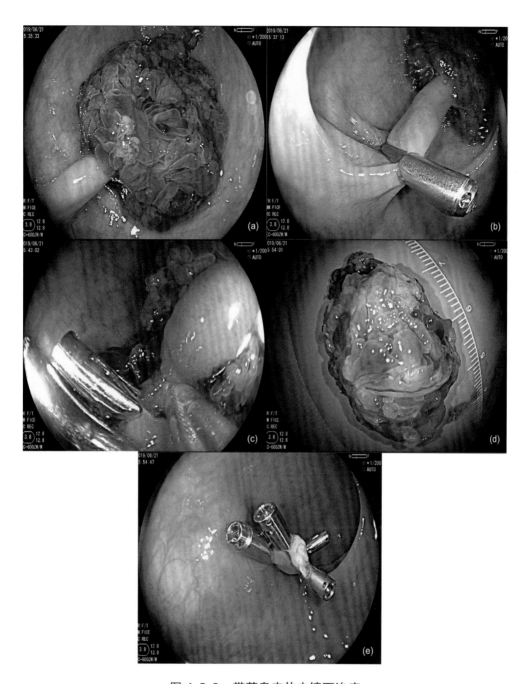

图 4-5-2 带蒂息肉的内镜下治疗

（a）内镜下发现一长蒂息肉；（b）予钛夹夹闭蒂端；（c）圈套器在钛夹之上套扎蒂端，提起后进行电凝切除；（d）完整切除病变送检；（e）创面再予钛夹夹闭预防出血

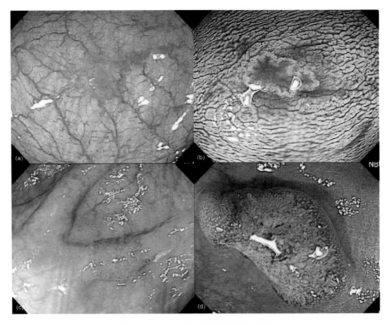

图 4-5-3　浅表凹陷型病变

（a）白光下仅可见一血管网模糊区域；（b）对（a）进行靛胭脂染色后低倍放大，可见一边界清晰，大小约 6mm 的 IIc 型病变；（c）白光下可见一稍隆起发红病变；（d）对（c）进行 NBI 放大观察，可见一边界清晰，大小约 10mm 的 IIa＋IIc 型病变。

（来源：CHIU H M，LIN J T，CHEN C C，et al. Prevalence and characteristics of nonpolypoid colorectal neoplasm in an asymptomatic and average-risk Chinese population[J]. Clin Gastroenterol Hepatol,2009,7(4):463-470. ）

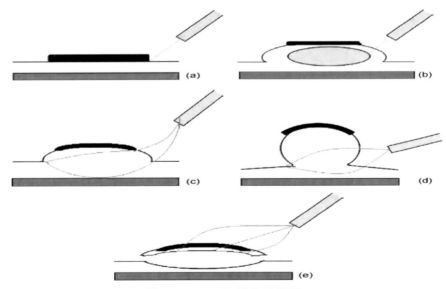

图 4-5-4　EMR 操作示意图

（a）将病变部位冲洗干净，使其充分暴露，清晰显示病变边缘；（b）在病变边缘进行黏膜下注射；（c）使用圈套器将整个病变套扎进去；（d）圈套器收紧后提起病变并通电进行电凝切除；（e）回收组织标本。

（来源：李鹏，王拥军，陈光勇，等. 中国早期结直肠癌及癌前病变筛查与诊治共识 [J]. 中国实用内科杂志,2015,35(03):211-227. ）

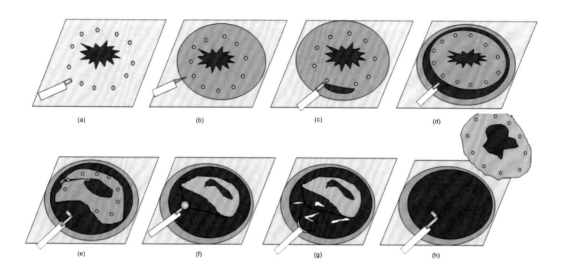

图 4-5-5　ESD 操作示意图

（a）在病变外缘进行标记；（b）多位点黏膜下注射；（c）（d）沿着标记点的外缘环周切开黏膜至黏膜下层；（e）（f）剥离黏膜下层；（g）剥离过程中对裸露的血管进行处理，预防出血；（h）将病变完全剥离下来，组织送检，处理创面预防术后出血。

（来源：李鹏，王拥军，陈光勇，等. 中国早期结直肠癌及癌前病变筛查与诊治共识 [J]. 中国实用内科杂志, 2015, 35（03）: 211-227. ）

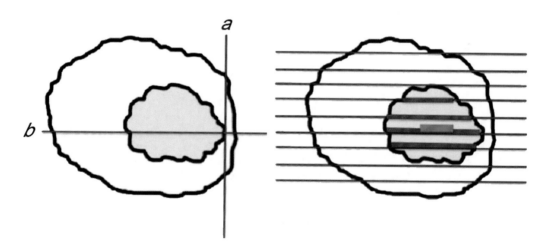

图 4-5-6　组织标本的切割

组织标本的切割步骤：①做一条假设的切线 *a*，其最接近肿瘤的边缘；②在垂直于切线 *a* 的方向上进行第一次浅切割 *b*；③与切线 *b* 平行，每隔 2 ~ 3mm 进行浅切割，使所有切条之间不完全分离，然后拍摄标本；④深切使得所有切片完全分离。

（来源：TANAKA S, KASHIDA H, SAITO Y, et al. JGES guidelines for colorectal endoscopic submucosal dissection/endoscopic mucosal resection[J]. Dig Endosc, 2015, 27（4）: 417-434. ）